양자의사
(The Quantum Doctor)
- 삶을 치유하는 의학 -

The QUANTUM DOCTOR

양자의사

삶을 치유하는 의학

아미트 고스와미(Amit Goswami, Ph.D.) 저

최경규 옮김

북랩 book Lab

약 40년 전, 내가 보스턴에서 인턴을 할 때 한 노부부가 병원에 함께 입원했다. 부인은 말기암 상태였고, 남편은 가벼운 호흡장애가 있었다. 나는 매일 그들을 관찰했는데, 그들은 감동스러울 정도로 금슬이 좋았다. 부인이 사망하면 남편이 너무 힘들어할 것이라는 생각이 들었다. 며칠 후 부인의 상태가 급격히 악화되자, 남편은 생명에 지장이 없는 상태이긴 했지만, 자신의 치료를 거부했다. 그리고 결국 나는 남편에게 부인이 지난밤 사망하였다는 소식을 전해야 했고, 그는 그저 고개를 끄덕였다. 나는 그가 숨기고 있는 고통을 짐작만 할 수 있을 뿐이었다.

나는 그가 며칠 이내에 퇴원할 수 있을 것이라 생각하고 있었다. 그런데 놀랍게도 상태가 갑자기 위독해지더니 3일 후 사망했다. 나는 너무도 당황해서 수십 년의 임상 진료 경력이 있는 지도 전문의를 찾아가 상의하였다. 이야기를 들은 선생님은 "이해가 안 가나? 그 남편은 죽을 준비가 되어 있었던 거야. 하지만 그는 부인을 먼저 보내야 했지. 신사는 항상 숙녀를 기다리는 법이니까"라고 말했다.

여전히 그 말이 귀에 맴도는 것 같다. 하지만 이제 나는 쉽게 당황하는 어린 의사가 아니다. 사람들이 자신들의 신체를 이해하는 방식은, 우리가 질병과 건강이라고 부르는 모호한 영역까지를 포함해, 여전히 미스터리로 남아 있다. 이 책에서 아미트 고스와미(Amit Goswami)는 그 어느 누구보다도 이 미스터리에 대한 놀라운 통찰을 보여준다. 마음 - 몸의 연관성은 엄청난 가능성을 가지고 있기에, 우리 모두는 깊은 주의를 기울여야만 한다. 예를 들어 우리는 플라시보(위약 효과)라는 용어를 일상적으로 사용하지만, 플라시보 효과의 힘은 아직 조금도 밝혀지지 않고 있다.

한 연구에서 만성 구역질 환자들에게 구역질 증상을 완화해줄 것이라고 말한 후 약을 투여했다. 일반적으로 플라시보 연구에서와 같이, 임의로 선정된 절반의 환자에게는 구토 방지제를 투여했고, 나머지 절반에게는 진짜와 똑같이 생긴 가짜 약을 투약했다. 예상대로 가짜 약을 복용한 환자의 30% 이상이 구역질이 호전되었다고 보고했다. 단 이 플라시보 실험에는 다른 점이 있었다. 일반적으로 사용하는 설탕 약을 사용하지 않고, 구토를 나게 하는 구토제를 투여한 것이다. 그런데 환자들의 믿음이 아주 강했는지, 그들의 증상이 완화되었다. 아니 더 정확하게는, 구토를 하게 만드는 약이었음에도 불구하고 그들의 정신이 구토 증상을 감소시킨 것이다.

고스와미 교수는 인간의 실체를 포함한 모든 실체가 의식에 기반을 두고 있다고 주장하면서, 자신 있게 플라시보 효과의 근원과 모든 형태의 마음 - 몸 치료를 직접적으로 겨냥한다.

2000년 전 베단타(Vedanta) 철학(인도의 철학으로서 범신론(汎神論)적 · 관념론(觀念論)적 일원론(一元論)으로서 바라문 사상의 주류)에서는, 물질적인 존재는 꿈과 같은 환상에 지나지 않아 우리가 거기서 깨어날 수 있으며, 깨어난 후에는 그 환각 뒤에 있는 것이 순수한 의식이라는 것을 깨닫는다고 말하고 있다. 이러한 관점은 20세기 초 위대한 양자론의 선구자들이 나타날 때까지 서구 사상에 거의 영향을 미치지 않았다. 이 선구자들은 오늘날에도 잘 알려진 - 앨버트 아인슈타인[1](Albert Einstein), 어윈 슈뢰딩거[2](Erwin Schrödinger), 볼프강 파울리(Wolfgang Pauli), 워너 하이젠버그[3](Werner Heisenberg) - 등이다. 잘 알려지지 않아서인지 신비롭게 보이는 측면도 있는 것 같

---

1) 독일 출신의 미국 이론물리학자. 광양자설, 브라운 운동의 이론, 특수상대성이론을 연구하여 1905년 발표했으며, 1916년 일반상대성이론을 발표했다. 미국의 원자폭탄 연구인 맨해튼 계획의 시초를 이루었으며, 통일장 이론을 더욱 발전시켰다.

2) 오스트리아의 이론물리학자. 노벨상 수상자. 빈 대학교에서 공부했고 예나, 취리히, 베를린 등에서 교수를 역임했다. 옥스퍼드에서 강의했고, 슈뢰딩거 방정식 등 양자역학에 기여했다. '슈뢰딩거의 고양이'라는 유명한 사고실험을 고안하기도 했다.

3) 독일의 이론물리학자. 원자구조론을 검토하여 양자역학의 시초가 되는 연구를 했으며, 불확정성 원리에 대한 연구로 새로운 이론의 개념을 명확하게 했다.

다. 고형의 물질세계는 보이지 않는 에너지 장을 바탕으로 하고 있고, 이 에너지 장들은 공간과 시간을 넘어서는 어떤 곳에서 오는 것임이 밝혀졌다. 그러면서 이 양자론의 선구자들은 대중들에게 물리적 세계는 우리 발밑에서 빠져나가는 모래처럼 변하고 있다는 사실을 알리기 시작했다. 닐즈 보어(Niels Bohr)는 "우리가 실재라고 말하는 모든 것들은 실재하지 않는 것들로 이루어져 있다"고 말했다. 하이젠버그는 1932년 그의 노벨상 수상식 연설에서 "원자는 전혀 물리적 성질을 가지고 있지 않다"고 했고, 아인슈타인은 우주의 모든 것은 신의 마음속에서 일어났다고 지적했다.

만약 원자도, 우주도, 인간의 신체도 물리적 성질을 가지고 있지 않다면, 아미트 고스와미처럼 혁신적인 사고를 가진 사람이 나서서 이러한 혁명을 진지하게 받아들일 때 물리학을 잘 모르는 사람들에게 큰 도움이 될 것이다. 주류 물리학에서는 "말 그만하고 계산이나 하라"와 같은 저명한 연구자들의 충고를 따르며, 이러한 놀라운 발상을 대체적으로 무시하는 경향을 보이고 있다. 고스와미는 말을 멈추지 않는 뛰어난 추론적 사상가이다. 이 새 책에서 그는 '만약 신체가 물질이 아니라면, 의학이 신체를 어떤 다른 것으로 다루어야 할까?'라는 가장 단순하고도 심오한 가설을 확장한다.

그 다른 것은 과연 무엇일까? 바로 여기서 양자물리학 전문가의 존재가 매우 중요하다는 것이 증명된다. 우리가 물질이 사라지는 현미경 세상을 탐구할 때, 공간과 시간이 진공상태로 되는 지평선에서 빈 공간은 사실 창조의 근원이 되고, 현실은 사라지지 않는다. 반대로, 고대 베다[4]의 성자(rishis)들의 가르침에 따르면, 창조는 그 근원 그대로 가장 풍부하다. 바로 여기에서 의식이 무한한 가능성을 가지고 있기 때문이다. 정신이 그 가능성들을 다룰 수 있다면 우리 인간들은 우리를 둘러싸고 있는 모든 물리적 세계의 공동 창조자가 될 수 있을 것이다.

---

4) 베다(Veda): 고대 산스크리트어에서 파생한 말로 '지식' 또는 '지혜'를 뜻한다. 고대 인도의 종교, 시, 노래, 기도문, 주문 등 방대한 지식으로 이루어져 있다. 브라만교 전통에서는 인간의 작품이 아니고 신의 영감을 받은 성자(rishi)를 통해 만들어진 것으로 생각한다.

더 구체적으로 말하면, 우리는 신체 내에서 일어나는 일들을 조절할 수 있을 것이다. 질병이나 장애의 희생자가 되는 대신, 건강하게 균형이 잡힌 활력 있는 상태로 돌아갈 수 있을 것이다. 의학에서 마음 - 몸 연관성에 대한 혁명이 시작되고 40년이 넘은 지금, 마음과 몸을 연결하는 물리적 도구가 있다는 점에 대해서는 의심의 여지가 없다. 전달 역할을 하는 분자들에 대한 수많은 연구 결과, 뇌의 가장 미세한 활동이 신체 내의 모든 세포들에 전달된다는 것이 밝혀졌다. 한때는 뇌에서만 일어나는 일로 생각했던 작용들이 - 지능과 의식을 비롯해 - 각 세포의 외막에 있는 수많은 수용체들 덕분에 신체의 나머지 부분에도 공유되고 있다는 사실은 의심의 여지가 없다.

그렇다면 정신의 대리인 역할을 하는 뇌는 분명히 건강하길 원할 텐데, 왜 우리는 병에 걸리는 것일까? 여기에 대해 이미 수많은 답이 있는데, 대부분 그럴 듯하다. 어쩌면 우리가 가지고 있는 유해한 정서가 원인일 수도 있고, 우리의 정신으로도 어쩔 수 없는 유전적 성향이 있을 수도 있다. 문제는 어떻게 마음이 몸을 치유할 수 있는지 없는지에 대해 설명해 줄 수 있는 논리 정연한 이론이 없다는 것이다. 마음 - 몸에 관련된 분야는 결과를 장담할 수 없다. 실제로 아주 많이 알려진 대체요법도 플라시보 효과보다 좋은 결과를 내는 경우는 드물다.

이 책 『양자의사(Quantum Doctor)』는 고대의 인도 사상과 현대 물리학의 깊은 성찰을 바탕으로 하여, 용기와 지혜를 가지고 마음과 신체의 관계에 대한 중요한 이론을 세울 필요를 충족시켜준다. 고스와미 교수는 물질주의(物質主義)에 대한 유혹을 즉시 물리치고 나아간다.

그가 지적하듯이 주류의학, 우리의 신체는 물리적 세계에 존재하는 물리적 신체라는 일관된 철학을 고수하고 있다. 물질주의의 관점에서 보면, 서구의 과학적 의학은 많은 질병을 정복하는 데 큰 성공을 거두었다. 약으로 세균을 죽일 수 있고, 손상된 심장을 관상동맥 우회술[5]로 회복시킬 수 있다. 그러나 이러한 성공

---

5) 관상동맥이 막혔을 때(협심증) 대체 혈관을 연결해 혈액 공급을 할 수 있게 하는 수술.

의 이면에는 물질주의가 손댈 수 없는, 아직 해결되지 않은 마음의 미스터리가 남아 있다.

고스와미는 허브의 사용이나 중국에서 생명력을 일컫는 용어인 기(Chi)[6] 치료 같은 좀 더 미묘한 물질주의도 우리를 잘못된 방향으로 인도할 수 있다고 주장한다. 나는 그의 입장을 전적으로 지지한다. 주류의학과 그의 주된 동맹인 대형 제약업계가 좋아하든 말든, 인간의 신체는 마음이 지배한다. 환자의 소망 또는 의지만으로 약 복용이나 수술 없이, 때로는 하룻밤 만에 암이 완쾌된 증례가 적어도 4천 건이 넘는다. 종양학자들은 이렇게 놀라운 치료 효과를 무시하는 경향이 있으므로, 이 책이 이러한 부분의 요구를 충족시켜 줄 수 있을 것이다.

물리학자가 반드시 개입해야 되는 이유는, 뇌에서 어떤 생각이 분자들을 활성화시킬 때 사실은 이 과정이 양자 작동이기 때문이다. 분자(도파민이나 세로토닌 같은)가 무로부터 생성되고, 이와 같은 수백만의 분자들의 조합이 생각, 의도, 소망, 소원, 희망 꿈들의 물리적 대응물을 형성한다. 문자 그대로 사실이다. 강박장애(obsessive compulsive disorder[OCD])[7] 환자의 경우 프로작(Prozac®)이 표준 치료 처방으로 되어 있다. 이 약물 치료 후 뇌주사(腦走査) 사진(brain scan)을 촬영해 보면, 균형이 깨졌던 뇌의 부위가 보다 정상적으로 활동하는 것을 관찰할 수 있다. 하지만 동시에, 약을 복용하는 대신 의사를 찾아가 문제를 상담하고 강박증에 대한 개인적인 근원을 제거해도 치료가 되는데, 이 경우에도 뇌주사 사진에서 똑같은 현상을 관찰할 수 있다.

적어도 뇌는 약물에도 반응하고 언어와 같은 비물질적인 것에도 반응하는 이중 조절 체제라는 것을 알 수 있다. 그러나 이러한 사실을 의학계에선 오래전에 받아들였어야 했다. 예를 들면 물질주의에서는 우울증은 뇌의 화학적 불균형이 원인이고, 이 화학적 불균형은 화학물질로 교정해 주어야 한다는 가정 하에 항우

---

6) 만물을 구성하는 기본 요소로 물질의 근원 및 본질이며, 우리나라, 중국 등 동양철학 또는 의학에서 사용.

7) 불안장애의 하나로, 불안을 해소하기 위해 반복적인 행동을 하게 된다.

울제가 만들어졌다(우울증을 앓고 있는 사람들의 뇌는 이 이론에서 주장하는 것처럼 화학적으로 불균형 상태가 아니며, 대중적인 항우울제가 그런 불균형을 교정해 주지 못한다는 최신 연구결과는 신경 쓰지 마라). 그런데 실제로는 당신은 해고되었다거나 당신의 은행계좌의 돈이 다 빠져 나갔다는 등의 말만으로도 어떤 사람을 우울하게 만들 수 있다. 이 부인할 수 없는 사실이 『양자의사(Quantum Doctor)』가 설명하는 물질세계가 비물질적인 힘에게 지배 받는다는 연결점을 시사해 준다.

나는 우리의 의식이 건강을 소유하게 할 수 있다는 신나는 발견을 독자들에게 남겨두겠다. 고스와미 교수는 이국적인 개념인 프라나(Prana)[8], 생체 에너지, 아유르베다(Ayurveda)[9]의 근원에 대한 지적인 모호함을 모두 없애 버렸다. 우리에게 우선 필요한 것은 물리학과 형이상학의 사이에 있는 벽을 허물어 버리는 것이다. 의식에 기반을 둔 우주에서는 그와 같은 벽은 처음부터 존재하지 않았다.

보스턴에서의 전공의 시절에, 다른 젊은 전공의가 사망을 기다리는 환자분을 돌보고 있었다. 의사들은 아무도 정할 수 없는 삶과 사망의 경계 시간을 기다리는 데 익숙하다. 그 의사는 환자가 사망하는 순간 입원실에 들어왔다. 그때 그는 사망한 환자의 신체에서 희미한 무엇이, 여름의 고속도로 바닥에서 열기가 위로 올라가는 것같이 빠져 나가는 것을 보았다고 했다. 나중에 그는 "그때 나는 놀라서 말도 못 할 정도였다. 그러나 나는 확실히 보았다. 그것은 그의 영혼이었다. 나는 영혼이 환자의 신체를 빠져 나가는 것을 보았다"라고 말했다.

그는 그 경험을 잊은 적이 없었고, 결국 나중에 정신과 의사가 되었다. 40여 년 전인 그 당시, 정신의학은 정신에 대해 보다 많이 알기 원했던 많은 사람들에게만 친숙한 것이었다. 이제는 아미트 고스와미가 그 분야를 훨씬 진전시켰다. 그가 좋아하는 종합의학(integral medicine)이라는 용어는 꽤 광범위하다. 그러나 이 책의 진

---

8) 우주의 정기로 인간의 사고, 행위, 감정 등에 의해 소모되므로, 호흡과 섭생으로 기체, 액체, 고체의 상태로 흡수하게 된다.

9) 인도의 전통의학으로, '생명의 과학'이라는 뜻이다. 한의학과 중의학이 사람을 태양, 태음, 소양, 소음의 네 가지 체질로 구분하듯이, 바타(vata), 피타(pitta), 카파(kapha)의 세 가지 체질로 구분한다. 이 체질에 불균형이 생기면 병에 걸리게 된다.

정한 승리는 마음과 몸의 이원론(二元論, dualism)[10]을 완전히 제거한다는 점이다. 왜 약물과 수술이 효과가 있는지, 왜 허브와 맨손도 치료 효과가 있는지, 왜 동종요법(同種療法, homeopathy)[11]과 에너지 의학이 효력을 발휘하는지, 그리고 왜 이렇게 많은 서로 다른 접근 방법이 모두 궁극적으로 치료를 할 수 있는지를 설명할 수 있는 한 가지 근거를 찾는 것은 의학 전반에서 성배를 찾은 것에 비유할 수 있다.

물리적 신체의 기저에 있는 미묘체(微妙體, subtle body)라고도 표현할 수 있는 창조의 단계를 구성하는 다양한 에너지 단계를 얘기하면서, 이 책 『양자의사(The Quantum Doctor)』는 단 한 가지 의학적 방식이 유일하게 진정한 의학이라고 주장하는 개념을 배제한다. 그러한 오만은 없어져야 한다. 또 주류의학이 일반적으로 종합의학에 대해 보이는 무지에 의한 적대적 반대도 물리칠 수 있어야 한다. 이 책이 주는 개념은 아주 명확하고 우리 모두가 절실히 필요로 하는 것이다. 나는 곧 의과대학 학생들이 졸업하기 전에 의무적으로 이 책을 읽기를 간절히 원한다. 이 책은 세상 전부를 바꾸지는 못하더라도, 의학계를 바꿀 수는 있을 것이다.

디팩 초프라(Deepak Chopra, MD.)

2011년 봄

---

10) 데카르트 사상 중의 하나로, 우리는 비물질적 마음과 물질적 몸 이원적으로 이루어져 있다.

11) 질병에 의한 증상을 유발하는 자연 약물을 복용함으로써 자가면역 능력을 증진시켜 치료하는 요법. 히포크라테스가 처음 이야기했고, 1790년대에 독일 의사 사무엘 하네만(Samuel Hahnemann)이 발전시켰다.

　이 책을 쓸 때 나는 이론가이자 양자물리학자로서, 의학이 의식의 우위성에 기반을 둔 새로운 체계의 과학을 적용하기에 성숙되고 시의적으로 적절한 학문이라고 생각했었음을 인정하지 않을 수 없다. 독자들도 알다시피, 이 새로운 과학은 인간의 노력, 심지어는 과학과 영성(靈性, spirituality) 등을 비롯해 많은 이질적인 분야를 통합하는 특별한 능력을 가지고 있다.

　통합해야 하는 분야가 있다면, 바로 의학 분야이다. 만약 서로 다른 형태의 치료를 모두 이해할 수 있는 통합적인 체계가 필요한 분야가 있다면, 이 또한 의학 분야이다. 일반적인 의학 모델도 때로는 뚜렷한 약점을 가지고 있다. 시술 과정이 너무 침습적이고 위험한 부작용이 너무 많다. 주류의학에서는 만성이나 퇴행성 질환(이 범주의 질환들의 상태는 대부분 세균병원설이나 유전적인 소인으로 적절하게 설명되지 않는다)에 대한 치료 모델이 아직 없다. 마지막으로, 너무 많은 비용이 든다.

　이와는 대조적으로 여러 다른 철학에 바탕을 둔 많은 대체의학(代替醫學) 모델이 다양하게 존재한다. 나는 세 가지에 대해 언급하겠다. 심신의학에서는 마음을 살해자로, 그리고 치료자로도 이야기한다. 중국의학에서는 질병과 치료를 기(chi)라고 하는 미묘한 에너지의 문제와 해결로 생각한다. 인도의 의학 아유르베다에서는 질병을 도사(dosha)[12]라는 신비스러운 속성의 불균형으로 생각하고 이 불균형을 교정해 주는 것을 해결책으로 생각한다.

---

12) 아유르베다에서 체질을 바타(vata), 피타(pitta), 카파(kapha)의 세 가지 체질로 나누는데 이
　 를 도사(dosha)라고 한다. 이들의 불균형이 병의 원인이 된다.

이러한 여러 형태의 의학 분야를 선택할 때, 어떤 기준을 따라야 하는가? 적어도 주류의학은 물질적 현실주의(material realism, 모든 사물은 실재하는 물질로 이루어져 있다)의 철학에 기반을 두고 있다. 그래서 주류의학자들은 서로 다른 의학자들에게 철학적 어려움 없이 서로 상의한다. 그러나 대체의학에는 그러한 편리함이 없다는 단점이 있다.

'전체론적인 형이상학(holistic metaphysics)'을 대체의학의 기본으로 규정하려는 시도가 있었다. 이는 전체가 부분보다 크다는 생각에 근거를 둔 것이었다. 그러나 이러한 철학은 마음과 기(chi)는 부분으로 축소될 수 없지만, 궁극적으로 그 기원이 물질이라는, 근본적인 물질주의적 편견을 가지게 된다. 이들은 더 이상 나눌 수 없는 물질의 인과적 속성으로 간주된다. 이러한 물질주의적 편견 때문에 전체론적인 의학은 대중적이거나 성공적이었던 적이 없었다.

대체의학을 물질주의적 형이상학의 측면에서 이해하려면, 여러 역설적인 상황을 만나게 된다. 게다가 이례적인 자료들이 있는데, 가장 유명한 자료는 자연치유에 관한 것이다. 즉 의학적 치료를 하지 않았는데도 하룻밤 사이에 암이 치료되었다는 등의 자연치유에 관한 것들이다. 이것 역시 물질주의적 의학 체계가 설명할 수 없는 것들이다. 패러다임의 전환이 필요하다.

다행스럽게도 예상치 않은 곳에서 도움이 찾아온다. 얼마 전부터 새로운 체계의 물리학인 양자물리학이 주류의학에서 선호되는 형이상학인 물질주의적 사실주의의 불완전성에 대해 지속적으로 지적해왔다. 앤드류 웨일(Andrew Weil)[13]이라는 의사는 책의 챕터에 '의사는 물리학자들로부터 무엇을 배울 수 있나?'라는 제목을 붙이기도 했다. 웨일이 언급한 것은 얼마 전부터 물리학계에서 진행되고 있는 주된 패러다임의 전환이다. 근래 이러한 패러다임의 전환에 새로운 변화가 생겼다. 이 새로운 물리학이 고전물리학과 화학에서 중요할 뿐 아니

---

13) 미국의 의사이자 작가로서 전체적인 건강과 통합의학 분야의 개척자. 헬스 케어 센터와 이 분야의 제품들도 생산하고 있으며, 치유에 있어서 영양, 명상, 영적(靈的) 전략들을 포함시킬 것을 주장한다.

라, 그 메시지가 생물학적 과학에도 반드시 적용되어야 한다는 것이 점차 분명해지고 있다.

여기서 의문이 생긴다. 즉 새로운 물리학이 서로 다른 체계의 주류의학과 대체의학을 통합할 수 있을까? 나는 이 책에서 그 답이 '그렇다'라는 것을 보여주려고 한다.

나의 지난번 저서에서 양자물리학자로서 생각하면서 과학 하는 새로운 방법을 개발했다. 바로 '의식(意識) 내에서의 과학(science within consciousness)'이다. 이것은 의식 위주(意識爲主)에 기반을 둔 과학이다. 의식은 모든 존재의 근거이며, 우리가 아는 모든 양자역설(quantum paradox)[14]은 양자물리학이 이러한 형태의 형이상학 내에서 표현될 때 해결된다. 한편 다른 연구자들은 경험에 대한 비물질적인 영역의 필요성을 확립하기 위해 분주하다. 로저 펜로즈(Roger Penrose)는 컴퓨터가 마음을 정의하는 특징을 시뮬레이션할 수 없다는 것을 보여주었다. 즉 마음은 비물질적이며 뇌와는 독립적인 것이다. 루퍼트 셸드레이크(Rupert Sheldrake)[15]는 비물질적 형태형성장(形態形成場, morphogenetic field)[16]을 통해 생물학에서 형태형성을 설명한다. 나 자신도 창의성(創意性) 데이터에 대한 적절한 연구를 통해 초정신적 지적능력이라고 말할 수 있는 다른 비물질적 신체의 존재 가능성을 지적한 바 있다. 심리학자 칼 융(Carl Jung)[17]은 이 영역이 우리의 직관(直觀)에 관한 것이라는 이론을 제시했다.

---

14) A와 B가 아주 멀리 떨어져 있을 때 A의 측정 결과가 B의 물리적 상태를 결정하게 되는데, 이 정보의 전달이 빛보다 빠른 속도로(즉시) 전달된다.

15) 케임브리지 대학의 생화학자이자 세포생리학자. 초심리학 연구와 저서가 있으며, '형태공명장(morphic resonance)'에 의해 생명체의 각 기관이 형성된다고 한다. 그리고 생명체는 그 종에 특이하고 그때까지 이어져온 '집단적 기억(collective memory)'을 가지고 있다고 한다.

16) 발생 생물학에서의 루퍼트 셸드레이크(Rupert Sheldrake)의 개념으로, 개별적·국소적인 생화학적 신호에 반응하여 특정한 형태학적 구조나 기관으로 발달할 수 있는 세포의 그룹을 말한다. 여기에서는 활력체 수준에서의 형태형성 프로그램으로, 이 프로그램에 의해 물리적 신체를 구현한다는 개념으로 사용한다.

17) 스위스의 정신과 의사. 연상 실험을 창시하여, S.프로이트가 말하는 억압된 것을 입증하고, '콤플렉스'라고 이름 붙였다. 분석심리학의 기초를 세우고, 성격을 '내향형'과 '외향형'으로 나눴다.

이 책은 의학이 의식에 주된 기반을 둘 때 의식의 모든 실체를 설명할 수 있고(형태형성장, 마음과 초정신, 물리적 실체도), 주류의학과 대체의학 모두 각자의 위치에서 적절하게 설명될 수 있다는 것을 보여준다. 의학을 표현하는 근거를 양자물리학에 두면, 우리의 이론에 있는 비물질적인 정신체와 다른 실체들의 유효성에 반해, 주류의학에 의해 제기되어 오래 전부터 이어진 이원론적 논쟁은 더 이상 타당하지 않다.

내가 종합의학(integral medicine)이라고 부르는 새로운 체계의 의학은 어떻게 심신치유가 효과 있고, 어떻게 중국과 인도의 의학이 효과 있으며, 어떻게 동종요법(homeopathy)이 치유하는지를 분명하게 보여준다. 또한 종합의학은 필요에 따라 주류의학을 포함한 모든 치유 시술을 어떻게 함께 활용해야 하는지에 대해 폭넓은 암시를 준다.

여기서 말하는 종합의학은 다른 사람들이 연구하는 통합의학(integrative medicine)과 어떻게 다른가? 보통 종합의학과 통합의학은 둘 다 목적이 비슷하기 때문에 같은 것으로 생각할 수 있다. 하지만 현존하는 통합의학의 모델은 다른 모형들을 결합하기 위해 체계 이론(systems theory)[18]을 사용한다. 그러나 종합의학에서는 전통적인 대증요법(對症療法)을 포함한 모든 의학 모델의 기저에 있는 형이상학을 통합한다. 이는 새로운 접근방법이고, 새로운 성취이며, 의학에서의 패러다임 전환을 위한 타당한 근거가 될 수 있다.

의학의 전문분야에서도 앤드류 웨일, 디팩 초프라[19]('양자치유'라는 멋진 말을 만들어 주었다), 래리 도시(Larry Dossey)[20] 등을 포함한 몇몇 의사들은 이미 치유의 양자적

---

18) 취급되는 대상을 체계, 즉 상호 작용하는 요소의 복합체라고 보고, 그 체계 일반에 적용하는 모델.

19) 인도 뉴델리 태생의 하버드 대학 의학박사. 고대 인도의 전통 치유과학인 아유르베다와 현대의학을 접목하여 '심신의학(Mind - body Medicine)'이라는 독특한 분야를 창안, 미국과 유럽 사회에 심신의학 열풍을 불러일으켰다.

20) 미국의 의사. 치유에 있어서 기도와 영적 치료 등 비물리적 요인을 중요시했다. 의학을 생물학적 접근에서 의식 작용을 수용하는 단계로, 그리고 비국소성을 수용하는(양자적) 단계로 발전한다고 주장.

측면을 연구하고 있는데, 이 책은 이러한 초기의 업적들을 통합하고 있다.

나는 또한 학설과 새로운 증례를 논의하고, 대체의학의 개념과 방법, 기술과 자연치유를 설명할 것이다. 나아가 치유의 정신적 구성요소에 대해서도 논하며, 이러한 새로운 관점에서의 죽음과 사망 과정의 문제, 불멸, 노화하지 않는 신체에 대해 논할 것이다. 그러나 무엇보다도 독자들에게 질병의 의미, 치유의 의미, 질병과 치유를 이해하는 방법을 알려줄 것이다. 다른 무엇보다도 이 책은 독자들이 서로 다른 의학 - 주류의학과 대체의학 - 의 문헌들을 이해하고 건강에 도움이 되는 길을 찾게 한다.

이 책을 저술하는 데 영감을 주고 유형, 무형의 공헌을 해준 아내 우마(Uma)에게 감사한다. 내게 이 책의 저술을 요청해 주고 훌륭한 조언을 해준 편집자 리차드 레비톤(Richard Leviton)에게 감사한다. 또 출판에 이르기까지 세밀한 작업을 해준 햄프턴 로즈(Hampton Roads)에게도 감사한다. 마지막으로 꾸준한 격려와 영감의 근원이 되어 준 모든 치유 전문가들에게 감사드린다.

아미트 고스와미

근래 의학과 과학의 발달로 인간의 수명이 많이 길어져서, 인류 역사 이래 가장 오래 사는 사회가 되었다. 해방 당시만 해도 평균 수명이 40대 중반을 겨우 넘었다. 그런데 최근의 세계보건기구 예측에 의하면, 2030년에는 우리나라가 세계 최장수국이 되고, 여성 평균수명이 90대 중반에 이를 것이라는 보고가 나오고 있을 정도다.

의학이 발달하면 질병이 정복되고 모든 사람이 건강하게 살 것 같은데, 현실은 그렇지 않은 것 같다. 문명이 발달하고 수명이 100세 가까이 되면서, 사람이 병에 걸리는 기간도 길어지고, 자꾸 새로운 질병이 나타난다. 한 생애 동안에 질병에 걸리는 빈도와 기간이 과거에 비해서 오히려 증가한다고 볼 수도 있겠다.

다행히 지속적인 의학의 발달로, 새로운 질병이 나타나도 늦어도 10 ~ 20년 내에 의학적인 대처 방법이 개발되고 있다. 이런 식으로 질병과의 투쟁 역사가 반복되다 보니, 현대 의학은 자연스럽게 우리의 물질적 신체를 치료하는 의학 기술로서 자리 잡고, 이에 상당하는 역할을 할 수밖에 없게 되었다. 현대 의학에서 환자를 다루는 의사의 역할은 그 하는 일의 방법과 과정에서 거의 자동차를 다루는 정비공과 유사해져 버렸다. 누구도 의도하지는 않았지만, 거대한 물질문명의 도도한 흐름에서 자연스러운 결과라고 할 수 있겠다.

최근 양자물리학의 발전은 과학과 의학뿐만 아니라 인류 문명 전반에 과거의 패러다임과는 전혀 다른 새로운 관점을 제공해 준다. 데카르트 이래 물질(신체)과 정신(영혼)으로 구분해 온 이원론과 뉴턴의 고전물리학 전통을 그대로 물려받은 현대 과학(의학)의 기저에 있는 물질주의적 일원론에서 벗어나게 해주는 새로운 관점을 선사한다. 양자의 세계에서는 의식과 물질이 전혀 다른 것이 아니다. 이 둘은 상호의존 관계에 있는 얽힌 계층이 된다.

또한 물질의 시작은 의식으로부터이다. 『양자의사』는 오리곤 대학의 아미트 고스와미 교수가 양자물리학의 측면에서 우리의 생과 질병 그리고 죽음을 새로 조명하고, 이에 대한 적절한 대처 방법으로 의학의 패러다임 전환이 왜 꼭 필요한지를 자세히 설명해 주는 책이다. 인간이 질병으로 받는 고통은 그 근본적인 원인이 의식(마음)에서 물질(신체)까지 다양한 곳에서 출발할 수 있다. 이 책을 통해서 우리는 그때마다 이에 대응하는 적절한 치료 방법을 사용해야 한다는 것을 알게 될 것이다.

아미트 고스와미 교수는 이론물리학자, 특히 양자물리학자로서, 인류가 지금까지 가지고 있었지만 옆으로 비껴 두고 있던 근본적인 문제들, 예를 들면 영혼, 마음, 죽음, 윤회와 죽음 이후의 문제들에 대한 해답을 찾는 여러 권의 책을 저술했다. 이 책은 그 중에서도 우리가 한 생애 동안 겪게 되는 질병에 대한 새로운 관점을 제시한다. 바로 의식 위주의 관점에서 본 질병과 그 치유이다. 의식 위주의 새로운 세계관에서는 우리의 영혼과 정신, 활력체 그리고 신체 등 다양한 차원에서의 이상이 질병의 원인이라는 것을 알게 되고, 이들에 대해 각각 적절한 치유의 방법을 찾게 된다.

물론 물질적 신체에 원인이 있는 질병은 현대 의·과학의 발전으로 가장 괄목할 만한 성과를 이루고 있다. 신체 외에 활력체, 정신체, 나아가서는 과거의 다른 생의 모든 성향들이 현재의 특질을 구성하는 요소가 되고, 마음과 몸의 질병의 원인이 될 수 있다. 그에 합당한 적절한 치유법을 찾는 것이 우리 몸과 마음의 건강과 행복에 꼭 필요하다. 이 책을 읽은 후에는 모든 독자들이 신체는 물론, 그 외의 다른 차원에서 발생한 질병들에 대해 보다 근원적인 원인을 파악하고, 그 치유가 일상생활에서 이루어지기를 바란다. 그리고 의식 위주의 관점을 받아들임으로써 질병의 치유뿐만 아니라, 삶을 풍요롭게 하고 창의적인 생의 여정을 만드는 계기가 되기를 바란다.

최경규

목
차
/

제1부 양자의사(量子醫師) 소개

제2부 활력체(活力體) 의학

제1부

양자의사(量子醫師) 소개

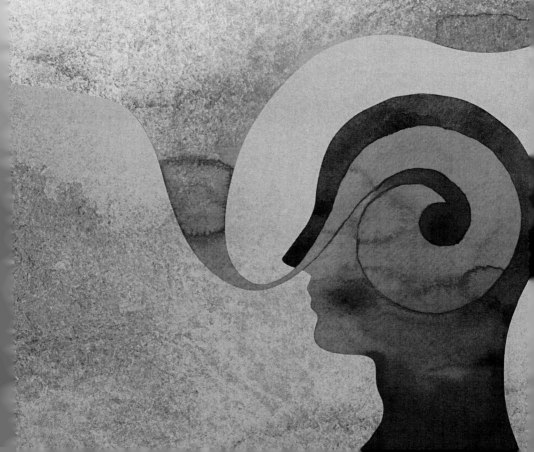

1장

두려워하지 말라, 양자의사가 여기 있다

양자의사란 무엇인가? 양자의사란 수십 년 전에 폐기된 뉴턴(Newton)[21]의 고전적인 물리학 기반의 결정론적 세계관의 오류를 아는 의사들을 말한다. 양자의사들은 새로운 물리학의 세계관, 양자물리학에 기반을 둔다. 뿐만 아니라 양자의사들은 의술을 시술할 때도 양자물리학의 메시지를 담는다.

의술을 시술하는 데 세계관이 무슨 차이를 만드는지 궁금할 것이다. 세계를 기계적으로 작동하는 하나의 기계로 보는 고전물리학적 세계관과는 대조적으로, 양자물리학은 의식 위주의 바탕에 놓지 않고는 세계를 이해할 수 없다. 의식이 가장 우선이며, 모든 존재의 근거가 된다. 물질을 포함한 모든 다른 것은 의식의 가능성의 하나에 지나지 않는다. 그리고 의식이 우리가 경험하는 모든 사건들의 가능성을 선택한다.

자, 이제 알겠는가. 오래된 고전물리학의 지지자인 의사는 환자라는 기계에 (이것이 고전적 세계관에서의 환자의 모습이다), 그리고 기계를 통해(의사 자신이 기계라고 스스로 인정함) 기계적 의술을 시술한다. 그리고 실제로 환자가 받는 화학적 약물, 대중요법, 기계적 외과수술, 또는 장기이식, 에너지 방사 또한 기계적 성질을 가지고 있다. 반면에 양자의사는 기계가 아니라 사람을 위해 고안된 의식의 의술을

---

21) 영국의 물리학자·천문학자·수학자·근대 이론과학의 선구자. 수학에서는 미적분법을 창시하고, 물리학에서는 뉴턴 역학의 체계를 확립했다. 근대과학 성립의 최고 공로자이며, 그의 역학적 자연관은 18세기 계몽사상의 발전에 지대한 영향을 주었다.

시술한다. 의식의 의술은 기계적인 처방뿐 아니라 활력, 의미, 나아가 사랑의 영역의 처방을 포함한다. 가장 중요한 것은, 의식의 의술 시술자인 양자의사는 시술할 때 의식을 가져온다는 것이다.

양자의사란 지금은 이 책에서만 통용되는 개념이고, 아마도 많은 독자들이 처음 알게 된 용어라는 것을 인정한다. 그러나 이러한 개념이 존재하고, 내가 앞으로 보여주듯이, 이 개념이 매우 통합적인 힘을 가진 개념이라면, 이 개념의 출현(이 뒤처질 수 있을까?)은 좀 뒤늦은 것일 수도 있다. 사실 이 개념은 오래전에 부분적으로 나타나고 있었고, 현 시대까지 계속되고 있다.

나는 지금 오래 전부터 시행된 침술, 전래의 중국의학, 인도의 아유르베다, 영적(靈的) 치유, 근래의 동종요법, 최근의 심신의학을 포함해 소위 대체의학 또는 보완의학의 시술자들에 대해 말하고 있는 것이다. 대체의학의 시술자들은 어느 정도 양자의사와 가깝다고 할 수 있다. 그들의 의학 체계는 의식의 존재에 맞게 고안되어 있고, 기계적인 의학보다 좀 더 많은 차원을 가진다. 그러나 불행하게도 대체의학 시술자들은 심한 세계관의 혼돈에 시달린다(후에 다시 논하겠다).

우리의 문화가 항상 기계적 의학의 '위대한' 발전을 홍보하는데도 불구하고, 여전히 많은 사람들이 이에 대해 환멸을 느낀다. 이것은 부분적으로 우리가 치유자로부터 기대하는 의식적인 인간적 접촉을 느낄 수 없기 때문이다. 또 부분적으로는 경이로운 성과에도 불구하고, 대중요법 의학이 일상의 수많은 의학적 문제들-예를 들면 만성질환들-을 다 해결하지는 못하기 때문이다. 그리고 기계의학과 기계적인 과정이 매우 고가이기 때문이다.

그래서 의학계의 기계론자들이 공개적으로 대체시술을 경멸하는데도, 대체의학은 인기를 얻고 있다. 불행히도 이는 전통 대중요법 의사들의 반응을 더 악화시킬 뿐이다. 전에는 대중요법 의사들이 점잖게 무시할 수 있었지만, 지금은 생업이 위협받게 되자, 많은 의사들이 대체의학에 대해 전면전을 하고 있다. 그들은 대체의학이 부두교 의학 같은 것이라고 주장하고 있다.

만약 일부 관찰자들이 주장하는 바와 같이, 세계가 기계이고, 마음이 기계이고, 심지어 영혼도 기계라면, 기계의학이 아닌 그 어떤 것이 효과가 있을 수 있겠는가?

대체의학 시술자들도 이에 대해 반격한다. 그들의 비판 중 두 가지만 들어보자.

대중요법 약물들은 위험한 부작용을 가지고 있다고 지적한다. 왜 우리 몸에 불필요하게 독을 넣어야 하는가? 우리가 어릴 때 맞은 백신 같은 대중적 처치는 면역체계를 약화시켜, 나중에 성인이 되어 질병에 더 잘 걸리게 한다. 왜 우리가 의심 없이 이러한 처치를 받아들여야 하는가?

우리는 모두 건강과 치유, 신체적 행복에 관심이 많다. 갖지 못했을 때는 더 원하는 법이다. 그러나 의료계에서 명확히 나뉘는 두 진영 - 주류의학과 대체의학 - 으로 인해 우리가 필요할 때 적절한 치유 방법을 선택하기가 점점 어려워진다. 그러면 어떤 기준을 가지고 선택해야 하는가? 한 치유 기술을 사용할 때보다 두 가지 치유 기술을 결합하면 더 나을까? 애초에 우리의 건강을 유지하고 질병을 예방하려면 어떻게 해야 하나? 물질적, 화학적 수단 없이 우리 자신을 치유할 수 있을까?

이러한 질문에 대한 해답은 누구한테 묻느냐에 따라 달라진다. 자연치유에 대한 이야기 중 적어도 일부는 사실인가? 어떤 전문가는 그렇다고 한다. 그러나 자연치유는 우리 모두에게 일어날 수 있는가? 어떤 의학적 전통의 전문가는 그렇다고 하고, 다른 전문가들은 완고하게 아니라고 한다. 중년이나 노인이 되었을 때, 생명을 위협하는 질병 없이 만성질병만을 가지고 있다면, 우리는 다행이라고 느낄 것인가? 현대적인 삶을 사는 대가로 우리는 스트레스와 무기력을 받아들여야 하나? 어떤 전문가들은 그래야 한다고 할 것이다. 건강과 치유를 고려할 때, 왜 경제성이 그렇게 중요한가? 전문가들은 미안하다고 말한다. 의학은 오직 병리학에 관한 것인가? 활력과 행복이 최상인 영역에서 긍정적인 건강을 위해 노력할 수는 없는가? 잘 모르겠다고 전문가들은 말한다. 사실은 효과를 뒷받침할 수 있는 적절한 임상 데이터를 가지고 모든 의학을 포용하는 통합 체계를 개발하지 않고는, 그러한 질문에 많은 신빙성을 가지고 대답할 수 없다. 우리는 지금 의학에 만연되어 있는 패러다임의 혼돈을 끝내야 한다.

두려워하지 말라. 양자의사가 여기 있다. 양자의사의 세계관은 통합적이다. 이 책에서 나는 의학이 의식을 위주로 하는 통합적 형이상학으로 나타날 때, 주류(대중)의학과 대체의학(이미 언급된 것들을 포함)은 융화될 수 있다는 것을 말하고자 한다. 뿐만 아니라 적용 가능한 서로 다른 영역들과의 상호관계도 명확하게 이해될 수 있다는 점을 보여주고자 한다.

이미 그동안 통합에 대한 시도가 시작되었지만(발렌타인(Ballentine) 1999; 그로싱어(Grossinger) 2000), 통합적인 철학의 혜택 없이는 그 성과도 신빙성이 없다. 의식 위주의 양자적 세계관은 앞의 모든 질문에 대해서 만족할 만한 대답을 주고, 통합적 철학 내에서 모든 의학에 관해 새롭고 일관적인 의학적 패러다임을 정의하기 때문에 의학 패러다임의 싸움을 종식시킬 수 있다.

너무 좋은 소식이라 믿기 힘들다고? 걱정할 필요 없다. 양자의식에 의한 의학은 전반적인 격변의 산물이고, 진정한 패러다임의 전환이며, 물리학·화학·생물학·심리학을 포함한 모든 과학에서 일어나고 있는 코페르니쿠스 혁명보다도 훨씬 광범위한 혁명이다.

정의

독자들은 이미 어느 정도 친숙해졌겠지만, 보다 자세한 정의를 해보자.

주류의학 또는 대중요법은 질병이 세균(박테리아, 바이러스) 같은 외부의 독성물질에 의하거나 우리 신체 내부 장기의 기계적 고장에 의한다는 것을 전제로 한다. 대중요법에서 치유란 증상이 사라질 때까지 약물이나 수술, (암의 경우에는) 에너지 방사 등으로 치료해서 효과를 나타내는 것을 말한다. 새로운 치료법인 유전자 치료나 나노 기술은 분자 수준에서의 기계적 이상을 교정하는 것을 전제로 한다. 하지만 아직은 공상과학적인 수준에 머물러 있다.

이에 비해 심신의학은 질병이 정신적 스트레스 같은 정신적 문제라는 전제를 두고 있다. 치유는 마음의 문제를 해결해서 생리학적인 교정이 일어나게 하는 것이다.

침술(鍼術)의 관점에서 보면 질병은 신체에 흐르는 에너지 형태(chi)의 불균형에서 일어난다. 치유는 신체의 적절한 부위의 피부를 작은 바늘로 찔러 불균형을 해소하는 것이다. 침술에서의 에너지란 '미묘한 에너지'로, 흔히 우리가 말하는 '조대한' 에너지와 혼동하면 안 된다. 침술은 전래의 중국의학에서 가장 잘 알려져 있는 예이며, 이 미묘한 에너지 움직임의 불균형을 해소하기 위해 침술과 함께 특별한 약초를 같이 사용한다.

동종요법은, 대증요법이 원인과는 다른 것(시행착오에 의해 얻어진 약물)으로 치유하는 것과 달리, '독은 독으로 제거한다'가 기본적인 개념이다. 건강한 사람에게서 임상 증상을 유발하는 물질을 아픈 사람에게 많이 희석하거나 강한 농도로 투여하면 증상을 완화시킬 수 있다고 하여, 동종요법은 "독은 독으로 제거한다"고 말해진다. 그러나 때로는 신비스럽게도 약물을 10^{30}배 이상으로 희석해도 성공적으로 치유되는 경우도 있다.

아유르베다는 전통적인 인도 의학이다. 디팩 초프라(2000) 같은 권위자 덕분에 도사(dosha)[22] 같은 아유르베다의 개념이 실내 게임의 주제가 될 만큼 익숙해졌다. 너는 바타(vata), 피타(pitta), 카파(kapha) 중 어떤 형의 사람이냐? 바타, 피타, 카파는 산스크리트어로 각각 세 가지 도사를 말하며, 우리 모두가 서로 다른 정도로 가지고 있는 신체구조나 운동의 불균형을 말한다. 도사 중에 가장 많이 가지고 있는 하나의 형태 또는 서로 혼합된 형태가 바로 그 사람의 특징이 된

---

22) 생체원소(bioelement)를 말하며, 사람은 세 가지 도사(doshas: vata, pitta, kapha)로 이루어진다. 아유르베다에 의하면, 이 세 가지 생체원소가 항상 때와 장소와 상태에 따라 몸에서 증감한다.

다. 실제로 우리는 이 세 가지 도사들을 모두 일정한 기저수준(基底水準)으로 가지고 있다. 도사가 개인의 기저수준에 잘 유지되면 건강하고, 이 기저수준에서 벗어나면 질병이 생긴다. 약초나 마사지, 세척 기술을 이용하여 도사를 기저수준으로 다시 되돌리면 치유되는 것이다.

영적인 치유는 기도 또는 다른 의식을 통해 보다 높은 영적인 힘에 기원함으로써 치유하는 것이다(홈스[Holmes] 1938). 주술적 치유, 기도치유, 크리스천 사이언스(Christian Science)[23], 신앙 치유, 직관요법 등이 이 범주에 들어간다.

당신은 주류의학 시술자가 위의 다양한 대체의학을 받아들이는 것이 어렵다고 생각할 것이다. 심신의학은, 주류의학에서는 신경 화학물질의 방사와 많은 에너지가 관여하는 생리학적 과정이 필요한 대신, 아마도 극히 작은 에너지가 관여하는 뇌의 현상인 정신적 사고가 질병을 일으키고 치유도 할 수 있다고 말하는 것 같다. 대증요법의 시술자들은 '터무니없다'고 반응할 것이다. 중국의학은 미묘한 에너지를 말하는데, 대체 무엇이 미묘한 에너지인가? 왜 우리가 그 미묘한 에너지 또는 그것이 움직이는 통로(경락)를 찾을 수 없는가? 그런 건 존재하지 않기 때문이라고 주류의학 시술자들은 분개하며 말한다.

마찬가지로, 만약 당신이 과학적인 사고를 가지고 주류의학과 도사(dosha) 의학의 관계를 이해하기 원한다면, 아유르베다의 문헌을 읽고 실망할 것이다. 주류의학의 용어(생리학적)로는 이해되지 않는 도사에 대해 대중요법 시술자들은 여전히 회의적이다.

주류의학자들은 동종요법을 멸시한다. 동종요법 시술자들이 처방하는 희석된 약물에는 성분이 거의 분자 하나만큼도 들어 있지 않는 경우도 있다. 주류의학자들의 생각에 의하면, 동종요법의 효과는 순전히 플라시보 효과 - 약이라고 속인 설탕정제 복용 - 이고, 아주 우연히 얻은 효력이다.

같은 맥락(脈絡)에서, 치유를 영혼에 의지하는 개념인 영적인 치유 또한 반대

---

23) 기독교 교파의 하나. 물질세계는 실재가 아니며, 병도 기도만으로 치유할 수 있다고 믿음.

한다. 영혼은 대증요법 시술자에게는 불확실한 개념이다. 이에 치유를 의지하는 것은 대체로 적절치 않은 자연 경과에 치유를 의지하는 것과 같다. 그리고 강력한 대증요법 약물 치료제가 있을 때도 영적 치유를 이용하는 것은 말도 안 되는 일이라고 생각한다.

대체요법 시술자들도 대증요법 시술을 못마땅해 하기는 마찬가지다. 대증요법에서 사용하는 약물들은 대부분 신체에 독성이 있고 부작용이 있기 때문에, '대체요법 치료가 있는데 왜 굳이 우리 신체에 독을 집어넣는가?'라고 주장한다. 게다가 만성질환이나 퇴행성 질환에는 대증요법도 효과가 없다. 마지막으로, 대증요법은 비용 효율이 높지 않다. 독자들도 익히 알겠지만, 사람들이 대체의학을 찾는 이유에는 대증요법의 비용 문제도 있다.

이와 같이 의학 시술의 두 진영 간의 큰 차이를 어떻게 양 진영이 받아들일 수 있는 종합의학 쪽으로 진전시킬 수 있겠는가? 답은 모든 의학 철학의 근원으로 가서 가교 역할을 하는 통합된 철학을 찾는 것이다.

주류의학과 대체의학
시술의 이질적인 철학적 배경

우리는 사물을 분리해서 보는 경향이 있다. 이때 과학자들의 역할은 각각의 꽃들을 잘 합하고 엮어서 하나의 조화로운 화환을 만들 수 있는 실마리를 발견하는 것이다.

다양한 대체의학 시술들은 실제보다 신비스러워 보인다. 그것은 시술자들이 암묵적으로 물질주의적 형이상학의 보편적 유효성에 물들어 있기 때문이다. 형이상학에 의하면, 모든 것은 물질과 물질의 상관관계가 있는 것들, 에너지, 힘의 장으로 이루어져 있기 때문이다. 모든 현상(정신, 미묘한 에너지, 영혼 포함)이 이 기본적인 입자들과 극미(極微) 수준에서의 상호작용에 의한다.

이 모델에서 인과관계(因果關係)는 항상 상향식 인과관계이다. 기본적인 입자들의 과정의 기저수준에서 시작해 올라간다(참조 그림 1). 기본적인 입자가 원자를 만들고, 원자가 분자를 만들고, 분자가 세포를 만들고(신경세포 포함), 신경세포가 뇌를 만든다. 세포가 대체의학 시술에서 말하는 미묘한 에너지(만일 존재한다면)를 포함한 모든 신체의 에너지를 만든다. 뇌는 우리가 말하는 정신 또는 영혼을 만든다.

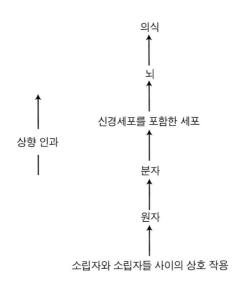

그림 1. 상향식 인과관계 모델. 상향식 인과관계의 작동 방식: 소립자(素粒子)가 원자를 만들고, 원자는 분자를 만들고, 분자는 세포를(신경세포) 만들고, 신경세포는 뇌를 만들고, 뇌는 의식을 만든다. 인과관계는 소립자의 기저수준에서부터 올라온다. 오직 소립자만이 인과적 효력이 있다.

이러한 관점에서, 물질보다 상위 계층의 수준에 인과적 효력이 있다고 보는 것은 자기 모순이다. 어떻게 뇌의 한 양상인 정신이 뇌에 영향을 주어 치유하는 인과적 효력을 가질 수 있는가? 뇌가 아무 인과 없이 뇌에 작용한다는 식의 역설이 된다.

마찬가지로 물질주의자에게는, 중국 전래의학에서의 미묘한 에너지는 신체 세포의 화학적 반응에 의한 산물임이 틀림없을 것이다. 그런데 어떻게 세포나 그 집합체의 산물인 장기가 자신의 원인이 되는 것을 치유할 수 있나? 또 다른 역설이다.

어떻게 한낱 믿음이(의사가 말했다고 해서) 동종요법 치료와 같이 단순한 설탕정 제를 치료제로 만들 수 있겠는가? 또 다른 역설이다.

그러나 만일 당신이 대체의학의 치유의 역사에 관한 문헌을 읽어봤다면, 곧 그곳에 몇 가지 체계가 작용한다는 것을 알게 될 것이다. 서구의 거의 모든 치 유 문헌은 물론 물질주의에 바탕을 둔 물질주의자에 의한 것이고, 그것이 주류 의학의 개념적 기초가 된다.

대체의학의 체계에서는 세 가지 성향을 볼 수 있다.

첫 번째는 '몸을 넘어선 마음'이라는 개념으로, 마음이 질병의 원인도 되고 치 유도 할 수 있다는 심신치유이다. 몸을 넘어선 마음은, 인과적으로 유효한 마 음은 비물질적이기 때문에 가능할 수 있다. 마음은 뇌가 아니다. 억압된 정서적 사고에 의해 질병이 생기고 이 억압을 인지하면 치유가 되는(사노 1998) 프로이드 (Freud)[24]의 개념이 이 범주에 - 몸을 지배하는 마음에 - 속한다.

두 번째는 비물질적 '생명력'인 미묘한 에너지, 프라나 또는 기(chi)가 치유를 할 수 있다는 개념이다. 미묘한 에너지들은 물질적 화학작용에 의한 부산물이 아니라, 생명력의 움직임이다. 그래서 미묘한 에너지는 영어로 '활력' 에너지라고 하는 것이 더 적당하다. 중국과 인도의 동양 모델이 여기에 속한다.

세 번째는 모든 영적 치유의 치유자인 비물질적 영혼(또는 신)의 개념이다. 영 적 치유는 신의 은총이다. 여기서 '자가치유(自家治癒, 자신만이 관여된 영적 치유)'와 '타

---

24) 오스트리아의 신경학자, 정신의학자. 정신분석학의 창시자로 무의식을 발견함. 20세기 이후 심리학 및 정신의학뿐만 아니라 인류학, 교육학, 범죄학, 사회학 및 문화계 각 분야에 이르기 까지 지대한 영향을 미침.

자 치유(他者治癒, 다른 사람이나 치유자에 의한 치유)로 나눌 수 있다. 두 가지 모두 궁극적인 인과적 효력은 신(또는 영혼)이라 불리는 비물질적 존재에 의해 주어진다.

물질주의자들, 또 주류의학의 시술자들에게는 비물질적 마음, 비물질적 미묘한 에너지, 비물질적 신의 인과적 유효성은 이원론을 의미한다. 그리고 이원론은 과학적으로 받아들여지지 않는다. 이것은 마음과 몸의 이원론을 소개하려 했던 데카르트 시대부터 지속된 논쟁이다. 만일 마음(또는 미묘한 에너지나 신)과 물질이 공통점이 없는 이원화된 실체라면, 이 둘이 중개자 없이 어떻게 상호작용할 수 있는가? 존 그레이(John Gray)의 『화성에서 온 남자, 금성에서 온 여자(동녘라이프)』라는 책을 읽은 적이 있을 것이다. 이는 남자와 여자가 서로 공통점이 많이 없기 때문에 생기는 상호 의사소통의 어려움에 관한 책이다. 다행히도 이들에게는 사회학자나 상담 전문가가 중개 역할을 할 수 있다. 그러나 마음과 물질, 미묘한 에너지와 신체, 신과 세계를 중개할 중개자는 어디에 있는가?

또한 만일 당신이 마음과 물질이 서로 어떻게든 상호작용한다고 추정하더라도, 과학적 실험이 이를 배제할 것이다. 그러한 상호작용은 물리적 영역과 정신적 영역 사이의 에너지 교환을 필요로 하는데, 물리적 영역에서 전체 에너지는 변할 수 없다는 것이 실험적인 사실이기 때문이다!

하지만 물질주의자의 생각에도 암묵적인 이원론이 존재한다. 이는 우리가 경험하는 주체 - 객체 - 분리 인식의 원인이 무엇인가에 대한 질문을 생각해 보면 분명해진다. 데이비드 찰머스(David Chalmers)[25]라는 철학자는 이러한 어려운 질문은 물질주의자들의 신조를 통해서는 결코 대답할 수 없다는 것을 설득력 있게 논증했다. 물질은 객체이고, 객체의 상호작용은 또 다른 객체를 만들어낼 뿐, 자신과 분리되는 객체를 경험할 수 있는 주체를 만들어내지는 못한다. 그러므로 물질주의적 사고에서조차 주체는 암묵적으로 이원적(비물질적) 독립체로 남게 된다.

---

25) 오스트레일리아 출신의 미국 철학자. 마음과 인지과학, 뇌에 관한 연구를 했다. *The Conscious Mind, Explaining Consciousness, Philosophy of Mind* 등의 저서가 있다.

위의 치유 체계의 특징 중 하나로 더 신경 쓰이는 것은(그러나 사실이다), 주류의학이나 대체의학의 시술자들이 배타적으로 자신들의 시술만이 모든 치유를 설명할 수 있다고 생각한다는 것이다. 예를 들면 마크 트웨인(Mark Twain)같이 영적인 치유를 믿는 사람은 "신이 치료했는데, 청구서는 의사가 보낸다"라고 말한다.

그러나 당신이 포괄적인 체계를 원한다면, 어떻게 이 모순되는 철학들을 합칠 수 있겠는가? 여기에는 양측을 다 포함하는 철학이 필요할 것이다. 이 포괄적인 철학이 - 이 시대 과학에서 의식 위주에 기반을 둔 형이상학이 - 양자물리학의 선물이고, 양자의사의 철학이 된다. 양자물리학에서는 우리가 일상적으로 사물이라고 지각하는 것이 사물이 아니다. 대신에 의식이 선택한 가능성이 된다. 이 하나의 개념이 각각 서로 다른 의학의 기저에 있는 이질적인 철학들을 통합해 주는 힘을 갖는다. 나아가서, 이것은 당신이 진행하는 치유에 관한 특정한 탐구를 입증해 주고, 성취하는 방법을 보여주는 힘이 있다.

2장

나의 이야기
: 어떻게 양자물리학자가 건강과 치유에 관여하게 되었나?

나는 항상 통합주의자는 아니었다. 1970년대 중반 과학과 영성의 병행에 관한 책인 프리초프 카프라(Fritjof Capra)[26]의 『물리학의 도(Tao of Physics)』라는 책을 읽은 후, 과학과 영성을 통합하는 새로운 과학의 체계를 갈망하게 되었다. 단지 병행한다는 것만으로는 만족할 수 없었다. 또한 과학을 위한 세계관이 있고, 영혼을 위한 다른 세계관이 있다는 것이 이해되지 않았다. 1985년에 양자측정(量子測定)이 매우 중요하다는 수학자 존 폰 노이만(John von Neumann, 1955)의 생각에 강한 직관을 가지게 되었다. 노이만에 의하면, 우리가 양자 물체를 측정할 때, 의식이 객체의 양자 가능성 파동을 경험의 실제 사건으로 변화시킨다고 한다. 나는 이것이 과학의 새로운 통합 체계를 위한 기초가 될 수 있다고 생각했다.

불행히도 나는 아직 모든 물질은 기본적인 입자로 이루어져 있다고 믿고 있었고, 폰 노이만의 개념은 나의 물질주의자적 편견에 적합하지 않다고 생각했다. 만일 의식 자체가 물질로 만들어졌다면, 그것은 부수 현상에 지나지 않고 물질의 2차적 현상일 뿐인데, 어떻게 물질에 작용하겠는가?

물론 물질주의적 현실주의(앞에서 물질주의라고 간단히 설명했던, 객관적이고 독립적인 분리된 물질적 현실주의의 철학이 공식적으로는 이렇게 불린다)의 대안이 있는데, 그것은 마음 - 물질의 이원론이다. 그러나 앞에서 언급했듯이 이원론은 근본적으로 비과학적이다.

---

26) 오스트리아 출신의 물리학자. 관습적인 선형적 사고와 데카르트의 기계론적 관점을 버리고 전체론적 접근을 주장하여 환원주의를 배격했다. 전체는 부분의 합보다 여러 가지 요인에 의해 위대하다고 했다.

영감이 나를 스쳤을 때, 나는 다른 사람들과 마찬가지로 물질주의와 이원론의 꿈의 나라에 빠져 있었다. 그때 나는 남몰래 나의 영적 수행 연구에 새로운 통찰력을 얻기 바라면서 신비주의자들과 잘 어울렸었다. 나는 오자이(Ojai) 근처에서 열리는 크리슈나무르티(Krishnamurti)²⁷⁾ 토론회에 참석하기 위해 캘리포니아 벤투라(California Ventura)에 있는 친구를 방문하고 있었다. 토론 후 우리는 내 친구의 거실에서 조엘 모우드(Joel Morwood)라는 신비주의자와 편히 앉아 있었다. 대화는 금방 열띤 토론이 되었다. 나는 다소 고압적인 자세로 조엘에게 최근의 새로운 과학에 대해 설명하고 있었다. 뇌 안에 있는 것들을 포함해 우리가 보는 모든 것이 양자 가능성 파동의 붕괴임에도 불구하고, 뇌에서 나온 현상인 의식이 얼마나 역설적인지에 대해서 말이다.

그러자 조엘이 "의식이 뇌에 앞섭니까? 뇌가 의식에 앞섭니까?"라고 물었다. 그때 나는 신비주의 존재론은 의식을 모든 것에 우선으로 둔다는 것을 깨달았다. 나는 그 함정을 인식하고 대답했다.

"나는 경험의 주체로서의 의식을 말하는 겁니다."

그러자 조엘이 말했다.

"의식은 경험에 앞서는 겁니다. 거기에는 주체도 객체도 없습니다."

바로 수개월 전에 나는 프랭클린 머렐 - 볼프(Franklin Merrel - Wolff)라는 철학자가 저술한 『객체 없는 의식의 철학(The Philosophy of consciousness without an object)』이라는 책을 읽었었다. 그래서 나는 "맞아요. 그건 오래된 신비주의지요. 내 관점에서 볼 때 당신은 의식의 비국소적 측면을 말하는군요."라고 말했다.

그 후 조엘이 내가 얼마나 과학적인 맹신에 빠져 있는지에 대해 감정 섞인 강의를 했다. 그리고 수피(Sufi)교의 "신 외에 아무것도 존재하지 않는다"라는 말로 끝을 맺었다.

뭐랄까, 나는 그 전까지 그와 같은 말을 여러 번 듣고 읽었는데 그제야 이해

---

27) 인도의 명상가, 철학자. 20세기 최고의 정신적 스승으로 간주된다. "계급, 국적, 종교 그리고 전통에도 얽매이지 말라"고 말하며, '진리는 길이 없는 곳'이라고 했다.

할 수 있었고, 베일이 벗겨지는 느낌이었다. 나는 갑자기 신비주의가 옳고, 의식은 물질과 뇌를 포함한 모든 존재의 바탕이 되며, 과학은 전래의 물질주의적 형이상학이 아닌 이러한 형이상학 위에 세워져야 한다고 깨닫게 되었다.

그 후 수년간 나는 여유 있는 방식으로 새로운 과학을 구축하면서 지냈다. 실제로는 아직도 진행 중이다. 이 책에서 나는 건강과 치유 분야에서 이 새로운 의식 내에서의 과학의 통합 가능성에 대한 흥미로운 발견의 일부를 당신과 공유하고 있는 것이다.

왜 특별히 건강과 치유 분야인가? 1993년 여름, 캘리포니아 버클리 대학의 생물학자 리처드 스트로먼(Richard Strohman)이 주선한 비공식 컨퍼런스에서 생물학 강연자로 초청되었다. 저녁 만찬 자리에서 젊은 생물학자가 내가 제안하는 의식 위주의 과학의 새로운 체계의 장점이 무엇이냐고 질문했다. 나는 "이 체계는 물리학과 심리학 그리고 영성을 통합합니다. 전통적인 과학은 객체의 과학이고요. 다른 근본적인 객체에 관한 객체의 이론을 개발합니다. 그러나 의식은 주체와 객체 모두로 구성되어 있기 때문에, 의식에 대해서는 실패하게 됩니다. 새로운 체계는 객체와 주체, 정신과 물질을 같은 기반에서 다룹니다"라고 말했다.

그 젊은 친구는 약간 묵살하면서 "너무 난해하네요. 요즘 일반사람들은 물리학과 심리학, 더군다나 영성의 통합에는 흥미가 없습니다. 또 다른 장점은 없나요?"라고 말했다.

나는 "과거의 과학은 세계에서 일어나는 훈련(조건화)된 행동에 관한 것이었는데, 새로운 체계는 세계의 창의적인 측면도 다룰 수 있습니다. 그래서 새로운 체계를 통해 우리의 창의성에 대한 새로운 모험을 탐구할 수도 있습니다. 누구나 창의성에는 흥미를 가지고 있지요."라고 말했다. 그 젊은 친구는 "그럴 수도 있겠네요. 그 외에 다른 것은 없나요?"라고 어정쩡하게 긍정하며 말했다. 나는 그가 흥미를 느끼고 있다는 것을 알아챘다.

"당신 말은 일반 사람들의 창의력을 자극할 정도로 새로운 체계를 매력적으로 적용시킨 것이 있느냐는 말입니까? 물론 있지요. 과학의 새로운 길은 생물학적 진화의 얽히고설킨 문제점들을 해결할 뿐 아니라(내 강연의 요지였다), 주류의학과 대체의학의 서로 다른 개념을 통합할 수 있어야 합니다."

나는 갑작스러운 직관이 생기는 것을 느끼며 숨 가쁘게 애기했다.

"바로 그거네요. 당신이 대중과 의사소통하는 요점이 그거네요."

젊은 친구가 열의를 가지고 찬성했다.

그때부터 지금까지, 통합을 위한 내 시도의 성과에 대해, 당신과 소통하기까지는 먼 여정(旅程)이었다. 다행히도 나는 무에서 출발하지 않았다. 나는 오래 전부터 건강과 치유에 대한 관심을 가지고 있었다. 인도에서 자라면서 나는 자신의 신체 기능에 대해 특별한 조절 능력이 있는 요기(yogi)[28]들의 이야기에 대해 많이 보고 읽었다. 또한 특이한 치유 능력에 관한 이야기를 많이 들었을 뿐만 아니라, 내 눈 앞에서 직접 보기도 했다.

내가 20대 초반일 때, 10대인 내 동생이 심한 위궤양에 걸렸다. 약간만 매운 것을 먹어도 위경련이 일어났다. 당시 우리는 남자들의 모임 같은 것을 하고 있었다. 그런데 한 사두(sadhu, 인도에서 흔히 볼 수 있는, 헐렁한 오렌지색 가운을 입고 떠돌아다니는 고행자)가 우리 모임에 와서 영성에 대해 이야기하기 시작했다. 그것은 정치학과 경제학으로부터 벗어나 좋은 기분전환이 되었다. 그러나 물론 우리는 모두 물질주의자여서 사두를 상당히 힘들게 했는데, 내 동생이 특히 심했다.

어느 날 내 동생이 사두에게 영적인 힘을 우리에게 보여줄 수 없다면, 이제 그만 이야기하라고 도전적으로 말했다. 사두는 말없이 잠깐 생각하더니 동생에게 "내가 듣기로 위궤양을 앓고 있다는데 사실이냐?"고 물었다. 동생이 고개를 끄덕였다. 실내는 조용해졌고, 사두는 그의 손을 가볍게 동생의 배에 몇 초 동안 올려놓더니, "네 궤양은 치료되었다"고 말했다. 동생은 물론 이 말을 믿지 않았다. 그런데 즉시 매운 음식을 많이 먹었는데도 복통은 일어나지 않았다. 사두의 치료는 사실이었다.

---

28) 요가 또는 명상 수행자

이 사건은 내가 건강과 치유에 대한 흥미를 갖게 만들었고, 이 관심은 오랫동안 지속되었다. 인상적인 또 다른 일은 동종요법에 관한 것이었다. 알다시피 동종요법은 서구에서 개발되었다. 하지만 실제로는 인도에서 가장 많이 시술된다. 내가 어릴 때 우리 가족은 생선을 많이 먹었다. 그때나 지금이나 나는 생선 가시가 목에 자주 걸렸다. 그때마다 어머니가 동종요법 약물인 설퍼-30(Sulfur-30)을 주셨다. 2~3시간 내에 생선 가시는 내려갔고, 나는 다시 편해졌다. 내 어린 마음에 이 사건과 다른 여러 동종요법들은 아주 인상적이었다.

인도에서 자랄 때, 나는 자연스럽게 아유르베다에 익숙했다. 어릴 때 내가 받은 아유르베다의 특별한 치료방법은 생각나지 않으나, 한 가지 지금도 기억나는 것이 있다. 벵갈(내가 자란 인도의 주 이름)에서는 아유르베다 시술자를 카비라지(kaviraj)라고 불렀다. 그것은 '시인의 왕'이라는 의미였다. 치유를 시 쓰기와 유사한 것으로 간주할 수 있다는 것이 무척 흥미로웠다.

젊은 생물학자와 이야기한 밤으로 다시 돌아가 보자. 호텔로 돌아왔을 때, 시인의 왕이라고 불리던 아유르베다의 시술자에 대한 기억이 수십 년을 건너 나에게 돌아왔다. 나 자신이 '치유가 시야?'라고 자문하고 있었다. 사실 물질주의와 환원(還元)주의의 세계인 대중요법의 전통에서 시술은 단조로운 것이다. 병원에 가면 기계가 사람의 여러 건강지표를 측정하고, 의사가 기계 결과를 판독한다. 그리고 그때서야 의사는 당신을 도울 준비가 되어 있다. 거기에 시는 없고, 당신이 받는 도움도 기계적인 것이다. 고전물리학같이 모든 것이 판에 박힌 것이고, 결정론적이다.

대조적으로 대체의학의 전통은 근본적으로 미묘하고 모호하다. 의사들이 말하는 활력체(vital body)[29]와 정신체는 애매한 개념이지만, 그들은 개의치 않는다.

---

29) 신지학 또는 비전(祕傳)의 철학에서 '인간의 에너지 장'의 첫 번째 또는 가장 낮은 층이며, 물리적 신체가 가장 가깝게 접촉해 있어서 이를 유지하고 보다 상위 수준의 신체와 연결하는 역할을 한다. 여기서는 인간의 신체를 물리적 신체와 네 수준의 미묘체(활력체, 정신체 (mental body), 초정신체(supramental body), 지복체(bliss body))로 나눈다. 활력체는 느낌에 관계가 있으며, 여기에 형태형성장이 있어 신체 각 기관의 형성을 구현하게 한다.

그들이 하는 일은 흔히 정량화되어 있지 않으나, 편하게 한다. 그들은 진단 시 흔히 기계보다는 직관을 이용한다. 그러나 별 문제없다. 그들이 소통하는 언어는 애매하지만, 잘 처리해 나간다. 그들이 하는 일은 무척이나 시와 같다. 나는 결국 이것이 옛날에 있었던 예술과 (결정론적) 과학의 싸움과 같다고 생각한다.

물질주의자들이 이해하는 데 어려움을 겪는 양자물리학의 근본적인 비밀을 이야기해 주겠다. 양자물리학 또한 시와 비슷한 점이 아주 많다. 양자물리학은 결정론 대신에 불확실성에 대해 이야기한다. 고전물리학의 견해는 입자 혹은 파동, 이것 아니면 저것이다. 그런데 양자물리학은 입자인 동시에 파동, 이것이자 동시에 저것과 같이 상호보완적인 특성(complementary)을 소개한다. 가장 중요한 것은 양자물리학이 보이는 사물뿐 아니라 보고 있는 누구, 즉 의식을 다룬다는 것이다. 당신은 시인에 대해 이야기하지 않고 시를 이야기할 수 있는가?

아직 양자물리학은 많은 단조로운 실험적 데이터를 설명하고 있다. 그러나 이런 식으로 예술과 결정론적 과학, 창의성과 불변성을 결합하는 잠재력을 가지고 있다. 나는 양자물리학이 대체의학의 시와 대중요법의 산문을 통합하는 적절한 수단이라고 생각한다.

예전에 나는 새로운 과학을 의식에 적용하여 주류의학과 대체의학을 통합할 수 있는 준비가 되어 의기양양했었다. 그러나 그때부터 지금까지 오는 데 10여 년이 걸렸다.

개념적인 블록들

실제로 내가 이 책에서 전개하는 패러다임 전환을 위한 개념의 기본은 얼마 전부터 일어나고 있었다. 그러나 이것은 우리의 세계관, 특히 서구 세계관의 급진적인 변환(變換)을 수반하고 있고, 그렇기 때문에 잘 진척되지 못하고 있었다.

예를 들면, 심신의학에서는 마음과 몸이 이원론 없이 상호작용할 수 있는, 그리고 상호작용의 인과적 효력이 있는 분야에 대한 명확한 이해가 부족하다. 다시 말하면, 우리는 심리학자 도널드 캠벨(Donald Campbell)이 하향 인과(下向因果, downward causation)[30]라고 칭한, 일반적으로 '물질을 지배하는 마음'으로 표현되는 생각을 이원론 없이 이해하는 법을 찾아야 한다. 그러한 이해가 없으면 이 분야에서 앞으로의 진전이 지연될 것이다. 많은 연구자들은 그들의 고전물리학적 편견들이 해결책을 찾는 데 방해가 된다는 것을 알지 못한다. 나는 고전물리학적 세계관에서 양자물리학적 세계관으로 변화하는 데 큰 무력감과 거대한 저항이 있음을 알 수 있다. 이 저항은 의학의 양쪽 진영 시술자 모두로부터 일어난다.

고전적인 세계관에서 하향 인과는 모순이거나 이원론으로 이어진다(스탭 [Stapp] 1995). 양자적 세계관에서는 하향 인과가 기정사실이다. 양자적 세계관을 일관성 있고 철학적으로 빈틈없이 만들려면, 의식이 있는 하향 인과를 그 중재자(仲裁者)로서 소개해야 한다. 양자물리학은 사물과 그 움직임을 가능성으로 본다. 이 가능성들 중에서 선택을 하는 것은 누구인가? 약 70여 년의 연구 결과, 유일하게 논리적으로 일관성 있는 대답은 바로 의식이 선택한다는 것이다. 그리고 그 안에 하향 인과의 힘이 있다.

대체의학의 다른 주축을 보자. 중국, 인도, 다른 아시아 국가에서 시술되는 동양의학이다. 동양인들은 그들의 치유 시술에서 중국의학의 기(chi), 아유르베다의 프라나의 흐름과 같은 개념을 사용했다. 고대의 문헌을 읽으면 이 기(chi)와 프라나는 일종의 에너지로서 비물질적인 것임을 알 수 있다. 그러나 이 주제에 대해 더 근대의, 특히 서양의 설명을 읽어보면, 기(chi)와 프라나의 의미를 명

---

30) 철학자이자 사회과학자 도널드 캠벨(Donald Campbell)이 사용한 용어로, 인과적 관계는 시스템의 상위 수준에서 하위 수준으로 간다. 예를 들면 정신적 사건이 신체적 사건의 인과가 된다.

확히 알고 있는 사람은 아무도 없는 것 같다. 기(chi)와 프라나가 물질적인 실체인지 또는 비물질적인 것인지 모호한 상태로 남아 있다.

대부분의 현대 저자들이 이것들을 현대 과학적 세계관에서 받아들일 만한 용어로 설명할 수 없기 때문에, 이 개념들의 의미에 대해 우물쭈물한다는 것을 알 수 있을 것이다.

서구에도 활력 에너지라고 불리는 비슷한 개념이 있다. 하지만 이는 언젠가 생물학자들에 의해 폐기된 철학인 이원론적 활력론[31]을 연상시킨다. 그래서 서구의 연구자들과 과학자들, 심지어는 대체의학의 옹호자들까지도 '활력 에너지'란 말을 잘 쓰지 않으려 한다. 대신에 '미묘한 에너지'라는 말을 쓰고, 대부분은 미묘한 에너지가 무엇인지에 대해서 물질주의적 신념을 가지고 있다.

어떤 사람들은 미묘한 에너지를 신체의 살아 있는 세포나 장기에서 나오는 것으로 생각한다. 또 다른 사람들은 미묘한 에너지가 총 에너지보다 높은 주파수를 가진다고 생각한다. 또 개성이 강한 연구자들은 미묘한 에너지의 복잡성을 설명하기 위해 일상의 '생화학적' 신체 위에 '전자기적 신체'라는 개념을 놓고 탐구한다.

그러나 동종요법을, 치유할 때 적어도 치유의 일부 경우에서, 비물질적 중개가 있어야 한다는 확신을 주기 위한 고려 대상 그 이상으로 생각해서는 안 된다. 동종요법에서는 질병을 일으키는 원인 물질을 과학적인 계산으로는 의심할 여지없이, 기껏 한 분자량밖에 되지 않는 정도로 희석시킨 약물이 (경구로) 투여된다. 그럼에도 불구하고 이중맹검 임상시험에서도 나타나듯이, 동종요법의 효과는 있는 것으로 생각된다. 이 시험들은 동종요법이 플라시보 효과(설탕정제)가 아니라는 것을 증명한다. 만일 동종요법의 효과가 사실이라면, 비물질적인 치유 물질이 반드시 존재한다는 것이다. 우리는 이를 치유의 비물질적 중개라는 개

---

31) 활력설, 생기론이라고도 함. 기계론에 대립하는 생명론으로, 생명 현상은 무생물계의 현상과는 다른 원리에 의해 지배되며, 물리·화학적인 힘과는 관계없는 생명력, 활력에 의해 만들어진다고 주장한다.

넘의 용어를 쓰게 되었다.

독일의 동종요법 발견자인 사무엘 하네만(Samuel Hahnemann)은 1800년대 초에 동종요법의 치유에 작용하는 비물질적 활력 에너지가 존재한다고 제안했다. 그는 활력 에너지의 의미로 '다이내믹스(dynamics)'라는 용어를 사용했다.

이런 식으로 연구를 시작하자마자 나는 대부분의 주류의학 사고를 가진 사람들에게는, 대체요법 지지자들이 다섯 가지 철학적 결점을 해결하지 못하고 있기 때문에, 대체요법 치유 시술이 미스터리로(그러므로 논란이 되는) 남아 있다는 사실을 알게 되었다.

1. 그들은 마음과 의식을 구별하는 데 실패했다. 오래 전 데카르트가 마음과 의식이라는 구(舊) 개념을 마음이라는 한 개념으로 묶어 놓았고, 그 오류가 지금도 의학에 남아 있다.

2. 하향 인과의 기원으로서의 의식이 가지고 있는 인과적 역할이 애매하게 손실되거나 잊혀졌다. 그리고 왠지 양자물리학의 교훈이 대체의학 시술자들의 고전적 물리학의 갑옷조차도 뚫지 못하고 있다.

3. 뇌에 대조되는 것으로서의 마음의 뚜렷한 역할이 상실되었다. 이미 십년 이상 이 분야의 과학적 진전이 없었다.

4. 물리적 신체와 비교되는 활력적 신체(vital body)의 뚜렷한 역할 또한 상실되었다. 마찬가지로 이 부분의 과학적 진전도 없었다.

5. 의식도, 마음도, 활력체도 비물질적으로 인정되지 않았다. 우리는 이원론의 문제를 해결해야 한다. 하지만 누가 이원론을 극복할 수 없기 때문에 이것은 해결할 수 없는 문제라고 말했나?

이 얽히고설킨 철학 문제를 해결하는 과정에서 나는 의학을 위한 의식 내에서의 과학, 또는 내가 종합의학이라고 부르는 단계에 도달했다. 이 체계는 양자물리학의 의식에 의한 하향 인과를 재발견하는 것을 인식, 포함하고 있다. 또한 과학 내에서 마음과 활력체를 재발견하는 것을 기회로 활용한다. 그리고 이원론에 사로잡히지 않고 물리적 신체와 구별되는 정신체와 활력체를 소개하는 방법으로 양자적 사고를 이용한다.

여러 가지 대체의학이 어떻게 작용하는지를 실제로 설명하기 위해 이 패러다임을 적용하는 것은 내게 재미있고 때로는 아주 고무적인 일이었다. 나는 의학에 대해 많이 알지 못하기 때문에 가끔은 초라하게 느껴지기도 한다. 심지어 지금도 내가 새로운 패러다임이 가져올, 설명할 수 있는 많은 잠재력의 표면도 건드리지 못했다는 느낌을 갖는다.

책의 기획

1부는 종합의학에 대한 개요이고, 나머지 부분은 모델의 적용에 대한 내용이다. 3장부터 7장까지는 철학적 주제에 대한 해결로서, 독자에게 양자물리학에 대한 적절한 양(재미있을 정도로, 불편을 느끼지 않을 정도로)의 지식을 제공하고, 기초적인 패러다임 골격을 세운다. 1부를 다 읽으면 적절한 철학과 양자적 사고에 대한 미묘함을 알게 되고, 모든 다른 체계의 의학에 적용할 준비가 될 것이다.

2부는 활력체 의학 - 아유르베다, 전래의 중국의학(침술을 포함하여), 차크라(chakra)[32] 의학 그리고 동종요법을 주제로 한다. 아유르베다의 도사(doshas)는 어

---

32) 산스크리트어로 바퀴(wheel)를 의미. 미묘체 내에 있는 에너지 점 또는 절을 말하는데, 나디(nadi)라고 부르는 미묘한 에너지 통로들이 만나는 지점이다. 우리 몸에는 일곱 개의 중요한 차크라(왕관(crown), 이마(brow, 제3의 눈), 목(throat), 심장(heart), 배꼽(navel), 성(sex), 뿌

디에서 유래했나? 왜 환절기에 감기에 걸리나? 활력 에너지는 무엇인가? 어떻게 활력 에너지를 탐구하는 방법을 배우나? 왜 우리는 활력 에너지와 그 통로를 발견할 수 없나? 왜 침구사는 폐에 영향을 주기 위해 팔에 침을 찌르나? 차크라라는 동양적 개념은 정말 있는 건가? 동종요법이 플라시보 효과가 아니라면 어떻게 작용하나? 이것들이 우리가 2장에서 다루어 볼 질문들이다.

활력체와 그의 양자적 성격에 관해서는, 세부적으로는 산문처럼 보일 수도 있지만, 아유르베다, 전래의 중국의학, 차크라, 동종요법의 미묘함 등의 시적인 감상을 필요로 할 것이다. 2부는 동종요법 - '적은 것이 더 나은' 궁극적인 미묘함으로 끝난다.

3부에서 나는 양자마음의 미묘함을 다루고, 마음이 어떻게 질병을 만드는지를 설명하고, 현존하는 심신치유 기술의 일부를 탐구한다. 여기에서는 감정에 대한 이해, 마음이 어떻게 느낌에 나타나는지, 마음이 어떻게 질병을 만들고, 우리는 어떻게 마음을 다루고, 마음 - 몸 질병을 예방하고 대처하는지, 그리고 심신의학의 기술로 어떻게 치유하는지를 강조한다.

4부에서는 주로 치유의 영적 뒷받침, 치유를 영적 성장의 기회로 보는 관점 등에 대해 논의한다. 나는 독자들이 새로운 종류의 정보를 치유를 탐구하는 여정의 일부로 살펴보는 데 적절한 영감을 받기 바란다. 우리가 우리 자신을 치유할 수 있을까? 그렇다, 우리가 치유를 예술과 같이 창의적으로 접근한다면 말이다. 자연치유의 신비도 충분히 설명될 수 있다. 여기서 보여주는 마음의 새로운 과학은 다음과 같은 마음 - 몸 치유의 역설을 해결해 준다. 누가 누구를 치유하는 것인가? 어째서 같은 시술에도 어떤 사람들은 치유가 되고, 다른 사람들은 치유가 안 되는가? 우리가 항상 같은 수준의 건강을 유지하기 위해서는 어떻게 해야 하나? 우리는 현재의 질병 상태에서 긍정적인 건강 상태로 갈 수 있는가?

마지막 장에서는 추측에 근거한 불멸의 신체에 대해 이야기하고 끝을 맺는다.

리(root) 차크라)가 있다

전체적으로 이 책은 양자우주, 우리의 우주에서 어떻게 건강과 치유를 탐구하는지를 알려준다. 마찬가지로 이 책은 다음과 같은 내용들의 조력자 역할을 할 것이다.

- 양자적 의식 위주의 사고는 당신이 안내하는 대로 당신의 건강을 통합적인 철학을 가지고 전체적으로 볼 수 있게 한다(3, 4, 6장).
- 이 책은 유용한 새로운 분류 체계를 기준으로 건강과 치유에 대해서 생각할 수 있게 한다. 이 분류 체계는 언제 어떤 의학 형태에 - 주류의학이나 대체의학에 - 적용할 수 있을지 알려주며, 대체의학이라면 어떠한 특정 양식인지를 알게 해준다(4장).
- 이 의학에 관한 새로운 접근법은 당신이 질병과 건강을 선택할 힘을 가질 수 있는 능력을 가지게 한다(6장).
- 양자적 사고는 건강과 치유에서 대증요법의 역할을 명백하게 해준다(7장).
- 양자적 의식 위주의 사고는 동양의학, 동종요법, 심신의학에서의 설명 안 되는 많은 신비를 밝혀 준다(2, 3장).
- 특히 여기서 보여주는 논리는 통증의 성격과 어떻게 통증을 다루어야 할지를 이해하게 해 준다(14, 15장)
- 이 책은 질병과 질환의 의미와 맥락에 대해 이해할 수 있게 해주고, 필요시 자가치유를 시도할 수 있게 영감을 준다. 그리고 당신이 이 여정을 수행하면, 그 길의 안내자가 되어 준다(16, 17장)
- 양자물리학적 사고는 의사 - 환자 관계의 분명한 지침서가 되어 준다 (6, 16장)
- 가장 중요한 것으로, 이 책의 목적은 당신이 질병과 질환을 당신 스스로에 대한 탐구의 통합된 부분, 전체를 향한 특별한 탐색으로 생각할 수 있게 해주고, 최종적으로 질환을 넘어선 건강, 분리를 넘어선 일체를 선택할 수 있는 힘을 부여해주는 것이다.

내가 성공했는지는 당신의 판단에 맡긴다.

3장

철학의
통합

대부분의 의술 시술자들은 뉴턴이 이루어 놓은 17세기의 결정론적 물리학인 고전적 물리학의 신봉자들이다. 이러한 물리학에서는 모든 운동이 물질적 운동이고, 물리학의 법칙 및 물질 객체의 처음 위치와 속도에 의해 결정지어진다.

그러나 1920년대에 고전적 결정론적 물리학에서 새로운 물리학으로의 기념비적인 전환이 일어났다. 양자물리학이라고 불리는 이 새로운 물리학에서 객체는 동시에 두 군데 이상에서 존재할 수 있는 가능성의 파동으로 묘사된다. 그러나 주어진 측정값에서 객체가 존재하게 될 위치들은 물리적인 법칙이나 알고리즘에 의해 결정되지 않는다.

이러한 비결정성 외에도 고전물리학과 양자물리학은 다른 뚜렷한 차이가 있다. 고전물리학에서 모든 상호작용은 국소적이고, 일정한 시간을 소요하며, 공간을 통해서 전달되는 신호에 의해 인접한 곳에서 일어난다. 그러나 양자물리학에서는 그렇지 않다. 국소적 연결 외에도 신호 없이 즉각적으로 소통될 수 있는 비국소적인 연결이 더 존재한다. 고전물리학에서는 모든 운동이 연속적이기 때문에, 이 연속성이 필요한 수학과 알고리즘에 의해 결정된다. 하지만 양자물리학에서는 연속적 운동뿐 아니라 비연속적인 '양자도약(量子跳躍)'이 추가된다.

그래서 양자물리학은 고전물리학 신봉자들에 의해, 마술적이고 신비롭기만 할 뿐, 데이터를 설명하고 실험적으로 입증 가능한 결과를 예측하는 도구인 경우를 제외하고는, 믿을 수 없는 학문이라고 여겨진다. 양자물리학을 이런 식으로 보는 사람들은 철저한 물질주의자(물질만이 실재이다), 그리고 방법론상으로는 환원주의(還元主義)자(모든 물질은 물질의 소립자와 그들의 상호작용으로 환원될 수 있다)들이다. 그러나 만일 당신이 새로 조직되는 원리(의식)를 바라는 통합주의자라면, 당신은 '마술 같은' 양자물리학을 살펴보기 원하고, 어떻게 이럴 수 있나 하고 놀랄 것이다. 당신은 당신이 가지고 있던 물질주의적 세계관의 타당성에 의문을 갖게 된다.

양자의 '마술'에서 당신은 물질주의자들의 상향 인과(上向因果)의 관할 밖에 있는 의식과 하향 인과의 합리성을 발견할 것이다. 의식은 물질에 인과적으로 작용하고, 의식은 물질 상위에 있고(하향 인과), 이제는 당신이 생물학, 심리학, 특히 의학과 관련해 이 개념의 중요성을 직감(直感)하기 때문에, 이제 강력한 개념이 될 수 있다.

고전물리학은 우리에게 객체를 그 운동이 완전히 물리 법칙과 어떤 초기 상태(초기의 위치와 속도)에 의해 결정되는 '사물로 볼 것을 강요한다. 대조적으로 양자물리학에서 객체는 결정된 운동으로서가 아니라, 가능성의 파동으로 계산된다. 그것은 다양한 가능성 중에서 확실한 사건을 촉발하는 관찰자(觀察者)에 의해 관찰되는 것이다. 그래서 예지적인 창이 열린다. 즉 이 가능성은 의식이 선택하는 가능성을 말한다. 의식이 선택할 때 주체가 객체를 보는 것으로 이루어진 실재(實在)의 사건이 촉발된다. 이것이 바로 양자물리학자가 '붕괴(崩壞)' 사건이라고 부르는 것이다.

'붕괴'라는 단어에 혼돈되지 말아야 한다. 붕괴란 단지 가능성이 실재로 변하는 것을 말한다. 기본적인 입자의 상호작용에 의한 상향 인과는 우리에게 가능성을 준다. 붕괴를 일으키고 가능성에서 실재로 선택하기 위해서는, 비물질적인 의식이 필요하다. 혼돈을 피하기 위해 필요하다면, 나는 '붕괴'라는 말 대신에 '양자붕괴'라는 단어를 쓰려고 한다. 이 붕괴는 우리가 찾는 의식의 인과적 힘이고, 하향적 인과이다(고스와미, 1989, 1993).

당신이 의식의 개념에 대해 급진적인 변환을 하지 않으면, 이 또한 이원론처럼 들릴 것이다. 의식은 기본적인 입자로 구성될 수 없고, 뇌의 산물일 수도 없다. 또 두 개의 분리된 객체일수도 없다. 당신이 반드시 이해해야 할 의식에 관한 제3의 사고가 있다. 의식은 존재의 근거이다. 물질의 가능성은 선택하기 위한 의식 자체의 가능성이다. 의식 밖에 있는, 의식으로부터 분리된 것이 아니라는 것을 이해해야 한다.

아직 혼돈되는가? 게슈탈트 그림2에서, 같은 선으로 그려졌지만 나이 든 여인과 젊은 여인의 두 그림이 있는 형태 그림을 보라. 이 예술가는 그림을 '나의 아내와 장모님'이라고 불렀다. 처음에 나이 든 여인 또는 젊은 여인 중 한 사람이 보이다가, 보는 시각을 바꾸면 다른 여인이 보인다. 무슨 일이 일어난 거지? 당신은 그림에 손도 대지 않았다. 단지 당신이 보는 시각, 인식하는 시각을 바꿨을 뿐이다. 붕괴 또는 하향 인과는 이런 것이다.

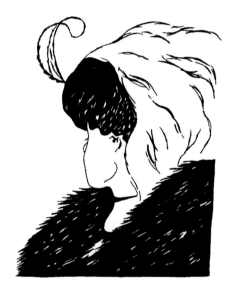

그림 2. '나의 아내와 장모님'(힐(W. E. Hill)의 그림을 인용)

그렇게 물질주의자들이 부수 현상이라고 생각하는 것이 인과적 효력이 있는 진정한 실재이다. 따라서 양자물리학의 세계관을 통해서 건강과 치유를 생각하는 것은 치유자와 환자에게 하향 인과의 힘과 질병을 넘어 건강을 선택하는 힘을 주는 것과 같다. 이제 남은 것은 이 선택을 실행하는 미묘함을 배우는 것이다. 그리고 당신이 실행할 때(6장 참조), 왜 자가치유를 전통적으로 높은 곳에서 오는 힘, 영혼 또는 신에 의한 치유라고 부르는지를 알게 될 것이다. 왜냐하면 이것은 당신을 일상의 분리된 자기만의 존재 공간에서 벗어나게 해서, 전체적이고 비국소적인 수준의 존재에게로 데려다주기 때문이다.

그래서 물질적 치유는 상향 인과의 치유이고, 영적인 치유는 하향 인과에 의한 치유이다. 어떻게 심신치유 또는 활력 에너지 치유를 우리의 통합적 패러다임에 포함시킬 것인가?

우리가 물질적 객체를 경험하는 것은 감각을 통해서이다. 그렇다면 감각이 우리에게 할 수 있는 유일한 경험의 형태인가?

심리학자 칼 융(Carl Jung)은 상기 질문에 대해 가장 명료하게 부호화했다(그림 3). 융이 성격 유형을 연구할 때, 그는 우리 각각은 감각, 생각, 느낌, 직관 등 경험하는 네 가지 방법 중 하나를 주로 사용한다는 것을 발견했다.

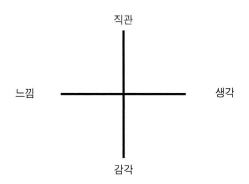

그림 3. 칼 융의 유형학. 우리가 현실을 경험하는 네 가지 방법.

의식이 가능성의 물질적 파동을 붕괴할 때, 우리는 분명히 우리의 물리적 신체 경험으로서 감각을 경험한다. 그러면 우리의 생각이라는 경험은 어떻게 일어나나? 생각은 우리의 정신체인 마음의 가능성 파동이 붕괴된 것이 틀림없다. 비슷하게 활력체의 움직임인 미묘한 에너지 또는 활력 에너지의 가능성 파동이 붕괴하면 느낌의 경험을 준다. 그리고 직관은 아직까지 다른 범주에 속한 의식의 가능성의 경험 방법이다. 초정신 영역이라고 하자.

그러나 물질주의자들은 반대할 수 있다. 우리는 생각은 흔히 뇌에 저장된 기억에 관련된다는 것을 안다. 그러면 생각이 뇌의 현상이 아니라는 것을 어떻게 알 수 있나?

같은 맥락에서 붕괴되어 느낌의 경험을 가져다주는 가능성이 물리적 신체 자체에 속해 있지 않다는 것을 어떻게 알 수 있나? 느낌은 신경계와 뇌에 연관되어 있는 것 아닌가? 정말로 활력체를 가정해야만 하는가?

마음의 재발견

1950년대 말과 1960년대 초반 컴퓨터 과학이 개발 중일 때, 과학계를 사로잡은 가장 초기의 발상 중 하나가 생각할 수 있는 컴퓨터, 즉 인공지능을 만드는 것이었다. 1970년대와 1980년대 컴퓨터 과학자들은 많은 사람들을 속일 만큼 사람과 거의 비슷하게 생각하는 프로그램을 만들 수 있게 되었다. 1980년대에는 캐나다에서 전화를 걸어 캘리포니아 뉴에이지 심리치료사(California New Age Therapist)를 흉내 내는 컴퓨터 프로그램과 이야기할 수 있게 되었다. 뉴에이지 심리치료사의 전문 용어로 프로그램이 만들어져 있었기 때문에, 관련 상담사와 얘기하고 있는 게 아니라는 것을 알 수 없었다.

그래서 컴퓨터가 생각할 수 있는가? 만일 컴퓨터가 우리 생각하는 사람과 대화를 할 수 있다면, 어떻게 컴퓨터 기계가 생각하는 능력이 없다고 할 수 있겠는가? 그렇다면 뇌는 컴퓨터인데, 왜 우리가 생각이 뇌 자체에서 기원한다는 것을 의심해야 되는가? 그러면 비물질적 마음은 필요 없을 것이다.

얼마 있다가 1980년대 생각하는 컴퓨터에 반론을 편 캘리포니아 버클리 대학의 철학자 존 썰(John Searle)[33]은 이렇게 주장했다(썰 1987). 즉 그는 컴퓨터는 기호처리 장치이고 의미처리(意味處理)는 할 수 없다, 생각은 의미처리 과정이므로 컴퓨터는 생각을 할 수 없다, 생각에는 별개의 정신체가 필요하다, 우리는 이것을 가지고 있고, 그래서 사람은 생각할 수 있다고 말했다. 썰은 나중에 『마음의 재발견』이라는 적절한 제목으로 획기적인 책을 저술했다(1994).

컴퓨터 과학자들은 썰의 발상을 진지하게 받아들이지 않았다. 그러나 수학자이면서 물리학자인 로저 펜로즈(Roger Penrose)[34]는 무언가를 연상시키는 제목의 『황제의 새로운 마음』이라는 책을 저술했다(1989). 펜로즈는 썰이 추측한 것처럼, 컴퓨터는 의미 처리를 할 수 없다는 것을 강력한 수학의 도움을 받아 증명했다. 황제의 새 옷은 가짜였듯이, 컴퓨터의 마음이라고 알려진 것도 사실이 아니다.

그래서 정신적 가능성은 명백히 비물질적인 것이다. 그것들은 의미의 가능성이다. 의식이 의미의 가능성을 뇌의 가능성으로 붕괴시킬 때, 붕괴되어 생긴 뇌의 실재는 경험된 사고의 붕괴된 정신적 의미를 나타낸다.

만일 물질적 움직임이 가능성이라면, 정신적 움직임도 가능성, 즉 의미의 가능성이라는 것이 이해된다. 우리가 의미의 가능성으로부터 선택을 하면, 우리는 구체적 사고를 하게 된다. 매 경험마다, 의식은 물리적 객체에 대한 물리적 인식을 가질 뿐 아니라, 의미에 대한 정신적 인식을 하게 된다.

---

33) 미국 캘리포니아 대학의 철학자. 언어, 마음, 사회 철학에 기여를 많이 했으며 인공지능에 대해 '중국어 방(chinese room)' 개념의 논쟁으로 유명하다.
34) 옥스퍼드 대학의 수학 물리학 교수로, 특히 일반상대성이론과 우주학에 많은 공헌을 했고 관련 저서들이 있다.

의식은 마음이 아니라 모든 존재, 즉 모든 물질과 마음의 바탕이다. 물질과 마음은 둘 다 의식의 가능성이다. 의식이 실제의 경험 사건의 붕괴에서 이 두 가능성을 변환할 때, 어떤 가능성은 물리적인 것으로, 또 어떤 것은 정신적인 것으로 붕괴된다.

이런 식으로, 의식은 마음과 신체 사이의 상호작용의 중개자로 간주되고, 여기에 이원론은 존재하지 않는다(고스와미 2000). 자, 이제 물리적 신체와 그 치유에 관련해 의식(하향 인과의 원인자)과 마음(의미가 여기에서 나오는)에게 적절한 역할을 줄 수 있는 심신치유를 위한 공간이 마련되었다.

우리는 또한 새로운 종류의 심신평행론(心身平行論)을 말하고 있다. 철학자 고트프리드 라이프니츠(Gottfried Leibniz, 1646 - 1716)[35]는 데카르트 식의 마음 - 물질 상호작용론의 이원론적 함정을 피할 수 있다고 생각하는 대안을 제시했다. 그는 마음과 물질은 절대 상호작용하지 않으며, 병행적으로 작용한다고 말했다. 그러나 다른 철학자들은 '그러면 무엇이 병행론을 유지하는가?'라는 문제 때문에 라이프니츠의 개념을 그다지 지지하지 않았다. 라이프니츠의 철학 또한 이원론의 기미가 있다.

자, 결국 몇 세기 후 양자적 사고로 데카르트와 라이프니츠의 난제를 모두를 해결하려고 한다. 무엇이 마음과 물질의 상호작용을 중개하는가? 의식이 한다. 무엇이 마음과 뇌의 병렬적 기능을 유지하는가? 역시 의식이 한다.

그래서 양자적 관점에서 보면 왜 마음과 의미가 의학에서 중요한지 어렵지 않게 알 수 있다. 일상생활에서 우리는 분리된 현실, 완전한 의식으로부터 분리된 현실에서 살고 있다. 이것은 우리에게 개인적인 특성을 부여하는 훈련(조건화)이다. 물체와 그 의미 사이에 일대일 대응은 없다. 그렇다고 생각하는 것은 우리의 훈련(조건화)에 의한 것이다. 그리고 우리가 속아서 독립적으로 따로 분리

---

35) 독일의 수학자이자 철학자. 미적분학을 창시하여 수학의 해석학 발전에, 철학에서는 정신과 물질에 대해 데카르트나 스피노자와는 다른 측면에서 철학을 전개하여 '단자론(Monadologia)'을 펼쳤다.

된 물체의 존재를 믿는 것도 놀라울 것이 없다. 이 분리주의자의 관점에서 보면, 우리는 우리의 분리감을 증가시키거나(우리의 경험에 제한된 의미를 줄 때) 감소시킬 수 있는(우리가 창의적으로 그 의미를 확장시킬 때) 행동에 같이 참여하는 것이다. 전자는 고통을 의미하는데, 물론 우리는 그것을 즉시 알아차리지 못한다. 질병은 - 2×4인치 나무로 맞는 것처럼 고통이 있으나 - 우리의 현재의 길을 바꾸고, 우리 여정의 방향을 치유가 이루어지는 곳인 전체성으로 바로잡을 것을 상기시켜 준다.

물리적 신체가 하지 못하는 무엇을 활력체가 할 수 있나?

활력체의 재발견은 현대과학이 정신체를 재발견한 1980년대에 같이 일어났다. 여기에는 생물학자 루퍼트 셸드레이크의 업적(1981)을 통한 결정적인 단계가 있었다.

생물학자들은 비물질적 활력체를 '생명력'의 기원으로 상정하는 '활력론' 철학을 근절해 버렸다. 1950년대 분자생물학의 발견이 생명에 대해 알아야 할 모든 것을 이해하는 것에 너무 많은 가능성을 보여주었기 때문이다. 아! 하지만 그 열정은 오래가지 못했다. 분자생물학이 어떻게 단세포 배아가 분화된 생물학적 기관으로 이루어진 신체가 되는지에 대해 형태형성학적 설명을 할 수 없었기 때문이다.

배아는 세포분열에 의해 확장되고, 모두 같은 DNA와 같은 유전자를 가지고 정확하게 복제된다. 그러나 성체에서 세포들은 그들의 기능에 따라 분화한다. 예를 들면 간(肝)세포는 뇌(腦)세포와 다른 기능을 한다. 세포가 만드는 단백질들이 세포의 기능을 결정하고, 유전자가 단백질들을 만들 수 있는 기능을 가지고 있다. 간세포에서 뇌세포와는 완전히 다른 단백질들을 만들기 위해서는 유전자가 활성화되어야 한다. 그래서 반드시 세포들을 운용할 프로그램이 있어야 한다. 그러나 그 프로그램의 근원은 DNA의 일부가 아니다.

1950년대 후반에 이미 콘래드 워딩턴(Conrad Waddington, 1957)[36] 같은 생물학자는 세포핵 밖에서, 아마도 세포질에 있는, 형태형성을 가이드하는 후생적 형태형성장의 개념을 가정하고 있었다. 그러나 아무도 형태형성의 후생적 가이드를 발견하지 못했다.

셸드레이크(1981)는 그때까지 설명이 안 되었던 형태형성 현상을, 공간과 시간 밖에 있는 비물질적 비국소적 형태형성장으로 설명할 것을 제안했다. 이는 활력체의 역할을 물질적인 것과는 구분되는, 형태형성장이 있는 곳으로서 명확하게 해준다. 활력체는 형태형성의 형상과 프로그램의 청사진을 제공한다. 청사진은 그 자체로 생명의 기능, 유지, 번식 등을 위해 고안된 것이다.

철학자 루돌프 슈타이너(Rudolf Steiner)는 1910년대 초반에 형태형성을 활력체(그는 에테르체라고 불렀다)의 기능으로 보았고, 이 개념을 인지의학(認知醫學, 레비톤[37] 2000) 형성의 일환으로 사용했다. 셸드레이크의 연구는 슈타이너의 예견을 확인시켜 주었다. 하지만 아직 혹자는, '셸드레이크의 활력 청사진 이론을 주류 생물학계에서는 전혀 받아들이지 않고 있지 않은가? 대부분의 생물학자들은 형태형성에 대한 물질주의자들의 설명이 거의 완성되어 간다고 느끼지 않는가?'라는 질문들을 한다.

그러면 또 다른 새로운 것은 무엇인가? 정당하지 않은 물질주의자들의 주장이 새로운 체계의 창시자들에게 계속 방해가 된다. 개념적인 일관성이 있고 역

---

36) 영국의 동물학자. 조류 발생에서 원조 전방부의 형성체 기능을 실험적으로 제시했고, 초파리의 돌연변이를 이용해 형태형성의 분석, 환경요인에 의한 집단의 유전 구성에 대한 변화 등을 연구했다.

37) 영국의 저널리스트. 대체의학, 자가 치료와 함께 자연의 에너지를 통한 치유를 주장하고, 지구의 에너지, 풍수지리, 환상적 지리학 등을 연구했다.

설 같은 것은 없는, 새로운 개념 체계의 명확성에 주의를 기울여보자. 역설이 전혀 없을 뿐만 아니라, 오히려 구체계적 사고의 역설을 해결해 주고 있다.

셸드레이크의 연구에 대한 질문은 '다른 생물학자들이 받아들이느냐'가 아니라, '그것이 유용한가?'여야 한다. 나는 굉장히 유용하다고 생각했다. 생물학적 진화에서 창의성을 설명하는 데에 나는 이 이론을 이미 사용하고 있다(고스와미 1997, 2000). 나는 지금 이 이론을 다름 아닌 활력체 의학과 물리적 신체, 정신체 의학의 통합에 이용하고 있다. 형태형성장의 개념 또한 잘 알려진 경험적 개념인 차크라(11장 참조)를 이해하는 데 도움을 준다. 물론 궁극적으로는 실험적인 데이터가 문제이다. 셸드레크 이론에 관한 모든 것을 실험적으로 점검하는 데는 다소 시간이 걸릴 것이다.

잠깐, 셸드레이크의 개념에서 핵심 내용인 의식 내에서의 과학, 새로운 패러다임의 방대한 영역을 살펴보자. 그것은 구체계적 사고의 관점에서 비정상적인, 모든 데이터를 현실적으로 설명해 준다(고스와미 1993, 1999, 2000, 2001; 블러드(Blood) 2001).

의식이 물리적 신체와 활력체의 가능성 파동을 동시에 붕괴시킬 때, 물리적 신체는 물리적 세계의 형태형성장과 관련된 활력 기능을 수행하기 위해 활력 청사진의 표현을 만든다. 그래서 바로 장기는 다양한 형태형성장의 활력체 청사진의 표현인 것이다.

활력 에너지를 가장 쉽게 느낄 수 있는 신체 부위가 있다는 것은 잘 알려진 사실이다. 이들을 차크라 점이라고 부르는데, 많은 저자들(모토야마(Motoyama) 1981)이 신체의 중요한 장기 근처에 차크라 점이 있다는 것을 발견했다. 자, 이제 왜 그런지 보자. 이 점들은 신체 위에 활력으로 만들어진 표현들이다. 일단 표현(臟器, 장기)이 형성되면, 장기 기능의 양자 붕괴는 항상 연관된 활력 청사진의 양자 붕괴와 관련 있게 된다. 활력 청사진을 활성화시키는 것은 활력 에너지의 움직임과 같은 것이다. 이 움직임을 바로 우리가 느낌으로 경험하는 것이다. 그래서 활력 에너지의 재발견은 우리에게 차크라라는 다른 중요한 현상을 이해하게 해준다. 차크라는 종합의학에서 중요한 역할을 한다(11장 참조).

새로운 활력 - 신체 병행론은 서양의학과 동양의학의 통합에 긍정적인 전망을 보여준다. 그렇다, 신체의 화학은 컴퓨터의 하드웨어만큼이나 중요하다. 그러므로 주류의학이 잘못된 것은 아니다. 그러나 의식이 이를 붕괴시켜 신체 표현과 그들의 기능으로 만드는 연관된 활력체 움직임도 중요하다.

일반적으로, 건강은 신체 기능의 항상성뿐만 아니라 활력체의 지도화(地圖化)된 청사진의 기능활력체 움직임의 항상성도 필요로 한다. 동양의학은 활력체 움직임의 균형과 조화의 결핍에 더 집중한다.

활력체 움직임의 불균형은 무엇을 의미하는가? 전통 중국의학에서는 활력 에너지 기(chi)의 음과 양, 말하자면 기의 입자와 파동 측면의 불균형을 의미한다. 이것은 모호하기는 하지만, 분명히 큰 힌트를 준다.

우리는 자아 또는 고전적 모드와 양자 자신(量子自身) 또는 양자 모드, 이 두 가지 다른 자기 주체성 모드를 작동한다(고스와미 1993). 고전적 모드에서는, 우리는 국소적이고 결정적이다. 이를 정체성의 입자 모드라고 부를 수 있다. 양자 모드에서는, 우리는 비국소적이고 자유롭다. 이를 파동(波動) 모드로 인식할 수 있다. 그래서 활력체 움직임의 균형을 맞추는 것은, 활력체 움직임을 작동하는 데 있어 자기 정체성의 고전적 모드와 양자 모드의말하자면, 정해진 모드와 창의적 모드의균형이라고 할 수 있다.

다시 말하면, 기(chi)의 훈련(조건화)된 측면(음)과 창의적 측면(양)의 움직임의 균형은 건강을 적절하게 유지하는 데 필요하다. 역동적 항상성에는 활력체의 훈련(조건화)된 패턴 밖에서 창의적 시도가 허용되는 것이 필요하다.

동양 전통의학에서 질환(특히 만성질환)은 활력체 움직임의 불균형에 의한다고 생각한다. 이 도식에서는, 사람은 활력 움직임과 관련 있는 어떤 형태의 불균형을 가지고 태어날 수 있다. 이러한 그들 사고의 기저에는 환생(還生)이 사람의 활력과 정신적 본질의 (업이라고 불리는) 일부를 가지고 다른 시기와 장소에 다른 신체로 다시 태어나는 - 있다. 백문이 불여일견이다. 환생은 과학적으로 가능한 것인가? 다르게 말하면, 사망 후에도 우리의 정신체와 활력체가 살아남는다고 말하는 것은 과학적인가? 사망 후에도 살 수 있다는 과학적인 타당성과 환생은 우리의 활력체와 정신체의 존재를 정당화하는 것이기 때문에 과학적인 쟁점이 된다.

환생은 동양적인 개념으로 여겨져 왔고, 보다 과학적인 관점을 가진 서구에서는 진지하게 받아들여지지 않았다. 그러나 여러 영역에서 만들어진 광범위한 새로운 자료 덕분에 이제 더 이상 그렇지만은 않다. 첫째, 버지니아 대학의 정신과 의사 이안 스티븐슨(Ian Stevenson, 1987)[38]은 그가 경험적으로 확인한 동서양 어린이들의 환생의 기억에 대한 광범위한 자료를 출판했다. 둘째, 치료자가 환자의 무의식적인 환생의 기억을 의식으로 나타나게 해 치료 효과를 보는 새로운 심리치료가 많은 성공을 거두고 있다. 셋째, 환생은 어린이의 영재성, 천재성 그리고 사람들의 삶의 의미를 탐구하는 현상에 가장 명료한 설명을 제공한다.

또한 사후 생존 현상을 독립적으로 확인한 근사체험(近死體驗, near death experience, NDE)[39]에 대해서도 충분한 자료가 있다(예를 들면 세이봄(Sabom)[40] 1982). 임상적으로 뇌사 상태인 사람(뇌전도상 평파인 사람)이 다시 살아났을 때, 유체이탈의 경험, 터널을 지나 오래전에 잃은 친척을 만나거나, 빛나는 존재를 보는 경험, 인생회고의 경험 등을 보고한다.

사후 생존이나 환생은 과학적으로 가능한가? 경험적인 자료로는 그렇다. 더구나 존속된 개개인의 활력체와 정신체가 어떻게 각 개인의 특징(업보(業報))을 한 생애로부터 다른 생으로 연결시키는지에 대한 괄목할 만한 진전이 있었다(고스와미 2001).

---

38) 미국 정신과 의사, 교수. 영혼 불멸설을 과학적으로 입증했다. 인지과학 연구를 하여 『전생을 기억하는 아이들』이란 저서를 출판했다.

39) 일시적인 심정지 등으로 거의 사망 상태에 이르렀다가 생존한 사람들의 일부가 느꼈다고 하는 개인적인 경험으로서, 신체로부터의 이탈, 평정감, 완전 소멸의 경험, 공중부양감, 시각 현상의 잔존 등이 있다.

40) 미국의 심장병 전문의, 교수. 의학적 사망에 이르렀다가 소생한 환자들의 임상실험에서 근사체험의 존재와 현상을 확인했다.

만일 활력체의 움직임이 처음부터 불균형하다거나(활력체의 업보로 인해), 음이 너무 많거나 또는 양이 너무 많으면, 물질적 신체에서 기능 이상이 생긴다. 질환의 근본 원인이 해결되지 않아 그 이상의 활력체 불균형이 이번 생애에서 생기면, 연관된 활력체와 물질적 상태, 그리고 그들의 기능 사이에 동기화(同期化)가 더 결여된다.

당신이 두통 같은 신체적 질환에 걸리면, 서구 의사들은 그 증상인 통증을 완화시키기 위해 진통제를 줄 것이다. 반면 동양의 침술사들은 통증의 원인이 되는 활력체의 음양 기능 사이의 불균형을 교정하는 방법을 찾을 것이다. 그래서 침술사들은 활력체의 잘못된 움직임을 조정하기 위해 침을 놓을 신체 부위를 경험적으로 찾아낸다. 침술사의 침은 활력의 불균형을 교정하는 기전에 작용하도록 고안되었다.

만일 당신이 피로하거나 생기를 잃으면, 서구 의사들은 빈혈, 저혈당 같은 원인을 찾아서 정확한 진단이 내려지면 그 증상을 치료한다. 그러나 당신이 아유르베다의 시술자를 찾으면, 그들은 프라나의 불균형을 교정하기 위해 약초로 만든 약으로 치료할 것이다. 아유르베다 시술자들은 실증적 연구와 경험을 통해서, 당신의 질환을 치유하기 위해 프라나 균형을 회복시켜 주는 데에 가장 효과가 좋은 약초가 무엇인지 알고 있다.

요약하면, 동양의학은 형성의 청사진이 되는 활력체라는 사과의 반쪽에 집중하는데, 서구의학은 나머지 반, 즉 물질적 신체인 형태 자체에 집중한다. 이런 식으로 우리는 두 계통의 의학을 가지고 있다. 이 둘 다 실제로 효과가 있으나, 단독으로는 치유에 대한 열쇠를 가지고 있는 전체적인 건강의 완전한 사과가 될 수 없다. 그래서 우리는 꼭 이 둘을 통합해야 한다. 이것은 의식 내에서의 과학의 임무이고, 이러한 견지에서 종합의학은 진정한 전체론적인 의학이 된다.

4장

질병의 수준,
치유의 수준

생각하는 자들이여, 들으라, 영혼 안에 있지 않은 것을 아는 대로 나에게 말해다오.

항아리에 물을 가득 부어, 물 위에 내려놓아라.

자, 이제 안에도 물이고 밖에도 물이다.

우리는 거기에 이름을 붙이면 안 된다.

어리석은 사람들이 다시 신체와 영혼에 대해 말하기 시작하지 않도록.

- 신비주의 시인 카비르(Kabir), 블라이(Bly 1977)

이 시에서 카비르(Kabir)[41]는 무엇을 말하려 한 것일까? 신체와 영혼 둘 다 의식이라는 것이다. 안쪽 물과 바깥쪽 물의 차이는 유리 항아리로 만들어진 경계선이다. 신체와 영혼의 차이는 우리가 그들을 경험하는 방식이 달라서 생기는 것이다. 우리는 신체의 물질적 세계를 우리의 외부 세계로 경험할 뿐만 아니라, 인식이라는 내적 세계 역시 경험하는데, 이를 영혼이라고 한다.

더 자세히 살펴보면(앞 장에서 살펴봤듯이), 우리가 말하는 영혼(또는 미묘체 또는 정

---

41) 15세기 인도의 신비주의 시인. 그의 저서는 힌두교의 박티 운동에 큰 영향을 미쳤다. 힌두교와 무슬림이 베다와 코란에 의해 잘못 인도되고 있다고 모두 비난했다. 진정 하나 신은 인간과 같이 있으며, 옳은 일을 하고 만트라와 함께 명상을 해야 신을 알 수 있다고 했다.

신)은 3개의 신체, 즉 활력 에너지체, 마음(정신체), 초정신체(supramental, 초정신 지능이라고도 한다)를 구성하고, 물리적 신체와 무한 전체(unlimited whole, 존재의 근거, 또한 지복체(至福體, bliss body)라고도 함)를 합쳐 의식의 다섯 가지 세계에 대응하는 다섯 가지 신체를 갖는다.

미묘한 정도에 따라 각각 다른 것을 넘어서는 실재의 다섯 가지 구획에 대한 『우파니샤드』[42]의 이야기(Nikhilananda 1964)를 보면 흥미로울 것이다. 현자의 아들이 아버지의 뜻으로 자연의 실재에 대해 명상(冥想)을 하고 있었다. 그는 명상을 통해 음식 없이는 실재가 존재할 수 없고, 우리는 죽는다는 것을 깨달았다. 그래서 그는 아버지에게 음식(물질적)이 실재라는 깨달음을 전했다(이것이 바로 현대 물질주의적 과학자들이 발견한 것이다). 아버지는 "그래, 맞다, 그러나 더 공부해봐라"라고 말했다(아아, 현대의 물질주의자들에게는 이렇게 지도해 줄 사람이 없다).

아들은 돌아가서 더 깊은 명상을 계속했다. 그는 물질적 신체를 넘어서는 활력 청사진을 발견했다. 그는 이 청사진의 움직이는 느낌과 살아 있는 느낌인 활력 에너지를 경험했다. 그래서 그는 아버지에게 "실재는 활력, 즉 활력 에너지입니다"라고 말했다. 아버지는 "그래, 그러나 더 깊이 명상해봐라"라고 말했다(오늘날의 물질주의자들은 물론 그 개념이 이원론적이라는 이유로 활력 에너지의 실재를 부인한다).

아들은 수년간 더 명상을 했고, 활력체의 느낌과 물질적 우주에 의미를 줄 수 있는 마음이 없이는 실재가 무의미하다는 것을 깨달았다. 그래서 그는 아버지에게 "실재는 마음입니다"라고 말했다. 그러자 현자는 "그래, 그러나 더 깊이 공부해봐라"라고 말했다.(오늘날의 물질주의자들은 '마음이 곧 뇌'라고 말한다. '그렇지 않으면 무엇이란 말인가? 그리고 만일 마음이 분리되어 있다면, 무엇이 마음과 뇌를 중개(仲介)하는가?'라고 묻는다).

아들은 더 열심히 명상을 하고, 그의 정신세계의 더 깊은 곳에 들어갔다. 거

---

42) 힌두교의 중심 철학을 담은 책으로, 불교와 자이나교에도 공유하는 개념이다. 베다의 마지막 장에 있기 때문에 베단타(Vedanta)라고도 하며, 궁극적 실재(ultimate reality)인 브라만(Brahman)과 영혼, 자신(Atman)에 대한 내용으로 되어 있다.

기서 그는 현실을 만드는 모든 변화를 지배하는, 정신과 활력과 물질적 운동의 법칙의 실체, 즉 초정신체를 발견한다. 그리고 "현실은 모든 다른 세계를 지배하는 초정신적 지적 능력이다"라고 선언한다. 아버지는 "그래, 맞다. 그러나 좀 더 깊이 들어가 봐라"라고 말한다(물질주의자들은 종종 물질적 객체의 운동에 왜 수학 법칙이 적용되는가를 의아하게 생각한다. 그 법칙들은 어디에서 왔나? 어떤 사람들은 물체의 임의적 운동에서 물리학의 수학적 법칙이 유래한다고 생각한다. 그러나 만약 그들이 플라톤[43]의 원론적인 철학에 주의를 기울인다면, 초정신을 발견할 수 있을 것이다).

결국 아들은 명상을 통해서 우리가 행복이라고 경험할 수 있는 무한한 의식의 총체를 발견한다. 그리고 그는 스스로 "현실은 지복이다"라고 말한다. 그러나 이번에는 아버지를 찾아가지 않는다. 그는 모든 것을 알고 이해하게 되었다(오늘날의 물질주의 과학자들은 머리를 흔들며, 이 아들의 경우 명상을 하다 보니 현실을 지복이라고 생각하는 환각 증세에 시달린다고 말할 것이다. 모든 것은 물질의 움직임이고, 물질은 질서와 무질서에서 존재하는 것인데, 어떻게 궁극적인 실재가 오직 질서이고 지복일 수 있는가라고 반문한다).

의식의 다섯 가지 세계를 지지하는 증거와 논거들이 축적되고 있다(일부는 3장에서 설명되었다). 루퍼트 셸드레이크(1981)는 단일 세포로 된 배아에서 생물학적 형태가 되는 것을 이해하는 데에 비국소적이고 비물질적 형태형성장이 얼마나 중요한지를 보여주고 있다. 형태형성과 세포 분화에 대한 지시(모든 세포들은 같은 유전자들을 가지고 있는데도 발가락세포는 뇌세포와 전혀 다른 분화를 한다)는 유전자(주로 단백질 형성에 관여한다)를 비롯한 물리적 신체에서는 발견할 수 없다. 활력체가 형태형성장의 저장소가 아닐까?

중국의 침술과 한약, 인도의 아유르베다와 동종요법은 활력 에너지(기 또는 프라나)를 이용하며 물리적 신체를 치유(한다)하는 데에 효과가 있다. '이들이 활력체 형태형성장의 운동 양상에 대해 알려준다고 할 수 있을까?'라는 질문에 대

---

43) 고대 그리스의 대표 철학자로, 객관적 관념론의 창시자이다. 소크라테스의 제자이자 아리스토텔레스의 스승으로, 30여 편에 달하는 대화록을 남겼다. 그 안에 담긴 이데아론(형이상학), 국가론 등은 고대 서양 철학의 정점으로 평가받는다.

한 대답은 긍정적이다(3장에서 이 활력 에너지는 우리가 직접 느낄 수 있고 '느낌'으로 표현할 수
있다고 언급했다).

무엇이 마음을 입증할 수 있는가? 컴퓨터의 의미처리 능력에 대한 컴퓨터 학
자의 마음에는(말장난 쳐서 미안하지만) 수많은 변화가 있었다(3장을 보라). 먼저 1980
년 후반에는, 인공지능 비평가인 철학자 존 썰이 컴퓨터의 의미처리 능력에 대
해 비판을 시작했다. 그의 논거는 기본적으로 컴퓨터는 상징처리(象徵處理) 기계
라는 것이다. 만일 우리가 의미를 처리하는 상징을 가지고 있다면, 그 의미의
상징에 대한 의미를 처리하는 상징이 더 필요하게 되고, 또 그 의미의 상징에 대
한 의미의 의미를 처리하는 상징이 계속 추가로 필요하고, 무한 반복된다. 그러
므로 컴퓨터가 지속적으로 의미처리를 하기 위해서는 무한한 상징이 필요하게
된다.

그러면 우리는 어떻게 의미처리를 수행하는가? 우리는 우리의 마음을 이용
한다. 수학자인 로저 펜로즈(Roger Penrose)는 존 썰의 개념에 괴델(Goedel)[44]의 불
완전성 원리(不完全性原理)를 적용하여 엄격한 증명을 했다. 지금은 인공지능 연구
자들도(바네르지(Banerji) 1994) 펜로즈의 뒤를 따르고 있다. 결국 의미를 처리하는
구분된 비물질적 세계로서 마음의 개념이 필요하다는 결론이 타당하다. 수학
과 물리학 법칙의 관계의 기원에 대한 혼동을 제외하고, 분리된 초정신적 지적
능력체의 증거는 무엇인가? 창의성을 조사할 때(고스와미 1999), 낮은 수준에서의
창의성은 새로운 의미를 발견하는 것이고, 훈련(조건화)된 오래된 것에서부터 독
창적인 새로운 것으로의 정신적 의미의 변환이라는 것을 알게 된다. 이를 상황
적 창의성이라고 한다.

그러나 가장 높은 수준에서는, 창의성은 사고 자체의 맥락에서 비연속적인
도약으로 이루어진다. 이것을 근본적 창의성이라고 하는데, 발견으로 이루어진

---

44) 오스트리아 출신의 미국 수학자, 철학자. 1929년에 「제1단 술어논리의 완전성 정리」를 발표
하고 1931년에는 「불완전성 정리」를 발표했다. 특히 「불완전성 정리」는 「수학은 자신의 무모
순성을 증명할 수 없다」는 것을 증명해, 진리도 수학적으로 증명하지 못할 수도 있음을 보여
주었다.

다고 할 수 있다. 왜냐하면 여기서 우리는 다른 세계의 근본적인 운동 법칙을 발견하게 되는데, 이는 우리가 잊어버린 오직 직관을 통해서만 접근할 수 있는 초정신 지적 능력이라고 하는 의식의 부분에 이미 존재하는 것이기 때문이다. 이에 비해 상황적 창의성은, 적어도 원칙적으로는, 추론으로도 접근할 수 있는 고안이다. 고안은 근본적 창의성의 발견에 의존하지만, 그 역은 성립되지 않는다. 그래서 근본적 창의성의 존재는 우리에게 초정신적 지적 세계의 존재를 알려준다. 하지만 초정신 세계는 정신적 의미에 관련된 저장소일 뿐 아니라, 생체 기능 및 물리법칙과 관련된 저장소라는 것을 주의하라.

명상 외에도 지복이 존재하는 새로운 증거가 있는가? 있다. 사람들은 환각제나 홀로트로픽 호흡[45](그로프(Grof)[46] 1992), 심지어 근사체험(무디(Moody)[47] 1976)을 통해 사마디(samadhi)[48]의 지복감을 발견했다. 이러한 경험은 존재 - 인식 - 지복이라는 고대의(인도의) 의식에 대한 서술을 입증하는 것이다. 이 세 가지 중에서 존재가 가장 직접적으로 명백하다. 대부분은 인식을 부정하지 않으나(우리 모두를 좀비라고 생각하는 철학자 다니엘 데넷(Daniel Dennet)[49]을 제외하고), 높은 수준에서의 지복은 일상생활에서 다소 벗어나 있다. 그러나 더 이상은 그렇지 않다.

요약하면, 의식은 다섯 가지 신체 또는 부분으로 되어 있다.

---

45) 스태니슬리 그로프(Stanislay Grof)에 의한 심리치료 요법으로, 과호흡(hyperventilation), 즉 빠르고 깊은 호흡의 지속(그 결과 과산소 상태가 일어난다)이나 마음의 심층의 소재를 유발하는 음악, 심신적 문제에 대처하는 보디워크 등으로 된 홀로트로픽 세라피(holotropic therapy).

46) 체코 출신의 미국 정신과 의사, 초개인 심리학의 개척자. 인간의 정신적인 통찰과 성장, 탐구와 치유를 목적으로 한 의식의 비일상적 상태에 대해 연구했다. 홀로트로픽 호흡 기법을 개발했다.

47) 미국의 철학자, 심리학자, 의사. 사후의 생과 근사체험(near – death experience)에 대해 연구했다. 저서로 『생후의 생(Life after Life)』이 있다.

48) 산스크리트어로 힌두교, 불교, 자이나교, 시크교, 요가학교에서 명상 시에 마음이 산란되지 않고 고요하게 머물러 있는 의식의 상태를 말하며, 이를 통해 해탈에 이를 수 있다. 우리말로는 삼매경이라고 한다.

49) 미국의 철학자, 작가, 인지과학자. 마음의 철학, 과학의 철학, 생물학의 철학을 연구했다. 특히 생물의 진화와 인지과학을 주제로 한 저서가 많다.

- 물리적 신체, 하드웨어이며, 조금 더 미묘한 미묘체에 의해 구현(具現)된다.
- 활력체, 생물학적 기능의 청사진을 가지고 있으며, 이는 물질적 신체에서 각각 다른 장기로 표현된다.
- 정신체, 활력체 및 물리적 신체에 의미를 부여하고, 뇌가 그들을 표현한다.
- 초정신 지적 능력, 정신적 의미, 활력 기능, 연관된 느낌과 물리적 운동 법칙의 맥락을 제공한다.
- 지복체, 존재의 무한한 바탕이다. 무한한 가능성을 가진 존재의 바탕 하에서, 다른 네 신체 는 점진적으로 한계를 넓혀 간다.

이원론에 대한 답

그러나 이원론은 어떤가? 앞에서 이미 다루었지만, 중요하기 때문에 다시 설명하기로 한다. 이원론은 기본적으로 공통점이 없는 실체들 사이에 있는 소통 장애이다. 마음적이라는 것은 물질적인 것들과는 대조적인 것이다. 마음은 비국소적으로 행동하고, 시공간에서 확장하지 않으며, 계량화될 수 없다. 물질은 국소적으로 행동하고, 시공간에서 확장되며, 계량화될 수 있다. 문제의 핵심은, 이 두 실체는 서로 소통할 수 있는 방법이 전혀 없는 것으로 인식되고 있다는 것이다. 그러나 우리의 경험은 계속적으로 그들이 소통할 수 있고, 한다는 것을 보여준다. 우리는 물체를 보고 동시에 의식 속에서 그 정신적 의미를 깨달을 수 있다. 어떻게 이것이 가능한 것인가?

어떤 일이 존재하기 위해서는 그 존재가 가능한 것이어야 한다. 그 가능성이 존재하지 않으면 실제로 존재하는 것이 불가능하다. 이것이 필수적인 조건이다. 이것이 기본적인 논리이다. 이 세상은 가능성 측면에서 보자면, 마음적인 곳에 속한다. 시공간에서 확장되지도 않고, 정량화되지도 않는다. 그리고 모든 존재의 바탕이 된다. 그렇다면 가능성의 이러한 영역은 앞에서 말한 의식의 지복체에 해당된다.

양자 붕괴가 일어나면, 그 결과는 우리의 실제 경험상에서 '실체'가 서로 관련 없어 보이는 (물리적, 활력적, 정신적, 초정신적) 뚜렷한 구분으로 나타난다. 물리적인 것은 인식의 밖에 있는 것으로 느껴지고, 다른 나머지는 인식 내부에 있는 것처럼 느낀다. 인식 내부에서는 의미의 정신적 부분을 가장 쉽게 경험한다. 그러나 우리는 우리의 활력 에너지뿐 아니라 다른 사람의 활력 에너지도 느낄 수 있다. 그리고 발견이라는 창의적 도약을 했을 때, 또는 추론에 의한 개념적 사고에 의해서도, 초정신적 지적 능력을 발견할 수 있다(의미의 훈련(조건화)된 맥락의 개념은 무엇인가?).

양자 붕괴 전에는 모든 신체가 의식 내(자신의 지복체 내)의 가능성으로 있기 때문에 이원론은 더 이상 문제가 되지 않는다. 양자 붕괴가 일어날 때 모든 네 가지 수준에서 문제가 되고, 각 구분되는 부문 또는 신체의 가능성에서 문제가 된다. 파란색이 노란색을 만들거나 붉은색이 초록에서 나온다고 하면 틀린 말이듯, 마음이 신체를 만들거나 마음이 신체에서 나온다고 하면 적절한 은유가 아니다. 그들은 모두 의식 내에서 가능성 붕괴라는 한 가지 원인에서 나온 상호연관되는 결과이다.

이것은 새로운 형태의 심신평행론(psychophysical parallelism)[50]이다(그림 4). 과거의 평행론은 물질적 세계와 비물질적 세계의 평행적 기능의 상정 하에 상호작용하는 이원론은 기피되었고, 네 가지 모든 신체를 평행 유지하는 것이 무엇인지 대답할 수 없었다. 이제는 의식이 유지한다고 대답할 수 있다. 마찬가지로, 만일 당신이 데카르트 식의 상호작용하는 사고를 주장한다면, 우리는 미묘체와 물리적 신체 사이의 중개자를 발견한 것이다. 그 중개자는 의식이다.

---

50) 마음과 몸의 경험은 동시에 일어나지만, 이 둘 사이에는 어떤 인과적 상호작용도 없다는 철학의 개념. 즉 마음과 몸은 독립적인 현상이지만, 둘을 분리할 수는 없다. 상호작용하는 이원론, 일방 작용하는 일원론(예로 물질주의는 마음이 물질(뇌)의 부수 현상이라고 생각)에 이어 마음 – 몸에 관한 제3의 이론이 된다.

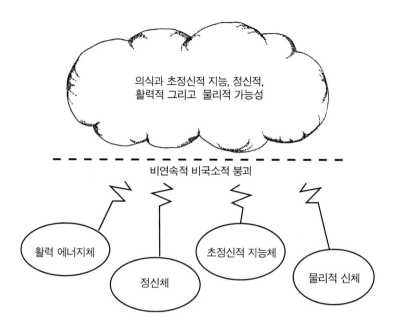

그림 4. 심신평행론. 의식에는 가능성의 네 가지 부분이 들어 있다. 양자 붕괴가 일어나면, 가능성은 물리적 신체, 활력체, 정신, 초정신적 지적 능력으로 나타난다.

질병과 질환

최근에 의학자들은 질병과 질환을 구분하는 것이 유용하다는 것을 깨닫고 있다. 질병은 전문가들이 공감할 수 있는, 의료기기나 적절한 테스트로 진단할 수 있는 객관적인 장기의 기능장애를 말한다. 반대로 질환은 기능장애에 대한 주관적인 느낌을 말한다. 물질주의적 패러다임으로 질병은 설명할 수 있지만, 내면의 감각이나 질환의 원인은 설명할 수 없다.

양자역학은 왜 우리의 의식 속에서 한 부분은(물리적 신체) 외적인 경험으로 인식되고, 다른 부분은(미묘체) 내적인 것으로 인식되는지 설명해준다. 이러한 설명의 기본이 그 유명한 양자 불확정성 원리(不確定性原理)[51]이다.

불확정성 원리에 의하면, 물질적 객체의 운동 실험으로 확고히 정립된 것으로, 우리는 양자적 객체의 위치와 운동량(질량, 시간, 속도)을 동시에 정확히 결정할 수 없다는 것이다. 불확정성 원리의 타당성은 다음을 보면 된다. 초현미경적 세계에서는 거시적 세계와는 달리, 우리가 관찰할 때 빛과 유사한 아주 작은 신호가 있게 되는데, 이것이 조절 불가능한 미세한 장애를 주어서 불확정성이 생긴다. 다르게 말하면, 우리의 관찰이 양자적 물체에 영향을 준다는 것이다.

하지만 물질적 세계, 즉 확장된 신체의 세계에서는-데카르트의 언어로는 연장실체(res extensa)-미소체(微小體)들이 모여 거대체(巨大體)가 되고, 점점 더 무거운 덩어리가 된다. 큰 질량에서는 물체가 확장되면서 가능성의 파가 아주 느려져, 불확정성의 원리를 보기 힘들게 된다. 그래서 당신의 친구가 어떤 위치에 있는 의자를 볼 때 당신도 같은 의자를 보면, 당신 친구의 관찰이 무시해도 될 만큼 그 물체의 위치에 거의 영향을 주지 않기 때문에, 당신도 결국 같은 장소에 놓인 같은 의자를 보게 된다. 그래서 당신들 둘의 데이터를 비교해 보고, 둘 다 같은 물체를 보았기 때문에 그 물체는 당신들의 관찰과는 독립적인 별개의 것이고, 당연히 당신들의 인식 밖에 있다고 결론 내리게 된다. 즉 그렇게 일치된 데이터에 의해 물체의 거시세계는 우리의 밖에 있다고 결론 내리게 된다(그러나 레이저 실험을 하면, 의자와 같은 물체는 두 관찰 사이에서 감지할 수 없는 정도인 10^{-16} 센티미터로 움직인다).

자, 미묘체를 생각해 보자. 여기에는 확장된 신체도 없고, 미시와 거시의 구분도 없다. 우리는 불가분적으로 확장된 세계를 가지고 있고, 파동을 각각의 사건으로 경험하게 되는 무한한 대양을 가지고 있다. 그러나 이제는 양자의 불확정성 원리가 모든 파동으로 확장되기 때문에, 한 사람의 관찰이 언제나 그 미묘

---

51) 하이젠베르크에 의해 공식화된 원리로, 미시적 세계에서는 그 위치와 운동량을 동시에 정확히 결정할 수 없다는 양자역학의 근간을 이루는 원리이다. 입자를 특징짓는 위치의 확정성과 파동을 특징짓는 파장의 확정성은 서로 제약을 받으면서, 입자와 파동이 서로 공존한다는 것이다.

체의 객체에 영향을 주고, 다른 사람은 동일한 객체를 경험할 수 없게 된다. 공감대가 만들어지지 않기 때문에, 이러한 경우에는 객체가 우리의 외부에 있다는 실수는 하지 않는다. 우리는 그것을 개인적인 것으로 경험하고, 그러므로 그들이 내적인 것이라고 쉽게 결론 내린다.

그래서 질병은 물리적 신체에 속하는 것이기 때문에, 외적인 것이다. 질환은 내적인 것이고, 동시에 경험하게 되는 서로 연관된 미묘체의 기능 이상을 말한다. 만일 질병과 질환이 일대일 대응이라면 별 문제가 없다. 질병을 치료하면 자동적으로 질환도 치료되고, 역도 마찬가지일 것이다. 그러나 경험적으로 일대일 대응이 이루어지지 않는다. 질병은 있는데(초기 종양) 아픈 느낌이 없거나, 아픈 느낌은 있는데(소위 정신신체 통증) 원인이 되는 신체 질병은 없을 수 있다. 그래서 통합의료가 필요한 것이다.

표현 - 구성

의식이 동시에 붕괴될 때 뇌, 마음 또는 활력체, 그리고 물리적 신체에는 어떤 일이 생기는가? 우선 뇌가 정신적 의미의 지도(地圖) 또는 묘사를 만든다(그림 5a). 활력 - 물리적 신체의 경우, 물리적 신체는 활력의 형태형성장(을 묘사하는데)의 표현을 만드는데, 이들은 특정한 활력 기능에 대응되며, 활력 청사진에 연관되어 각각의 활력 기능을 수행하는 물리적 신체의 여러 장기들을 표현한다(그림 5b).

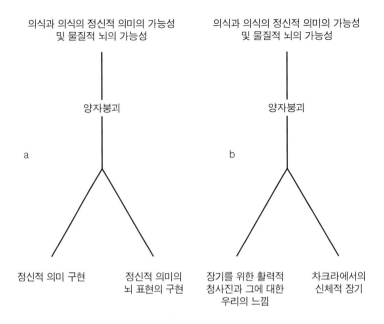

그림 5. (a) 마음과 뇌가 동시에 연관되어 붕괴되면, 뇌는 경험된 정신적 의미를 표현하게 된다. (b) 장기의 활력 청사진과 물리적 신체가 붕괴되면, 물리적 신체는 차크라에서 장기를 표현하게 된다.

다시 말하면, 물리적 신체는 컴퓨터의 하드웨어처럼, 형태형성 과정으로 불리는 과정에서 활력 형태형성장의 소프트웨어의 표현을 만드는 기능을 한다. 비슷하게 뇌는 하드웨어로서 작용하고, 정신적 의미라는 소프트웨어를 만든다.

무엇이 물리적 신체를 하드웨어로서 작용하게 만드는가? 물질에 대한 인식을 우리 경험 내에서 외부적인 것으로 만드는 거시적인 불변성의 동일한 특징이다. 칠판에 당신의 생각을 표현할 때, 만일 분필로 쓴 것이 양자 불확정성 때문에 없어질 수 있다면, 불편하지 않겠는가? 그래서 물질적 세계의 불변성은 미묘한 것에 대한 표현을 구성하는 데에 편리하다.

질병과 치유의 수준

더 진전하기 위해 수학적 개념이 우리를 도와줄 수 있다. 지금 우리는 범주의 개념 또는 논리적 형태에 대해 말하고 있다. 하나의 세트는 그 세트를 구성하고 있는 개별적인 구성원보다 고차원적인 논리적 형태이다. 예를 들면 개개의 소수와 모든 소수들을 생각해 보자. 후자는 세트가 되고, 각 소수들은 이 세트의 구성원이다. 이러한 방식의 사고는 수학으로 제한되어 있다. 왜냐하면 세트보다 높은 수준의 논리적 형태를 정의할 수 없기 때문이다. 모든 세트를 통합한 세트에 대해 이야기하는 것은 역설 - 러셀의 역설 - 이다. 여기서는 수학적으로 더 상세히 나아갈 필요는 없으나, 의학 체계의 통일을 위한 답을 찾기 위해 논리적 형태의 수학으로 비유할 수 있다.

나는 이미 양자물리학이 우리에게 예지력의 창문을 제공한다고 언급했다. 당신이 이 창문을 들여다보려면, 당신의 물질적 세계관을 뒤엎어야 한다. 당신은 현실의 물질성이 위장한 것을 통해 보고 있다. 당신은 당신이 경험한 현실의 모든 구성 요소들 - 물리적 감각, 활력적 느낌, 정신적 사고, 초정신적 직관, 그리고 영적 전체성 - 을 의식의 경험 자체에 의한 다른 수준에서 보아야 한다(고스와미 2000). 이 다른 수준들은 그림 6과 같은 모양으로 내포되어 있다.

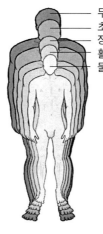

무한한 지복체
초정신 지능체
정신체
활력체
물리적 신체

그림 6. 의식의 다섯 가지 신체.

물리적 신체가 가장 조대(粗大)한 수준이고, 활력체가 그 상위 범주에 있고, 정신체가 그보다 상위에, 그 다음에 초정신체가 있다(치유자들이 보통 불러내지는 않으며, 이를 영성과 같은 범주에 둔다). 당신이 플라톤적인 사고에 친숙하다면, 초정신체를 플라톤의 원형(原形)과 같은 영역으로 생각하면 된다. 융의 관점에서는 직관에 의해 받아들이는 영역이다. 그리고 마지막 영성이 있는데, 이는 전체이고, 존재의 근거가 되며, 주체 - 객체의 분리법 인식으로는 경험할 수 없는 영역이다.

이 의식의 다섯 가지 신체는 매우 오래된 그림이다. 이것은 인도의 베다나 문헌(이와 관련된 이야기가 앞 장에서 언급되었다)의 일부에서 발견되었고, 카발라의 부분인 유대 전통에서도 발견된다. 당신이 전체의 우주를, 세계의 그림을 이 방식으로 보면, 베일이 걷힌다. 당신은 다른 건강 시술자들이 적용하는 서로 다른 체계가 질병과 치유의 다른 수준을 이야기하는 방식이라는 걸 곧 알게 될 것이다. 그리고 당신이 궁극적으로 전체적인 건강 체계를 만들 수 있는 모형 통합 방법을 보기 시작하는데, 그것이 종합의학에 관한 것이다.

질병의 물질적 수준은 이야기하기 쉽다. 신체에서 물리적, 화학적으로 이상이 생긴 것이다. 원인은 내적인 것일 수도, 외적인 것일 수도 있다. 외적인 원인의 예는 물질주의 체계에 있는 세균, 바이러스, 상처 등이다. 물리적 질병의 내적인 원인은 보다 미묘한데, 분명한 것으로는 유전적 결함이 있다. 유전자의 결함 또는 유전자 조합의 결함으로 인해 특정한 장기의 기능에 필요한 단백질을 만들지 못해서 질병에 걸린다.

그러나 질병에 대한 이러한 분석이 항상 가능한 것은 아니다. 암의 경우를 보자. 세균설과 유전자 결함이 원인으로 고려되어 왔지만, 성공적이지는 않다. 그래서 '암의 원인은?'이라는 질문에는 활력과 정신 수준에서의 학설이 열려 있다.

활력 수준에서의 질병의 원인은 무엇인가? 물질 수준에서는 일상의 물리 화학에 관계된 표현으로서의 물리적 신체를 가지고 있는데, 활력적 수준에서는 형태형성장에서의 신체 계획을 가지고 있다. 개인의 물리적 신체는 그 구조 때문에 특유하다. 하지만 개인의 활력체는 다른 이유, 즉 조건 때문에 특유하다.

특정한 활력 청사진이 다른 것보다 많이 사용되는데, 그러한 성향들이 모여 기능적 성격의 패턴이 된다. 이러한 개인의 활력체는 (1) 그 속에 어떤 불균형이 있을 수 있고(내적 원인), (2) (a) 물질적 (b) 활력적 (c) 정신적 환경 등의 상호 작용에서 불균형을 얻을 수 있다(외적 원인).

그러한 환경에는 음식, 자연, 동물, 다른 사람들이 있을 수 있다. 활력체와 물질적, 정신적 환경과의 상호 작용은 간접적이라는 것을 유의하라. 물질적 환경은 물리적 신체의 장기에 영향을 주지만, 물리적 신체의 장기는 활력체의 청사진과 상호 관련이 있고, 그 효과는 퍼져 나간다. 물론 의식이 궁극적으로 연결되어 있다.

비슷하게, 정신적 환경은 연관된 뇌에 영향을 준다. 뇌는 신경계와 새로이 발견된 정신신경 면역학적 연결을 통해 물리적 신체의 여러 장기와 연결되어 있다(14장 참고). 마지막으로 이 장기들은 적절한 차크라를 통해 활력체의 청사진과 연결되어 있다. 그리고 다시 의식과 연결된다.

이러한 활력체 청사진 사용의 불균형은(형태형성장의) 물리적 신체 장기의 불균형을 야기한다. 정신 수준에서는 부정적인 정신 의미가 세 수준 모두에서의 외적인 입력에 의한 것일 수 있다.

1. 물질 수준. 상처에 의해 정신적 고통, "왜 나한테 항상 이런 일이 일어나는가?"
2. 활력 감정 수준(호랑이를 볼 때 생기는 공포, 그리고 환상에 의한 공포).
3. 정신 수준(모욕적인 말).

부정적인 정신적 의미는 뇌의 표현을 통해, 그리고 결과적으로 신경계를 통한 신체 장기와의 연결과 정신신경 면역학적 분자를 통해 신체에 영향을 준다. 정신적 의미는 크라운 차크라(머리 위에 있는)에서 활력체의 청사진에 직접적으로 영향을 주고, 간접적으로는 신체의 다른 차크라에서 물리적 신체에 영향을 준다.

추가로, 개인의 마음에는 내적 불균형이 내재되어 있다. 마음의 내적, 외적 불균형 모두 물리적 신체뿐 아니라 활력체에도 불균형을 일으킨다.

원형의 초정신적 수준은 물리적 신체에 직접적으로 표현되지 않기 때문에, 원래 초정신체에는 어떤 질환도 없다. 그러나 초정신체와 지복체에의 지속적인 연결이 없으면 무지로 나타날 수 있고, 이것이 모든 고통의 뿌리가 될 수 있다. 동인도의 현자인 파탄잘리(Patanjali)[52](싸임니(Thaimni) 1961)는 무지는 자아를 낳고, 자아는 좋아하고 싫어하는 것으로 발전되고(내가 감정의 정신화(精神化)라고 말한 과정), 좋음과 싫음은 결국 물리적·신체적 질환과 죽음에 대한 공포를 낳는다고 했다.

그래서 물리적 신체의 질환은 다섯 가지 신체의 모든 수준에서 원인이 있을 수 있다. 엄격한 물질주의자들은 모든 질병이 물질적 수준에서의 원인에 의해 발생한다고 가정하는데, 그것이 주류의학의 가장 큰 잘못이다. 그러나 대체 치유 전문가들 역시 질병이 어느 한 수준의 기능 이상에서 기인한다고 생각한다면, 같은 잘못을 저지르는 것이다. 많은 경우 질병의 원인은 한 수준 이상에서 기인한다.

신체적 상처의 경우를 보자. 물질주의자들은 이것이 물질적 수준의 문제라고 생각한다. 그러나 외과의의 수술적 치료만으로는 상처가 치유되지 않는다. 이제는 병에 걸린 장기를 재생하는 데에 도움을 주는 활력의 청사진이 제대로 작용하지 않는다는 사실을 깨달아야 한다. 그리고 침술 의사와 상담해야 할 차례다.

치유를 위해서는 이와 같이 한 수준 이상에서 고려되어야 한다. 질환에 의해 물질적인 수준에서는 어떤 증상이 나타나고, 활력 수준에서는 어떤 질환의 느낌이 오고, 정신 수준에서는 어떤 잘못됨, 그리고 초정신 수준과 지복체 수준에서는 분리된 감각들이 나타나는 것이다. 완전한 치유는 전체적인 치유이다.

---

52) 기원전 3세기~기원후 4세기 인도의 철학자로 『요가수트라(Yoga Sutra)』의 편찬자이고, 힌두교의 정통 육파철학 중 하나인 요가학파의 창시자이다.

만일 각각 다른 수준에의 접근법을 찾을 수 있다면, 우리는 항상 모든 수준에서 접근할 수 있도록 노력해야 한다.

이제 어떻게 적용이 가능한지 보여주겠다. 가장 낮은 수준으로는 주류의학과 물질주의적 치료(증상에 관한)가 있다. 약, 수술, 방사선 치료. 만일 질병이 전적으로 물리적인 것이라면(거의 그런 경우는 없지만), 물리적인 치료로 끝난다.

그 다음으로, 활력 수준에서는 명확한 물리적 · 신체적 증상과 마찬가지로, 질병에는 활력적 구성요소가 있다. 이때 동양의 아유르베다나 전통 중국의술을 시술하는 사람들처럼, 또는 동종요법에서도 그런 경향이 있는 것처럼, 이 질병의 활력적 요소만 치료하면 이 또한 배타적 체계를 가지고 있는 것이다. 활력 수준의 치료가 보다 근본적이고 물질적 수준을 포함하긴 하지만, 시간이 많이 걸린다. 그래서 때로는 위급한 경우에는 물리적 치료를 보완적으로 활용하는 것이 분명히 필요하다. 요점은 두 가지 치료 모두에 초점을 두는 것이다. 그러면 모든 일이 바른 방향으로 진행된다.

다음 수준에서는 마음의 역할을 인지하는 것이다. 즉 마음 - 몸 질병과 마음 - 몸 치유이다. 이 수준에서는 마음이 질병을 일으킨다고 말할 수 있다. 그러나 마음만 치유하면, 정신 수준에서 마음만 치유되면, 그 치유가 물리적 신체로도 스며들 수 있다고 주장할 수 있는가? 그보다는 활력 수준과 물질 수준의 치유를 함께 하는 것이 좋을 것 같다.

실제 내가 이 책에서 쓰는 마음 - 몸 치유라는 명칭은 잘못 붙여진 것이다. 마음이 질병을 만들어도, 때로는 치유가 마음 수준에서는 되지 않을 때도 있다. 그때는 초정신 수준으로의 양자도약을 해야 한다. 물론 초정신 수준의 치유는, 물질 수준이나 활력 수준에서도 그랬듯이, 마음의 치유를 배제해서는 안 된다. 초정신 수준으로의 도약이 정신적 의미의 잘못을 바로잡고, 정신적 의미의 바로잡음이 형태형성의 프로그램 치유를 의미하는 활력적 느낌을 바로잡아, 이 활력적 치유가 물질 수준에서 장기의 생물학적 기능을 회복시킬 수 있다.

다음 수준인 영적 치유에서는, 치유란 전체성(치유와 전체는 어원이 같다)의 치유,

또는 영적 전통에서 깨우침이라고 부르는 것이 된다. 여기서 혼동이 일어날 수 있다. 만일 영적인 깨달음이 최상의 치유라면, 깨우친 사람들이 왜 암 같은 질병으로 사망하는가(앤드류 웨일은 농담조로 깨우침은 암에 대한 초대장이라고 말한다)? 왜 이 깨우친 사람들은 스스로 치유하지 못하는가?

근래의 두 위대한 깨우친 사람들인 라마크리슈나(Ramakrishna)[53]와 라마나 마하리쉬(Ramana Maharshi)[54]가 암으로 사망한 것은 사실이다. 그러나 전체성의 발견은 마음의 자아분리를 치유한다는 것을 인지하면, 이러한 혼동은 사라진다. 자아의 치유는 감정적인 선호에 의한 활력적 불균형을 제거해 주고, 감정적 선호가 없다는 것은 물질적 수준에서 죽음에 대한 두려움이 없다는 것을 의미한다. 그러므로 그 단계에서는 병에 의한 죽음에 대한 고통이나 두려움은 없다. 그때는 치유의 필요성도 없어진다. 다시 말해서, 깨우친 상태는 그 하위 수준의 관점에서는 이해하지 못할 수 있다.

종합의학은 과학인가?

주류의학의 시술자들은 아직 대체의학과 주류의학을 통합하는 종합의학을 받아들이는 데 주저할 수도 있다. 만일 의학이 현실의 비물질적 영역까지 포함시켜 (그들이 존재한다고 인정할 때) 일반화된다면, 그래도 과학으로 남을까? 과학이란 공통된 실험적 자료에 근거한다. 정의에 의하면, 우리는 우리의 물질적 기구로 비물질적인 것을 관찰할 수 없는데, 어떻게 공통 과학을 만들 수 있는가?

---

53) 인도의 종교가·사상가. 신의 존재를 깨닫는 것이 인간의 가장 중요한 목표이며, 신을 깨닫는 수단은 박티(bhakti, 信愛), 즉 사랑과 헌신이라고 강조했다. 힌두교, 이슬람교, 그리스도교 등 모든 종교에 똑같은 진실성이 있다는 것을 깨달아 사람들에게 가르쳤다.

54) 인도의 철학자, 요가 수행자. 개인의 영혼과 창조자를 동일시하는 일원론을 가졌다. '비차라(vicara)'라는 자아탐구의 기법을 개발하여 독창적인 요가 철학을 발전시켰다.

이러한 종류의 우려에 대한 답은 어렵지 않다. 우리 개개인의 비물질적 신체인 활력체와 정신체를 직접적으로 물질적 측정을 할 수 없는 것은 사실이다. 그러나 그들은 실험실 실험에 사용할 수 있는 연관된 물리적 효과를 가진다. 또 우리는 의식을 가진 존재로서 직접적으로 느끼고, 생각하고, 직관할 수 있다. 이러한 것들은 각각 활력체, 정신체, 초정신체와 직접적인 연결을 가진다. 만일 강한 객관주의 원칙 즉 과학은 주관과 독립적이어야 한다 - 이 약한 객관주의 원칙 - 즉 과학은 주관에 따라 변함이 없어야 한다로 대체되면, 의학은 주관적이면서도 과학적일 수 있다.

주류의학자들은 아직도 주저할 것이다. 소위 대체의학의 이례적인 자료들, 심신치유, 침술의 통증 치료, 아유르베다의 도사(dosha), 물질적 치료 없는 동종요법, 자연치유, 원거리에서의 기도치유 등이 사실이라고 가정해도, 그들의 비물질적인 설명은 잘못되었고 불필요하다고 생각할 것이다. 무엇 때문에 당신은 어느 미래에 이러한 자료들이 완전히 물질적으로 설명되지 않을 것이라고 생각하는가? 결국 우리는 동종요법은 위약 효과(신뢰를 높이기 위해 의사의 허락 하에 사용되는 설탕정제의 치유 효과), 그리고 침술은 우리의 신경계를 통해 작용한다는(후에 자세히 설명) 것을 거의 증명했다. 철학자 칼 포퍼(Karl Popper)[55]는 이러한 태도를 약속 물질주의라고 했다. 약속 물질주의는, 물질주의가 언젠가는 미래에 더 발생할 추가적인 물질주의적 개념의 도움으로, 역설적인 문제나 변칙(이례)을 해결할 수 있다는 허황된 약속으로 이루어진다.

수십 년 동안 약속 물질주의자들은 마음을 바로 뇌로 대체하고자 했다. 그러나 누구도 의미를 처리하는 컴퓨터를 만들지 못했다. 어느 생물학자도 형태형성 프로그램의 원천이 유전자 또는 세포질 내에 있다는 것을 증명하는 데 성

---

55) 오스트리아 출신의 영국 런던대학 교수. 20세기의 가장 위대한 과학철학자 중의 한 명으로, 과학적 방법에서의 고전적 귀납론적 관점을 이용한 경험적 반증을 선호했다. 검증에 의해서 어떤 주장의 진위를 판명할 수는 없지만, 하나의 확인되지 않은 증거가 그것을 반증할 수 있다고 주장했다.

공하지 못했다(르원틴(Lewontin)[56] 2000). 아무도 초정신으로의 양자도약을 가정하지 않고는 창의성을 설명하지 못했다(고스와미 1999). 누구도 의식의 인식에 대한 주체 - 객체 분리를 물질적으로 설명하지 못했다. 그래서 이러한 의식의 비물질적 신체는 지금대로 존재하고, 우리는 이를 주류 과학과 의학에서의 이례적인 것들을 해결하는 데에 이용할 수 있다.

물질주의자들의 역경은 다음 이야기를 떠오르게 한다. 한 여성이 의류상점에 가서 결혼식 드레스를 위해 50야드의 천을 사려고 한다. 점원이 놀라서 "부인, 그렇게 많은 천이 필요하지는 않아요"라고 했다. 그러자 그 여성은 "당신은 이해 못 해요, 내 약혼자는 약속 물질주의자예요. 그는 발견하는 것이 아니라, 수색하는 것을 좋아해요"라고 말했다.

요약하면, 종합의학의 작업 방식은 다음과 같다:

- 종합의학은 대부분의 질병은 물리적 신체, 활력체, 정신체, 초정신체, 영성체 등 의식의 다섯 가지 신체의 하나 이상에서 동시에 일어난다는 패러다임에 근거한다. 그러나 질병은 한 수준에서 일어나 다른 수준들로 퍼질 수 있다.
- 종합의학의 목적은 대중요법과 같이 한 수준(물질적)을 목표로 해서 질병을 치료하는 것이 아니라, 필연적으로 의식의 다섯 가지 신체 모두의 이동을 치유의 장으로 삼는다.
- 특히 마음과 활력 에너지를 모두 질병이 생기고 치유가 일어나는 장소로 받아들인다. 비록 시간이 걸리기는 하지만, 보다 높은 수준에서의 치유는 자동적으로 낮은 수준을 치료한다.
- 자연히 물리적 신체의학의 투박하고 침습적인 기술은, 적어도 일부분은, 보다 치밀한 기술로 대체된다.
- 질병과 질환은 명백히 서로 구분된다.

---

56) 미국의 진화생물학자, 유전학자. 인구 유전학과 진화 이론에 수학적 기반을 적용시키고, 유전자 변이와 진화에 겔 전기영동 같은 분자생물학을 적용하여 연구했다.

- 자가치유의 개념을 의식의 하향 인과 효능의 일부로 받아들인다. 다른 치유들도 비국소성의 예로 받아들인다(추후 설명).
- 그러므로 의사는 다시 한 번 환자의 치유 조력자가 된다(6장 참조).

위의 많은 개념들이 이미 자연요법에서와 같이 대체의학 학교에서 시술되고 있는 것들이다. 여기서 새로운 것은 양자적 사고이다. 즉 양자의 원리를 의식에 적용시켜 완벽하고 실행 가능한 치유 시스템을 개발하고자 하는 것이다. 칭찬할 만한 것은, 많은 건강 시술자들이 이미 의학에서의 양자적 사고의 중요성을 직관적으로 알고 있다는 것이다. 그들은 이미 양자 의사이다. 이것이 다음 장의 주제이다.

5장

일부 현대의학 시술자들의
새로운 사고 패러다임

패러다임은 형이상학적 전제와, 추가적으로 근저에 깔린 추정과, 주어진 인간의 노력 분야에서 과학자 단체가 일상적으로 탐구하는 것에 암시되어 있거나 명시된 논리적 체계를 포함한다. 따라서 주류의학은 물질주의적 형이상학, 고전물리학, 생화학, 분자생물학, 그리고 신다윈(Darwin)주의를 기본으로 하는 작업 패러다임을 가지고 있다고 할 수 있다.

왜 우리는 의학에서의 패러다임 전환이 필요한가? 패러다임과 패러다임 전환의 개념을 체계화한 철학자 토마스 쿤(Thomas Kuhn)[57]에 의해 잘 알려져 있듯이, 패러다임은 오직 해결될 수 없는 역설과 설명할 수 없는 이례적 자료가 나타나기 전까지만 해당 시술자들에게 유용하다. 왜 의학에서 패러다임 전환이 필요한가? 그것은 주류의학에서는 역설적인 임상적 시도들이 대체의학 시술에서는 효용성을 보여주기 때문이다(1장 참조). 더구나 지금 주류 패러다임에서는 이례적인 자료로 여겨지는 자연치유, 원격(遠隔) 기도치유, 위약치유 등에 대한 확정적인 자료들이 확보되어 있다. 명백히 주류의학과 대체의학 시술을 아우를 수 있는 통합 패러다임으로의 전환이 요구된다. 이미 앞의 두 장에서 통합 패러다임 종합의학에 대해 개요를 설명했다.

이 장에서는 역사를 더 탐구해, 이것이 어디에 속하는지에 대해 더 믿음을

---

57) 미국의 과학사학자 겸 철학자. '패러다임'이라는 새로운 개념을 창안해 냈다. 그에 따르면, 과학의 발전은 점진적으로 이루어지는 것이 아니라, 패러다임의 교체에 의해 혁명적으로 이루어지며, 이 변화를 '과학 혁명'이라고 불렀다.

주고, 주류의학이 다룰 수 없는, 그러나 새로운 패러다임은 할 수 있는(이것은 다음 장의 주제이다) 추가적인 역설과 이례적인 자료들을 보여주고자 한다.

고전물리학적 사고의 난제들

사실 대부분의 의학 시술자들은 새로운 양자 개념이 출현한 지 백년이 지났는데도 고전물리학적 사고에 따라 생각한다. 고전물리학은 우리에게 근거 없는 편견을 심어 준다. 가장 맹목적인 것은, 우리의 외부에 독립적이고 분리된 현실이 존재하며, 그것이 객관적이고 의식과 독립되어 있다는 편견이다. 의학에서 이러한 편견 때문에 의학 시술자들이, 많은 증거가 있고 때로는 상식적인 것인데도 불구하고, 치유자의 역할과 치유에서의 환자의 의식 등을 무시하게 된다. 크리스천 사이언스(Christian Science)를 설립한 메리 베이커 에디(Mary Baker Eddy)[58](1906)는 인생의 대부분을 만성질환을 앓으며 지냈고, 1806년에는 사고로 거의 죽기 직전의 상태까지 갔다. 그러나 어떻게 된 일인지 그녀는 이 상처에서 벗어나 치유되었을 뿐 아니라, 크리스천 사이언스의 기반이 된 통찰을 얻게 되었다. 즉 질병은 실제가 아니라, 의식이 만든 환상이라고 그녀는 말한다. 그리고 의식이 신념 체계를 허물고 재구성함으로써 치료를 할 수 있다고 덧붙였다.

전혀 도움이 되지 않는 또 다른 엄격한 물질주의가 있다. 즉 모든 것은 물질과 그 연관된 에너지와 힘의 장으로 이루어져 있다는 개념이다. 이 관점에서는 마음과 의식이 물질의 부수 현상에 지나지 않는다. 소립자가 모여서 원자가 되고, 원자는 분자가 되고, 분자는 세포가 되고, 세포는 뇌를 비롯한 신체가 되

---

58) 크리스천 사이언스 설립자로서, 심령만이 유일한 실재이고, 물질은 환상이며, 물질생활에 대한 잘못된 믿음에서 고통과 죽음이 온다고 생각했다. 성서의 계시를 받아 그 치유술을 발견했다고 주장했다.

고, 뇌는 의식과 마음을 만든다. 이 관점에서는 - 모든 원인은 소립자의 최하위 수준에서 상향하기 때문에 상향 인과 원리라고 불리는 - 의식은 인과 효과가 없는 장식적 존재로 격하된다. 다시 말해서, 이는 자가치유의 여지를 남겨놓지 않는다. 또 마음을 뇌와 동의어 정도로 보고, 의미의 자리를 남겨놓지 않는다.

하지만 이제 많은 의학 시술자들이 적어도 개인적으로는 치유에서 의미의 역할을 - 환자가 질병 안에서 파악하는 의미 - 받아들이고 있다(도시[Dossey] 1989). 그러면 의미는 어디서 오는가? 전형적인 컴퓨터와 같은 뇌는 의미 처리를 할 수 없다(3장 참조). 아니다. 의미 처리는 마음이 한다.

만일 물질이 사물의 기본이라면 기(chi)나 프라나 같은 신체 밖의 객체는 존재할 곳이 없다. 물질적 현실주의의 영향 아래서 동양의학의 시술자조차도 물질주의적 강조의 희생양이 되고 방어적이 되었다. 지금은 반대의 경향이지만, 한동안 그들은 그들의 개념을 물질적으로 설명할 방안을 찾고 있었다.

고전적 사고에서는 의식, 마음, 활력체 등을 물질의 부수 현상으로 생각하거나, 그들을 다른 세계의 실체로 보는 이원론 - 어떻게 분리된 이원적 객체가 상호작용할 수 있겠는가? - 에 빠지게 된다(스텝[Stapp] 1995). 그래서 의학계의 고전적 사고자들은 마음 - 몸 치유와 관련해 잘 입증된 자료와 중국, 인도에서 이미 잘 평가된 전통적인 성공 사례들과 동종요법들을 무시하려 한다. 왜냐하면 대체의학에서 뇌와 신체는 활력 에너지와 마음이 함께한 의식 작업의 인과 효능에 의한 것이라고 하는 것은 철학적 오류이기 때문이다.

의학 시술자들의 전형적 편견에 정면으로 대치되는 여러 자료들이 있다. 그러한 편견 중의 하나가 연속성이다. 주류의학 시술자들은 치유 과정은 원인에 의한 것이고, 이 원인들은 연속적 방식으로 작용한다고 믿는다. 이런 식으로는 이 원인들에 의해 생기는 치유 또한 연속적이고 점진적이어야만 한다. 그래서 연속성의 편견은 질병의 점진적인 치료로 해석된다. 그러나 진행된 암을 포함하여, 점진적으로가 아니라 갑자기 치료된 경우 등, 일반에 잘 알려진 자연 치료의 많은 예가 있다(초프라[Chopra] 1989; 슐리츠와 루이스[Schlitz and Lewis] 1997).

다른 하나의 편견은 국소성에 대한 믿음이다. 즉 모든 원인과 효과는 국소적으로 일어나야 하고, 유한한 시간이 걸려 공간을 통해 신호로 전파된다는 것이다. 이 역시 기도자(祈禱者)가 상당한 거리를 두고서도, 곧 환자에게 물리적 신호를 전달하지 않고도 치유하는 힘을 가진다는 유명한 기록으로 인해 사실이 아니게 되었다(버드(Byrd)) 1988; 도시(Dossey) 1989 참고).

의학에서의 양자적 사고

1982년 의사 래리 도시(Larry Dossey)는 『공간, 시간, 그리고 의학』이라는 제목의 책을 저술했다. 이 책을 읽은 기억이 난다. 당시 뉴에이지 서적의 열렬한 독자였던 내가 어떻게 이 책을 놓치겠는가. 이때는 지금은 유명한 양자의 비국소성, 연관 있는 양자 객체들 사이의 무신호 통신에 대한 실험 결과들이 아직 출판되지 않았을 때였다. 그러나 도시는 이미 치유에서의 비국소성을 이야기하고 있었다. 의학 시술자들에게 국소성을 가지고 전통적인 시각으로 시간과 공간을 고려하는 방법을 버리고, 양자적 비국소성과 원격 작용의 메시지에 귀를 기울이라고 강력히 권고했다.

6년 후 랜돌프 버드(Randolph C. Byrd, 1988)라는 의사가 이중맹검 원격 기도치유 실험을 했다. 샌프란시스코 병원에서 이루어진 이 실험은 환자군의 치유율을 연구했는데, 의사나 환자들은 알지 못하게 하고 환자군 중 일부에게만 기도자들이 원격 기도를 했다. 결과는 역사에 남을 만한 것이었다. 기도를 받은 사람들의 치유율이 향상되었다. 기도가 원격에서도 작용을 한 것이다. 비국소성이 의학에서 중요한 것이다! 양자역학이 의학에서 실제로 중요할 수 있는가? 원격 기도치유에서 나타난 비국소성이 양자적 비국소성의 한 예가 될 수 있는가(6

장 참조)?

1989년 양자물리학의 치유에의 응용 가능성에 대한 중요한 다른 책이 나왔다. 책의 이름은 『양자치유(Quantum Healing)』, 저자는 전 내분비학 학자이자 지금은 아유르베다 시술자로 유명한 디팩 초프라(Deepak Chopra)였다. 초프라는 환자 자신이 치유하는 자가치유 같은 심신치유를 설명할 수 있는 양자적 사고의 사례를 만들고 있는 중이었다.

주류의학 시술자들은 일반적으로 자가치유뿐만 아니라 마음 - 몸 치유에 대해 이해하지 못한다. 왜냐하면 그들의 전형적 사고로는, 자아와 마음은 바로 뇌이거나, 그 둘을 각각 하나의 실체로 생각하는 이원론에 의한 이원적 실체로 보기 때문이다. 초프라는, 마음은 양자의 기계적 실체를 통해서 신체와 상호작용하는데, 이 상호작용의 중재를 돕는 것이 의식이라고 제안했다. 초프라는 바로 의식에 의한 양자 방식의 하향 인과를 제안하고 있었던 것이다. 그는 자가치유에서의 비연속적인 '양자도약'을 보고 이러한 영감을 받았다.

실제로 수십 년 전에 이미 전형적 편견을 극복한 의사들이 상당수 있었다. 한 명 소개하자면 앤드류 웨일이 있다. 초프라보다도 전인 1983년, 앤드류 웨일은 이미 동료의사들에게 양자물리학을 치유의 과학에서 어떻게 의식을 다시 소개할 것인가에 대한 가르침으로서 살펴볼 것을 요청하고 있었다. 뿐만 아니라 그는 자연치유의 예가 '빛나는 통찰력'의 결과일 수도 있다고 제안했다.

웨일은 호지킨병(림프선계의 암)으로 진단받은 S.R.이라는 환자의 사례를 인용했다. S.R.은 4기까지 있는 호지킨병의 진행 단계 중 3기에 해당하는 환자였다. 당시 임신 중이었던 그녀는 아기를 잃는 것을 원치 않아, 방사선과 화학요법의 일반적인 치료를 거부하고 다른 의사를 찾았다. 해당 의사의 감독 하에 수술을 받았고 방사선 치료도 시행되었다. 그러나 상태는 점점 악화되고 있었다.

그때 그 의사는 암환자에게 LSD 요법[59]을 적용하는 것을 연구하고 있었다.

---

59) 1960년대 히피들의 교조였던 티머시 리어리의 합성 환각제 LSD에 대한 저서 『사이키델릭 경험』으로 히피들의 LSD 여행의 안내가 되었으며, 일부에서는 정신병이나 심리 치료에 이

그 의사의 지도하에 그녀는 환각 체험을 했다. 즉 의사는 그녀에게 자신의 깊은 내면으로 들어가서 자궁에 잉태된 생명과 소통할 것을 권유했다. S.R.은 의사가 그녀에게 새로운 생명을 단절시킬 자격이 있느냐고 물었을 때, 그녀는 소통할 수 있게 되었다. 그때 그녀는 자신이 사느냐 죽느냐를 선택할 수 있다는 통찰력을 갑자기 갖게 되었다. 이러한 영감이 있은 얼마 후 수많은 생활방식의 변화가 있었고, 그녀의 병은 치료되었다. 동시에 건강한 아기를 낳았다.

이것은 우리가 자신의 현실을 선택할 능력이 있다는 것을 알려주는 명백한 사건이다. 그러기 위해서 우리는 비일상적인 '밝은' 의식의 상태에 있어야 한다.

가능성 파동의 양자 붕괴는 근본적으로 비연속성(非連續性)이다. 비록 조건을 부여하는 것이 우리의 일반적인 기능에 있어서 이 비연속성 또는 선택의 자유를 모호하게 하지만(미첼(Mitchell)과 고스와미, 1992), 이것은 가능한 일이고, 우리가 창의적인 사건 - 웨일이 S.R.의 예에서 보여준 통찰력 - 이라고 부르는 것들에서 효험을 나타낸다. 그래서 양자적 관점에서는 자연적(그러므로 비연속적인) 치유의 사건을 치유에서 나타나는 창의성의 예로 볼 수 있다.

양자 붕괴는 또한 근본적으로 비국소적이다. 그래서 기도자의 치유 같은 치유의 비국소성은 양자적 사고로 간단히 설명된다.

다음 장에서는 지금까지 의학의 주된 관심인 삶, 건강, 치유와 사망의 과학에 양자물리학이 준 선물을 이해할 뿐 아니라, 더 깊게 양자물리학의 세계를 살펴보자.

용하기도 했다.

6장

양자물리학의 조금 더 깊은 세계와
의학에게 선사한 선물

이 장의 제목이 당신을 불안하게 만든다면 안심하기 바란다. 양자물리학의 상세한 내용보다는, 건강과 치유에 관한 새로운 패러다임 사고에 양자물리학이 주는 선물에 관한 것이다. 앞장에서 보았듯이, 이 선물들 중 세 가지는 무엇인지 명확히 알 수 있다. 하향 인과, 비국소성, 그리고 비연속성이었다. 양자의 가능성이 어떻게 우리의 경험에서 실제적 사건으로 나타나는가에 대해 고찰해 보면 또 하나의 선물을 알 수 있는데, 소위 얽힌 계층이라는 것이다. 이것은 나중까지도 신비스런 것으로 남아 있을 것이다.

역사적인 이야기부터 시작해 보자. 양자란 무엇인가? 양자란 단어의 어원은 라틴어의 양(quantity)에서 유래한다. 그러나 1900년 처음 이 단어를 물리학계에 소개한 막스 플랑크(Max Planck)는 약간 다른 의미를 마음에 두고 있었다. 막스 플랑크[60]에게는, 그리고 양자물리학에서는, 양자는 별개의 양을 의미한다. 예를 들면 빛의 양자는 광자라고 하는데, 에너지의 한 단위로 더 이상 나누어질 수 없는 에너지다.

그래도 그 개념이 명확하지 않다면, 우리의 일상에서 예를 들면 도움이 된다. 센트나 페니는 화폐의 별개 단위로서 반 페니, 반 센트는 존재하지 않는다.

---

60) 독일의 이론 물리학자, 노벨상 수상자. 빈의 열복사 에너지 분포식과 기체분자 운동론에서의 속도분포 법칙을 수정하여 프랑크의 복사 법칙을 발표하고, 프랑크 상수(h)를 도입하여 양자 가설을 확립.

하향 인과

양자체는 가능성의 파동이다. 우리가 보고 있지 않으면 이 파동은 연못에 돌을 던졌을 때의 물결처럼 퍼져 나간다. 그러나 양자 파동은 시공간에서가 아니라 가능성의 영역, 하이젠버그가 가능태(potenia, 可能態)[61]라고 명명한 영역 내에서 퍼져 나간다. 우리가 보고 측정하면 가능성의 파동은 붕괴되어, (가능성의 영역에서) 퍼져 나가던 것이 시공간적 사건의 실재로 되고 국소화되어, 가능태 내에서 많은 가능성의 면을 가지고 있던 것이 한 면만 택해져서 나타난다(그림 7).

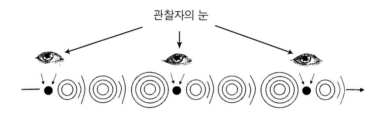

그림 7. 양자 객체의 성립에 따른 두 상태. 아무도 관찰하지 않으면 양자 객체는 가능성의 파동으로 퍼져 나간다. 이 운동은 연속적이고, 양자 수학으로 결정된다. 우리가 관찰하면 가능성의 파동은 비연속적으로 붕괴된다. 이 비연속적 운동은 인과관계에서 벗어나 있고, 수학이나 알고리즘으로 결정되지 않는다.

한 예를 보자. 전자 하나를 방에다 풀어놓아 보자. 전자의 가능성의 파동은 우리가 관찰하지 않으면 가능성의 장으로 퍼져 나간다. 즉 순식간에 이 전자는 방 어디에도 있을 수 있는 가능성을 가진다는 것이다. 각각의 가능성, 즉 전자가 있을 수 있는 각각의 위치는 확률 분포가 된다(그림 8). 우리가 관찰하면 파동은 붕괴되어, 전자는 가능한 장소 중에서 한 군데에 있게 되고, 전자 탐지기(예를 들면 가이거 카운터(Geiger counter))가 그 순간을 포착한다.

---

61) 아리스토텔레스 토마스 철학의 형이상학의 기본 개념. 아리스토텔레스는 사물의 변화 현상을 설명하는 기본 개념을. 모든 사물은 가능태와 현실태 두 원리로 구성되어 있다고 했다. 모든 사물은 변화를 받아들일 수 있는 가능한 상태에 있으면서, 동시에 변화를 받아들인 현실 상태에 있다.

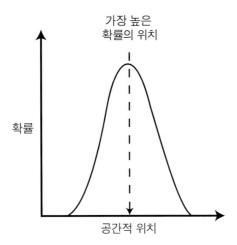

그림 8. 양자 확률 분포

가능성의 영역에서 전자는 우리로부터, 의식으로부터 분리되어 있지 않다. 이것은 의식 자체의 가능성이며, 물질의 가능성이다. 의식이 붕괴되면 가능성의 파동은 전자의 가능한 국면 중 하나가 선택되고, 그 국면이 현실이 된다. 동시에 전자의 가능성 파동 탐지기도 붕괴되어 그 순간을 포착하게 된다. 또 관찰자의 뇌의 가능성의 파동도 붕괴되어, 그 순간을 기록하게 된다. 전자의 파동, 탐지기의 파동, 뇌의 파동이 가능성 내로 어떻게 퍼져 가고, 이 파동들이 어떤 국면이 될 것인가는 상향 인과에 의해, 소립자 상호작용의 역학에 의해 결정된다. 이 부분은 적어도 원리적으로는 양자 수학에 의해 계산 가능하다. 가능성의 파동이 붕괴되는 사건은 의식의 선택, 즉 하향 인과에 의한다. 여기에는 적용 가능한 수학은 없고, 알고리즘도 없다. 이 하향 인과의 선택은 자유롭고 예측 불가능하다.

비연속성

다음으로 비연속성에 대해 생각해 보자. 네덜란드 물리학자 닐 보어(Niels Bohr)[62]는 비연속적 운동의 개념을 그림으로 명확하게 보여주었다. 행성이 태양 주위를 돌듯, 전자가 원자핵 주위를 궤도를 따라 돈다는 것은 누구나 안다. 그러나 전자 하나가 한 원자 궤도에서 다른 원자 궤도로 점프할 때, 이는 비연속적이고 전자는 그 사이 공간을 통과하지 않는다. 전자는 한 궤도에서 사라졌다가 다른 궤도에서 다시 나타난다. 닐 보어를 따라 우리는 이러한 비연속적 운동을 양자도약이라고 한다(그림 9).

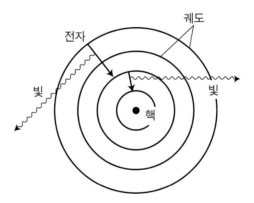

그림 9. 닐 보어가 생각한 양자도약. 보어에 의하면, 전자가 한 궤도에서 다른 궤도로 점프할 때 그들은 궤도 사이의 공간을 통과하지 않는다.

수학자 존 폰 노이만(John von Neumann, 1955)[63]은 양자물리학에서의 연속적 운

---

62) 덴마크의 물리학자. 고전론과 양자론이 결합한 원자 이론을 발표. 후에 양자역학으로 발전하는 계기를 마련했다. 또한 원자핵에 대한 연구를 하여 핵반응을 설명하는 액적 모형을 제출, 증발 이론으로서 핵반응론의 출발점이 되었다.

63) 헝가리 출신의 미국 프린스턴 대학 교수. 1945년에 발표한 논문 「전자계산기의 이론 설계서론」에서, 오늘날 사용되는 컴퓨터와 같이 주기억장치에 프로그램을 내장시켜 놓고 명령어를 하나씩 불러 실행시키는 노이만 형 기계의 개념을 제안했다. 또한 컴퓨터 내에서의 2진법을

동과 비연속적 운동의 역할을 더 명확히 했다. 양자적 객체는 가능성 국면 또는 가능성의 파동에 중첩(重疊)되어 있다고 묘사했다. 폰 노이만은 가능성의 파동은 시간 내에서 명확하게 두 가지 방법으로 전개된다고 했다. 관찰하는 사이나 측정하는 사이의 기간에는 그 움직임이 연속적이다. 즉 가능성의 영역에서, 연속적으로, 인과적으로 추적도 가능한 파동처럼 퍼져 나간다. 그러나 양자측정의 과정에서 우리가 관찰할 때는, 가능성의 파동은 하나의 자연스럽고 인과관계 없는 단계에서, 퍼져 나가는 파동에서 국소적인 입자로, 다국면의 객체에서 한 국면의 객체로 비연속적으로 붕괴된다.

비국소성

양자의 비국소성은 1935년 앨버트 아인슈타인과 동료 보리스 포돌스키(Boris Podolsky), 나단 로센(Nathan Rosen) 등이 양자물리학의 신빙성을 떨어뜨리기 위해 발표한 논문에서 소개되었다. 이들은 단순한 상호작용이 두 양자적 객체의 비국소적인 전체가 된다고 지적했다. 이러한 체계에서 한 부분에 대한 가능성 파동의 양자 붕괴는 즉각적으로 나머지 부분에서의 가능성 파동의 양자 붕괴를 일으켜야 한다. 이것은 즉각적인 먼 거리에서의 작용을 말한다. 그러나 상대성 이론에 의하면, 아무것도 즉각적으로 동시에 일어나서는 안 된다. 이 이론에 의하면, 한 지점에서 다른 곳으로 소통하는 모든 신호는 빛의 속도(300,000 km/초)를 초과할 수 없다. 그러나 그들은 양자물리학의 메시지는 전체적으로 일어난다는 것을 이해하지 못했다.

양자 붕괴는 시공간 밖에서 일어나기 때문에, 비국소적이고 상대성 이론에

제안함으로써 현재의 디지털 컴퓨터가 가능하게 했다.

어긋나지 않을 수도 있다. 양자 붕괴를 우산이 접히는 것처럼 생각해서는 안 된다.

한 체계의 상호 연관되는 두 부분에서 발생하는 가능성 파동은 가능성의 영역 내에 있으며 시공간 밖에서 서로 연결되어 있어, 실제 연관된 사건의 붕괴는 비연속적으로 시공간 내에서 일어나게 된다. 아인슈타인과 동료들을 어리둥절하게 만든 양자의 비국소적 연결은 시공간 밖에 있는데, 이 양자 연결은 신호 없는 소통으로 이어져 상대성 이론에 어긋나지 않는다.

하향 인과의 선물

그래서 이상의 모든 것들이 우리 자신에게, 특히 우리의 건강과 치유에 어떻게 연관되는가? 우선 하향 인과에 대해 생각해 보자.

양자물리학자들이나 양자 마니아들이 처음 하향 인과의 효능에 주목한 것은 1970년까지 거슬러 올라간다. 당시 많은 사람들이 이에 고조되어 있었다. 얼마 있다가 물리학자 프레드 알란 울프(Fred Alan Wolf)[64]가 "우리가 우리의 현실을 선택한다"라는 말을 했는데, 이것은 뉴에이지의 만트라[65]가 되었다. 많은 사람들이 캐딜락 같은 고급차를 나타나게 하기 위해 하향 인과를 수행하기 시작했다. 그러나 잘 이루어지지 않았고, 고급차이건 아니건 간에 그들 차의 주차 공간이라도 나타나게 하려 했으나 역시 잘되지 않았다.

분명히 1970년대의 열광자들이 놓친 미묘한 무엇인가가 하향 인과에는 있다.

---

64) 미국의 이론물리학자. 특히 양자물리학, 물리학과 의식의 관계를 전공한다. 현재 과학은 물질에서 마음으로 가고 있다고 했으며, 디스커버리 채널의 대중화에도 공이 크다.

65) 산스크리트어로서, 우리말로는 진언. 기도하거나 의식에 효력을 부여하기 위해 외우는 주문. 또는 타자에게 은혜·축복을 주고, 자신의 몸을 보호하고 정신을 통일하고, 또는 깨달음의 지혜를 획득하기 위해서 외우는 신비적인 위력을 가진 언사.

그 미묘함은 무엇인가?

당신이 이미 아는 하나의 미묘함이 있는데, 그것은 '세계와 연관되어 우리는 누구인가?' 하는 것이다. 우리가 세계에 하향 인과를 적용할 때, 세계는 우리와 분리되어 있어서 우리의 행동에 책임을 느낄 필요가 없는가? 아니면 세계가 우리이기 때문에 선택의 자유에 따르는 책임을 받아들여야 하는가? 하향 인과를 양자물리학에서의 가능한 힘으로 이해하기 위해서는 후자만이 수용 가능한 철학이다. 즉 의식이 모든 존재의 근거라는 것을 받아들여야 한다. "우리는 동부 해안 자유의 여신상을 서부 해안에 있는 책임의 여신상으로 보충해야 한다"라고 철학자 빅터 프랑클(Victor Frankl)[66]이 말했다. 이에 대해 '그래야지'라고 양자물리학은 말한다.

더 명확해졌다. 우리는 장난삼아 질병을 넘어 건강을 선택할 수는 없다. 적절한 생활양식의 변화를 택하는 것과 같이 책임감 있게 해야 한다. 그러나 일상에서 하듯이 단순히 그것을 원한다고, 선택했다고 해서 그렇게 할 수 있는 것인가? 만일 우리가 바라는 마음을 통해 선택한 차를 나타나게 하지 못한다면, 우리가 책임감 있게 후속 조치들을 취할 준비가 되어 있다고 해도, 우리가 건강을 바란다고 마음이 어떻게 우리의 건강을 보장해 주겠는가?

'진정한 우리는 무엇인가?'는 미묘한 질문인데, 우리 중의 신비주의자들은 단언한다. 그들은 우리가 그 길을 찾기 위해서는 산스크리트(Sanskrit)의 요가(통합 또는 융합의 의미를 가진다)라고 불리는 영적인 작업을 많이 해야 한다고 한다. 다행히도 양자물리학 - 더 정확히 말하면 양자측정에 대한 고찰 - 이 우리의 본질과 의식에 관해 명확한 답을 주고 있다. 당신이 인생에서 양자측정 이론의 가르침을 이해하고 통합하면, 당신은 이미 요가와 같은 것을 하고 있는 것이다. 나는 그것을 우리의 본질을 발견하는 과학적 경로인 양자 요가라고 부른다.

---

66) 오스트리아의 이론심리학자, 철학자, 정신과 의사. '역설적 의도(paradoxical intention)'라는 개념을 주장하고, 정신과 치료에 의미 요법을 창안했다.

요약하면, 양자측정의 고찰은 우리 의식의 본질에 대해 다음과 같이 알려준다.

- 의식은 모든 존재의 근거이다.
- 물질, 활력 에너지, 정신적 의미, 초정신 원형들은 모두 의식의 양자적 가능성이다.
- 우리는 자아라는 일상적인 의식의 상태에서 선택하지 않고, 의식의 비일상적인 상태에서 선택을 한다. 그 의식은 통합적이고, 비국소적 또는 우주적 의식이다. 그 상태에서 우리는 우리 스스로를 다른 모든 것과 함께 하나로 경험한다.
- 양자 붕괴의 사건에서 의식은 우리가 주체 - 객체 인식, 주체가 객체를 자신과 분리된 것으로 느끼는 경험으로 나뉜다.
- 과거의 경험은 훈련(조건 형성)이라는 과정을 통해서 우리의 우주적 본질을 뚜렷한 개성, 자아 등으로 가려 버린다.

첫 두 가지는 이미 알고 있고, 어쩌면 이미 당신의 존재 속에 포함되어 있을 수 있다. 당신은 즉시 세 번째 내용의 중요성을 알 수 있을 것이다. 우리는 일상의 자아에서 선택하지는 않는다. 그러므로 우리의 건강에 대해 기원하는 긍정적 생각이 꼭 우리에게 건강을 가져다주지는 않는다.

그러면 어떻게 우리는 하향 인과의 잠재력을 실현시킬 수 있는가? 다음 페이지에 나오는 양자측정 이론이 당신에게 강력한 힌트를 줄 것이다. 이야기를 조금 더 재미있게 하기 위해 나는 건강과 치유에 대한 자료와 관련된 설명을 할 것이다. 양자 요가를 할 준비가 되었는가?

의식의 비국소성

노벨 물리학상 수상자인 유진 위그너(Eugene Wigner)[67]에 의해 제안된, 양자 가능성으로부터 실재를 선택한 의식으로 이루어진 양자 붕괴의 개념에 반하는 역설을 생각해 보자. 붕괴는 두 관찰자가 두 개의 모순되는 선택을 했을 경우 생긴 혼란에 대한 불안으로 인해 한 관찰자가 행한 의식의 선택에서 기인한 것이다. 더 구체적으로 살펴보기 위해 다음 시나리오를 생각해 보자. 당신과 당신의 친구가 서로 수직 방향에서 신호등을 향한다고 가정하자. 교통신호는 양자 교통신호이고, 빨간색과 초록색의 가능성을 가지고 있다고 하자. 바쁜 당신들은 모두 초록색 불빛을 원할 것이다. 만일 둘 다 바라는 대로 초록색 불빛을 얻게 된다면, 혼란에 빠질 것이다. 이것을 피하기 위해서는 단 한 사람만이 선택권을 가져야 한다. 그러나 기준을 어떻게 정해야 하는가? 누가 선택권을 가질 것인가?

위그너는, 유일하게 타당한 대답은 유아론(唯我論) - 오직 당신만이 실제이고, 당신 친구를 포함한 모든 것은 상상 속의 허구 - 이라는 철학인 것 같아 혼란스러웠다. 그러면 당신은 선택권자가 되고 역설은 없어진다.

많은 사람들이 실제로 유아론적인 사고로 세상을 느낀다. 할리우드의 배우가 오랫동안 못 만난 친구를 보고 들떠서, "커피 한잔 하러 와. 지난 얘기 좀 하자" 하고 초대했다. 그러나 그녀는 들뜬 나머지 계속 이야기하고 또 이야기하다가 갑자기 깨닫고 "나 좀 봐. 나만 이야기하고 있잖아. 네 이야기 좀 하자. 나를 어떻게 생각하니?"라고 했다.

모든 사람들이 타인에 대해 유아론적이기 때문에 우리는 위그너의 불안을 이해할 수 있다. 다행히도 위그너가 놓친 다른 해결 방법이 있는데, 그것을 세

---

67) 헝가리 출신의 미국 이론물리학자. 노벨상 수상자. 이론물리학 분야의 업적과 함께 분자·원자 이론에서의 군론적 연구, 고체론의 연구, 원자핵 반응론, 핵력, 장(場)의 이론 등을 수학적 방법으로 연구했다.

연구자가 각각 발견했다(배스[Bass] 1971; 고스와미, 1989, 1993; 블러드[Blood] 1993, 2001). 항상 우리의 명백한 개성 뒤에 있는 하나의 의식이 선택하는 것이라면, 역설 또한 사라진다. 종합된 의식은 객관적으로 선택할 수 있다. 그래서 많은 그러한 상황에서, 당신과 당신의 친구는 확률적 예측에 의해 각각 반의 시간을 할애받을 것이다. 그리고 이 해법은 아직 특별한 경우를 대비해서 창의적 예외의(의학적 응급 상황 같은 경우) 여지를 남겨두고 있다.

그래서 의식은 하나이자 보편적이라고 할 수 있다. 또는 양자 수학의 공동 발견자인 어윈 슈뢰딩거(Erwin Schrödinger)가 말한 대로, 의식은 단수이고 복수가 될 수 없다. 두 개의 의식이 있을 수 없고, 우리의 개성은 경험에 의한 환각적 부수 현상이라는 것이다(추후 논의).

그러면 우리가 질병을 넘어 건강을 선택할 수 있는가? 우리가 하향 인과의 힘을 이용하여 질병으로부터 우리 자신을 치료할 수 있는가? 그렇다. 우리가 자아를 초월하는 능력을 기르고 통합적인 의식의 능력을 발휘할 수 있다면, 가능하다.

『새터데이 리뷰(Saturday Review)』의 편집자였던 노먼 커즌스(Norman Cousins, 1989)는 재미있는 영화와 만화책을 보면서 웃음을 통해 자신의 중병을 치료했다. 커즌스가 비밀리에 동종요법을 시행하면서도 이를 공개하기를 꺼려했다는 소문이 있었지만, 나는 그의 웃음치료가 결과적으로 치유에 공헌했다는 것을 의심하지 않는다. 웃음은 당신이 자신을 심각하지 않게 생각할 때 나온다. 철학자 그레고리 베잇슨(Gregory Bateson)[68]이 말했듯이, 웃음은 자아 초월을 향하는 반 발자국이다(자아 초월에 대해서는 추후 논의).

---

68) 영국 출신의 미국 문화인류학자. 사이버네틱스에 대한 연구를 시작으로 인공두뇌학, 유전학, 정신의학, 병리학, 생태학을 연구하고, 말년에는 동물학, 심리학, 인류학, 인종학에 이르기까지 다양한 연구를 펼쳤다.

양자의 비국소성과 원격 치유

물리학자 알랭 아스펙트(Alain Aspect)[69]와 그 동료들은(1982) 실험실 실험에서 양자의 비국소성을 증명했다. 한 원자에서 동시에 방출된 두 개의 상호 연관된 광자들을 서로 반대쪽으로 멀어지게 했더니, 그들 사이에 신호가 없었는데도 항상 같은(분극) 실제 상태에서 붕괴되었다. 그렇다. 상호 연관된 양자 객체들은 양자의 비국소적 연결에 의해 신호를 주고받지 않고도, 서로 원격에서도 영향을 준다.

물론 이런 종류의 실험에서는 - 아스펙트의 실험에서도 예외는 아니지만 보통 붕괴되는 원자와 상호 연관된 광자 쌍이 많이 필요하다. 아스펙트의 실험은 양자의 비국소성을 밝혀 주지만, 이는 한 장소의 한 탐지기에서 해당되는 한 광자의(분극된) 상태와 다른 장소에서 다른 탐지기에 의해 연관된 해당 광자의 대응을 비교하고 주목한 후에만 알 수 있다. 그러나 한 탐지기에 수집된 자료 내에는 상호 연관성이 없다. 완전히 임의적이다. 이것은 예측했던 바다. 양자 객체는 가능성의 파동으로 계산할 수 있고, 양자 수학은 각 가능성과 연관된 확률을 계산할 수 있게 해준다. 이런 식으로 양자물리학은 확률론적이고, 임의성이 주도하는 다수의 사건이다. 즉 각각의 사건에 존재하는 선택의 자유는 언제나 다수의 사건에서 임의성을 가지려고 노력한다.

아스펙트에 의해 밝혀진 양자의 비국소성은 칼 융이 동시성(同時性)이라고 부르는 공통의 원인에 의한 의미 있는 일치와 거의 같은 사건이다. 두 사건이 서로 다른 두 장소에서 일어난다. 그러나 당신은 두 사건을 비교할 때까지는 의미 있는 동시 발생이 존재한다는 동시성을 알지 못한다.

동시성은 치유에 관한 문헌에서 드물지 않게 나타난다. 어떤 의사가 제약회사로부터 샘플로 받은 신약에 대해 흥분해 있다. 그는 그 약을 환자에게 투여

---

69) 프랑스의 물리학자. "양자역학은 고전역학과 통계역학으로부터 유도되지 않는다"는 폰노이만의 접근 방법을 증명.

했다. 효과가 너무 좋아서 그는 위약과 효과를 비교해 보고 싶었다. 그러나 이번에는 효과가 별로 좋지 않았다. 그래서 의사가 제약회사에 샘플을 더 보내 달라고 했을 때, 제조회사에서 첫 번째 보낸 샘플이 실수로 위약을 보낸 것이라고 사과 편지가 왔다. 그 치유 효과는 위약에 의한 효과가 분명했다. 그러나 무엇이 제조회사에 그런 실수를 일으키게 했는가? 동시성 또는 아스펙트의 양자의 비국소성이 적절한 설명이다.

앞 장에서, 원격 치유에 대한 랜돌프 버드(Randolph Byrd)의 자료에 대해 언급했다. 자료에는 이중맹검 방법으로 시행했을 때, 원격에서 기도를 받은 그룹이 그렇지 않은 그룹보다 치유 비율이 높았다는 내용이 있다. 아스펙트 스타일의 양자 비국소성이 이런 종류의 자료를 설명할 수 있을까?

답은 '아니다'이다. 앞에서 이야기했듯이, 어느 장소에서든 아스펙트의 자료는 임의적이고, 같은 장소에서 이어지는 두 사건 사이의 상호 관계에는 의미 있는 메시지가 있어야 하는데, 여기서는 어느 탐지 장소의 자료에도 메시지가 없기 때문이다. 그러므로 양자 객체 간 이런 양자 비국소성 연관에 있어서는 메시지 전달이 불가능하다.

1993년 양자의식에 관한 내 책이 처음 출판되었을 때(고스와미 1993), 멕시코대학의 신경생리학자인 자코보 그린버그 - 질버바움(Jacobo Grinberg - Zylberbaum)이 전화를 걸었다. 자코보는 사람의 뇌 사이에서 나타나는 비국소적인 의사소통을 입증하기 위해 아스펙트와 비슷한 실험을 하고 있는데, 자료의 양상이 혼란스럽다고 했다. 그의 초청을 받고 즉시 그의 실험 설치를 점검하러 멕시코로 갔다. 실험은 아주 타당해 보였다. 다음이 그가 하고 있었던 일이다.

그린버그 - 질버바움(Grinberg - Zylberbaum)과 동료들은(1994) 실험을 통해, 두 사람에게 20분 동안 직접적(비국소적) 의사소통의 의도로 명상을 하게 했다. 이들은 분리된 패러데이 케이지(전자기가 차단된 방)에서 각각 뇌파 기기에 연결되어 있었다. 20분 후에도 이들은 의사소통을 위한 명상을 지속하고 있었다. 한 사람한테만 불빛을 연속적으로 비추어 그의 뇌에서 전기 현상이 나오게 했고, 이는 그의 뇌전도에서 유발전위로 판독되었다. 놀랍게도, 어떠한 국소적 연결이 없었는데도, 그의 파트너의 뇌전도 판독에서도 불빛을 비추었을 때 나타나는 유발전위가 나왔다. 이 실험은 나중에 런던에서 신경정신과 의사인 피터 펜윅(Peter Fenwick)[70]에 의해 재현되었다.

이 실험에서 혼란스러운 부분은, 한 사람에서 전달된 전위를 보면, 당신은 뇌파를 검사하지 않고도 다른 연관된 사람에게 불빛이 비추어졌다는 것을 알 수 있다. 이것이 메시지 전이(轉移)이다. 무슨 일이 발생하는 것인가?

답은 의식의 개입에 있다. 이 실험에서 설명하고 있는 상호 연관된 뇌의 경우, 또는 정신적 텔레파시나 원격 치유에서 연관된 마음에 관해서는, 기도하거나 치유를 기원하는 사람들 사이의 연관을 만들고 유지하는 데에는 의식적인 의도가 개입된다. 보통은 아스펙트의 실험에서처럼, 붕괴는 연관된 객체들끼리의 연관을 깨어 버린다. 또한 어떤 한 장소에서의 분리된 사건이 다른 분리된 대상에게 동일하게 나타난다. 그러나 그린버그 - 질버바움의 실험에서(또는 원격 치유에서) 의식은 연관된 뇌(또는 마음) 사이의 연관을 유지하고, 어떤 한 장소에서의 자료가 동일 객체 - 그곳에 존재하는 주체의 뇌(마음)와 항상 일치한다.

양자 비국소성을 난해한 개념이라 생각하지 말자. 자, 살아 있는 것의 비국소성을 더 자세히 생각해 보자. 아주 미묘한 것이다. 현대인들은 몸보다 머리로 살지만, 그래도 우리가 살아 있음을 느끼는 것은 대부분 인정한다. 이러한 느낌을 경험하는 것은 분열적인 것이 아니라 통합적인 것이다. 우리의 엄지발가락이나 귀에서 각각 따로 살아 있음을 느끼지는 않는다. 부정할 수 없는 경험의 통합이 당신에게 양자의 비국소성을 직접 느끼게 해주는 것이다.

관련된 현상은 신경생리학에 있어서 큰 숙제 - 결합 문제 - 이다. 우리가 말할 때의 뇌를 묘사해 보면(포스너(Posner)와 라이클(Raichle) 1994), 뇌에서 공간적으로 분리된 구역들의 활동이 우리의 정신적 경험을 공유하고 있다는 것은 의심의 여

---

70) 영국의 신경정신과 의사. 신경생리학자. 뇌전증과 근사체험(Near Deatn Experience)에 대한 많은 연구를 했다.

지가 없다. 마찬가지로, 우리가 통합된 경험을 가진다는 것도 의심의 여지가 없다. 그래서 신경생리학자들은 고심한다, 어떻게 서로 다른 뇌의 영역에서 이질적인 처리 과정이 서로 결합되어 우리에게 통합된 경험을 전달해 주는가? 이것이 양자 비국소성의 명백한 예이다.

얽힌 계층: 주체와 객체의 동시 발생에 의존하는

양자 붕괴가 발생할 때 한 가지 놀라운 것은, 잘 살펴보면 객체가 의식에 나타날 뿐 아니라 주체도 객체를 바라보며 나타난다는 것이다. 양자 붕괴는 주체 - 객체 분리의 인식 - 주체가 객체를 바라보는 경험을 하게 한다. 이는 의식적 관찰을 하는 뇌를 검사해 보면 이해할 수 있다. 어떤 실험자나 관찰자도 뇌 없이 양자측정, 양자 붕괴를 시행한 적이 없다. 양자 원리에 의하면 측정 전이나 붕괴 전에는, 객체/자극뿐만 아니라 관찰자의 자극을 받아들이는 뇌 자체는 가능성의 파동으로 나타난다. 이것은 순환적이다. 뇌 없이는 붕괴나 인식, 주체나 하향 인과의 객체도 없으나, 붕괴 없이는 실질적인 뇌도 없다. 순환성의 해법은 의존적인 동시 발생이라고 할 수 있다.

양자측정의 사건에서, 뇌를 포함하여 붕괴하는 주체와 붕괴되는 객체는 동시에 상호의존적으로 발생한다. 경험하는 주체와 경험되는 객체는 서로 공동 창조된다. 주체는 객체를 분리된 것으로 보는데, 이를 자기 참조(自己參照)라고 한다. 그러나 이것은 겉으로만 그런 것일 뿐, 사실은 의식이 주체와 객체를 모두 창조해 낸 것이다. 뇌와 객체는 같은 사건에서 붕괴되는데, 우리는 절대 뇌를 객체로 경험하지 않는다. 대신 의식이 뇌를 동일시하고 경험의 주체로서 뇌를 경험한다.

의존적인 동시성의 역동학은 얽힌 계층(호프스태터(Hofstadter)[71] 1980)의 개념을 이용하여 이해할 수 있다. 단순한 계층에서는 한 수준이 인과적으로 다른 계층들을 조절하나, 그 역은 성립하지 않는다. 다시 그림 1을 참고해 보면, 단순한 계층이 묘사되어 있다. 얽힌 계층을 이해하기 위해서는, 나는 거짓말쟁이이다라는 거짓말쟁이의 역설을 보면 된다. 서술이 주체를 제한하지만 또 주체가 서술을 제한하기 때문에, 이는 얽힌 계층이다. 만일 내가 거짓말쟁이라면, 나는 사실을 말하고 있는 것이 되는데, 그럼 나는 거짓말쟁이가 되고…, 등등 무한히 계속된다. 얽힌 것은 오직 '그 체계에서 뛰쳐나와야' 보이고 해결된다. 우리가 체계 내에 있을 때는 볼 수가 없다. 그 대신, 우리는 꼼짝 못 하고 우리 자신을 세계의 나머지로부터 분리해서 생각해야 한다.

그래서 뇌가 참여하는 양자측정은 얽힌 계층이다. 보상은 자기 참조를 할 능력, 세계를 우리로부터 분리하여 우리를 '자신'으로 보는 능력을 얻는 것이다. 손실은 우리의 분리가 환각적인 것이고, 양자측정과 양자 붕괴 내의 얽힌 계층에서 나온다는 것을 깨닫지 못하는 것이다. 에스헤르(Escher)[72]의 '그림 그리는 손'이라는 그림을 본 적이 있을 것이다. 그림에서 왼손은 오른손을, 그리고 오른손은 왼손을 그리며 얽힌 계층을 보여준다. 다시 만일 당신이 그림에 빠져들면, 당신은 얽힌 계층의 무한한 움직임에 갇히게 된다. 그러나 오른손이 정말로 왼손을 그리는 걸까? 왼손은 정말로 오른손을 그리는 걸까? 아니다, 스크린 뒤에서 에스헤르가 양손을 그리고 있다.

그러면 주체가 객체를 붕괴시키는가? 객체가 주체를 생성할까? 둘 다 아니다. 스크린 뒤에서 양자측정에서 얽힌 계층의 환각을 통해, 의식이 주체도 되고 객체도 된다.

얽힌 계층과 자기 참조를 이해하는 것은 매우 중요하다. 우리 일상에서 많은

---

71) 미국의 인지과학자. 주로 '나'의 감각, 의식, 예술적 창의, 수학 및 물리학에서의 발견 등에 관한 연구를 했다.
72) 네덜란드의 판화가. 기하학적 원리와 수학적 개념을 토대로 2차원의 평면 위에 3차원 공간을 표현했다. 모호한 시각적 환영 속에 사실과 상징, 시각과 개념 사이의 관계를 다뤘다.

정신적 스트레스가 발생하는 원인은 문제 있는 가정에서 자랐기 때문이다. 구성원이 한 단위로서 행동하지 않고 동일성이 결여된 가정은 제 기능을 하지 못하는 문제 가정이 된다. 가족의 동일성은 가족 구성원 사이의 관계가 얽힌 계층에 있을 때만 생길 수 있다. 이것은 부부 사이나 우리가 지금 이야기하는 의사 - 환자의 관계에서도 마찬가지이다.

나는 얽힌 계층이, 의심할 여지없이 그 개념이 어렵기 때문에, 자연법칙 중에 가장 평가받지 못하고 있다고 생각한다. 하지만 만일 당신이 치유에 관심이 있다면, 반드시 이 얽힌 계층에 주의를 기울여야 한다. 그리고 주류의학을 넘어서는 대체의학의 대중성의 원인을 한 가지만이라도 주목해 보라. 주류의학의 의사는 당신을 단순 계층의 태도로 대한다. 의사가 말하고 당신은 듣는다. 그러나 대부분의 대체의학 치유자들은 환자와의 관계에서 얽힌 계층적으로 치료한다. 그들은 말을 하고 또한 듣기도 한다. 그러면 당신과 당신의 치유자는 자기 참조의 한 단위가 된다. 이러한 자기 참조 단위가 매우 중요하다. 이것이 치유에 있어서 양쪽 모두 때로 창의적인 양자도약을 일으키게 해주기 때문이다(16장에서 자세히 설명).

의식과 무의식의 차이

주체 - 객체의 분리 의식이 양자 붕괴에서 나온다는 개념은 프로이드가 소개한 수수께끼 같은 무의식의 개념을 이해할 수 있게 해준다. 우리는 위에서 인식(認識)이 양자 붕괴로부터 생겼음을 보아 왔다. 양자 붕괴가 없을 때, 즉 인식이 없을 때 무의식이 작동한다. 의식의 중요성에 기반을 둔 세계관에서는 무의식은 잘못된 명명이다. 왜냐하면 의식은 항상 존재하기 때문이다. 프로이드가 의미하는 것은 인식이 없는 '무인식(無認識)'이다.

무의식의 개념은 정신신체 질환에 관련된 건강과 치유에 중요하다. 우리는 대단히 충격적인 경험의 기억을 무의식 과정이라고 불리는 것으로 넘기며, 의식이 이것들을 붕괴하지 않을 정도로 깊게 억누른다. 이 경험의 기억들은 이 질환들의 신체 효과로 나타나는 처리 과정을 거치게 된다. 그런데 우리의 의식 사고에서 이 기억들을 붕괴시킨 적이 없기 때문에, 우리는 그것을 인식하지 못한다(15장에서 자세히 설명).

어떤 사람들은 느낌들을 불편해 하고, 무의식에 밀쳐 넣으며, 활력 에너지의 흐름을 차단하면서 그것들을 억누른다. 이 에너지의 차단이 결국 우리가 그 질환의 경험을 의식할 때 장기의 기능 이상을 초래한다. 그러나 우리는 이 질환이 에너지 차단 때문에 생긴다는 것을 인식하지 못한다.

무의식 과정과 창의성

창의성은 생물학적 존재에서는 부정할 수 없는 구성요소이다. 우리는 창의적 과정에서 중요한 두 개의 구성요소에서 양자 객체의 두 가지 운동 양식 - 연속성과 비연속성 - 의 유사성을 볼 수 있다. 창의적 과정이 준비, 무의식 과정, 통찰, 구현의 네 단계로 구성되어 있는 것은 잘 알려져 있다(월러스(Wallas)[73] 1926). 첫 번째와 마지막은 분명하다. 준비는 공부하기(읽기)와 이미 알려진 것에 친숙해지는 것이고, 구현은 제품을 개발하고 통찰로 얻어진 새로운 개념을 이용하는 것으로(문자화하는 것으로)서, 두 단계는 둘 다 연속적인 형태로 이루어진다. 그

---

73) 영국의 사회학자, 사회심리학자. 현대 사회에서의 천성과 교육을 강조하고, 창의적 과정의 모델을 처음으로 제안했다.

러나 가운데 두 과정은 보다 이해하기 힘들다. 그들은 양자역학의 두 단계와 유사하다.

앞에서 언급한 것처럼, 무의식 과정은 인식은 못 하나 의식이 있을 때 일어난다. 즉 분리되지 않은 상태에서 가능성을 처리하는 것이다. 창의성에서는, 무의식 과정이 사고의 불명확성의 확산으로 설명될 수 있다. 이것은 양자측정 사이의 양자 가능성 파동이 퍼져 나가는 것과 유사하다(그림 7). 한편 창의적 통찰력은 갑작스럽고, 비연속적이라는 것을 알 수 있다. 이것은 중간 단계를 거치지 않는 사고의 비연속적인 도약인 양자도약과 유사하다. 무의식 과정은 다양한 가능성을 만들어 낸다. 통찰력은 이 가능성 중의 하나가 현실에 붕괴된 것이다(가치 있는 새로운 것).

그래서 일단 우리가 과학에서 양자적 사고를 받아들이면, 연속적, 비연속적인 과정을 수용하고 창의성을 수용할 수 있다. 양자적 치유는 의사 디팩 초프라에 의해 소개된 개념인데(5장 참조), 창의적 양자도약의 결과이다. 이에 대해서는 이 장의 뒷부분과 16장에서 더 다루겠다.

측정, 기억 그리고 훈련(조건 형성)

얽힌 계층의 양자측정에서 생기는 자기 참조의 주체/자신의 본질은 무엇인가? 의식은 주체 - 객체 분리 결과의 주체가 되는 뇌와 동일시된다. 나는 이 주체성을 양자 자신이라고 부르겠다. 이 동일성에서 자신은 보편적인 것이고(즉 특성이 없다), 가능성으로부터 현실로의 선택은 자유롭고 충분히 창의적이다.

이것은 우리가 깨어 있는 상태에서 인식하고 있는 자신이 아니기 때문에 많은 혼란이 생길 수 있다. 어떻게 우리는 보편적이고, 통합적인, 양자 자신과의 동일성으로부터 국소적인, 개인적인 자아 동일성을 얻을 수 있을까? 답은 분명하게 훈련(조건화)이다.

뇌에서 양자측정을 통해 불러온 경험은 기억을 생산한다. 반복된 자극이 일반적으로 경험되고, 2차적인 인식 과정(이와는 대조적으로, 자극에 대응하는 첫 번째 붕괴는 1차 인식 사건이라고 불린다)을 통해 과거 기억의 거울에 반영된다.

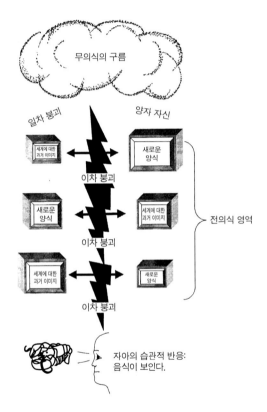

그림 10. 기억의 거울에 나타나는 반영을 통한 과정이 훈련(조건화)된 자아를 형성한다.

이 기억의 거울에 나타나는 반영(그림 10)이 훈련(조건화)된 반응(미첼[Mitchell]과 고스와미, 1992)에 맞게 2차적인 붕괴의 확률을 높인다. 이를 일상적인 내용의 기억에 반하여 거시체를 필요로 하는 양자 기억이라고 부르겠다. 시간이 지날수록 이미 학습된 자극에 대한 우리의 반응은 습관 양식이 된다. 어렸을 때의 자연스러운 양자 자신과의 동일성은 특정한 역사와 습관 양식, 우리가 자아라고 부르는 동일성(정체성)에 자리를 내주게 된다(고스와미 1993).

여담이지만, 우리의 마음은 뇌와 연관되어 있으므로, 양자 기억을 통해 뇌의 개성을 개발시키면, 양자 기억과 마음의 습관 양식, 개개인의 마음도 개발하게 된다. 우리의 물리적 신체, 활력체의 연결도 같은 관계라고 할 수 있다. 즉 경험이 개인의 활력 성향을 가진 개인의 활력체를 만든다.

이 정신적, 활력적 성향을 동양에서는 업보(業報)라고 부른다. 이 업보는 윤회(輪廻)의 과학적 이론에서 중요한 역할을 한다(고스와미 2001). 사람의 물리적 신체가 사망해도 활력체, 정신체는 그들의 활력적, 정신적 업보와 함께 남아 있게 된다. 업보는 다음 생애로 순환된다.

물리적, 활력적, 정신적인, 이 같은 시나리오를 지지하는 증거가 있다. 이 이론은 자아 개발에 관해 다음과 같은 모델을 따른다. 자라면서 우리는 양자 자신과의 동일성에서 창의적이 되고, 계속해서 새로운 삶의 맥락을 찾으면서 성인이 된다. 새로운 맥락을 찾으면서 우리는 새로운 것과 기존에 학습된 맥락을 결합시켜, 우리에게 이용 가능한 2차적인 맥락도 탐구한다. 그리고 우리는 적응하고 동화된다. 이를 항상성 적응이라고 한다. 이렇게 대안적인 창의적 분출(spurt)과 자아 개발을 위한 항상성 적응 모델은 심리학자 장 피아제(Jean Piaget[74] 1977)가 실행한 장기간의 어린이 실험 결과와 거의 같다(자세한 내용은 고스와미, 1999 참고). 자극이 뇌에 도달하는 객관적인 시간과 우리의 깨어 있는 인식에 의한(주관적인) 시간에 약 0.5초의 시간 지체가 있다는 것은(Libet 등 1979) 이러한 각본에 신빙성을 더해준다. 1차적 인식의 양자 자체 - 경험이 보통 심리학자가 말하는 전의식(

---

74) 스위스 출신의 프랑스 심리학자. 어린이의 정신 발달, 특히 논리적 사고 발달에 관한 연구로 인식론의 제반 문제를 추구했다. 정신병 환자의 임상진단 방법을 응용하여, 어린이와 대화를 나누면서 어린이의 사고 과정의 하부구조를 밝혔다.

前意識)이라고 하더라도, 우리가 창의적일 때에는 전의식을 꿰뚫어볼 수 있다.

창의성 연구자들은 전의식에 들어가는 것을 몰입 체험(칙센트미하이[Csikszent-mihalyi] 1990)이라고 한다. 춤출 때처럼 자연스럽고 활기가 넘칠 때(레너드[Leonard] 1990), 영적으로 고조된 순간 우주와 하나 됨을 느낄 때, 명상 의식을 할 때 우리는 몰입 상태에 있게 된다. 경험자는 경험과 일체가 되는 경향이 있다. 하버드 대학의 신경생리학자인 댄 브라운(Dan Brown, 1977)은 명상이 2차적 과정의 반응 시간을 단축시킨다는 것을 확인했다.

자연치유된 암 환자에서 그러한 몰입 체험의 보고들이 있다. 의사인 리처드 모스(Richard Moss, 1981)는 이러한 개념을 보여주는 일화를 소개한다. 모스는 바디워크 요법과 관련된 워크숍을 많이 열었는데, 1980년대 초기에 그의 워크숍은 치유 효과로 유명했다. 암이 전신에 퍼진 말기암 여성 환자가 모스의 워크숍에 왔다. 그녀는 치료를 위해 워크숍에 왔지만, 처음에는 적극적으로 워크숍에 참여하는 것을 꺼렸다.

모스는 그 환자가 귀찮아할 정도로 참여를 독촉했다. 얼마 지나 춤출 시간에 그녀는 모스의 재촉에 화를 내다가, 나중에 그녀가 아파서 기력이 없다는 것을 잊고 춤을 추고 열중하게 되었다. 다음날 아침 그녀는 훨씬 상태가 좋아진 것을 느꼈다. 그리고 검사 결과 암이 없어졌다.

나는 그녀가 흥에 겨워 춤출 때, 자신을 잊고 자아를 초월하여 전의식에 들어가 몰입 상태가 되었다고 생각한다. 그녀는 춤 자체가 되었고, 양자 자신의 창의성을 이용할 수 있게 되었다. 결국 그녀는 양자도약을 시행했고, 암은 양자 치유에 의해 하룻밤 만에 치유되었다.

의학에 주는 양자 선물

이 책은 양자물리학이 의학에 주는 선물에 관한 것이다. 여기서 나는 건강과 치유에 기여하는 양자 선물의 여러 가지 방법을 설명할 것이다.

1. 양자물리학은 여러 의학 학파의 상이한 철학을 통합시켜 줄 수 있다. 이미 3장에서 보여준 바 있다.
2. 양자적 사고는 질병과 치유의 유용한 분류 체계를 개발할 수 있게 해준다(4장 참조).
3. 양자물리학은 우리가 질병과 치유 중에서 선택할 수 있다는 것을 분명히 보여준다. 우리가 통합의식과 양자 자신에게로 양자도약을 하게 될 때, 이 선택을 시행할 수 있다.
4. 양자물리학은 우리가 자연치유(양자 창의성의 예), 원격 기도치유(양자 비국소성의 예), 자가치유와 영적 치유(순수한 의도의 하향 인과)와 같은 이상 현상을 이해할 수 있게 해준다(16, 17장 참조).
5. 양자물리학은 종합 치유에서의 동종의학의 역할을 명확히 해준다(7장 참조).
6. 양자물리학은 우리에게 의사 - 환자 관계(얽힌 계층)를 위한 명확한 지침을 준다(16장 참조).
7. 양자물리학은 동양의학(중국과 인도의), 차크라 의학, 동종요법 그리고 심신의학에 있어 아직 신비스러운 면을 명확히 해주고 설명해 준다(2, 3부 참조).

7장

종합의학에서
대중요법의 위치

1996년 노에틱 과학연구소(Institute of Noetic Science)의 연자 초청위원인 마릴린 슐리츠(Marilyn Schlitz)[75] 덕분에, 나는 투손(Tucson)에서 연 2회 열리는 컨퍼런스에 연자로 초청받는 행운을 누렸다. 대표 연사는 아니었지만 괜찮다. 결국 이 컨퍼런스는 의식의 물질적 측면, 주로 신경생리학과 행동에 초점이 맞추어져 있었고, 의식에 대한 주류 연구자들에게 호의적인 말을 하는 자리였다. 나도 호의적인 말을 하도록 초대된 사람 중 하나였지만, 지금까지도 영광으로 생각하고 있다. 또한 (그 내부의 평에 의하면) 고도의 영적인 연설을 했다고 생각한다.

그 다음 생긴 일이 내가 이 이야기를 꺼낸 이유다. 연설 후 내가 자리에 앉았을 때 심장이 아주 이상했는데, 거의 통증에 가까울 정도였다. 30분 후 거의 회복되었지만, 집에 돌아오자마자 나는 의사를 만나러 갔다. 그는 내가 한 말을 듣고 협심증이라고 생각해서, 심장 전문의에게 나를 보냈다. 그런데 심장 전문의는 혈관 조영술을 해보더니, 심장의 여러 혈관이 막혀 있다고 했다. 그가 나에게 혈관 우회로 수술을 받겠냐고 물었다. 실패율이 1200분의 1밖에 안 된다는 것을 고려했을 때, 나는 조금도 주저하지 않고 그렇게 하겠다고 했다. 더 말할 필요도 없이 시술은 성공적이었다.

여기에 내가 이야기하려는 것이 있다. 대중요법 의학은 유용하게 쓰일 때, 유용하고 놀랄 만한 것이다. 이 책의 요점은 대중요법을 경시하기 위한 것이 아니

---

75) 미국 의사로 의료인류학을 전공한 노에틱 과학연구소(Institute of Noetic Science)의 책임자. 초심리학과 마음의 과학에 대한 연구를 했으며 의식, 원거리 치유 등에 관한 다수의 논문이 있다.

라, 꼭 필요한 보완을 위한 것이다.

또 대중요법의 기본적인 것을 요약하기 위한 것도 아니다. 첫 번째, 교육받은 사람들은 대개 기본적인 내용을 알고 있고, 둘째, 지루하고, 셋째 필요가 없다. 기초적인 해부학과 생리학에 대해 논의할 필요가 있을 때만 드물게 그런 맥락에서 논의할 것이다.

그 대신 나는 당신이나 일반 독자들뿐만 아니라, 전문가도 이에 대해 의견을 내고 유용하다는 것을 깨달을 수 있다는 희망을 가지고, 외부인의 관점에서 대중요법에 관한 일반적인 언급을 하려고 한다.

맥락을 정하기 위해, 대중요법의 치유 방법은 매우 물질적이라는 것을 다시 한 번 말하겠다. 수술, 방사선과 그 외의 물리 요법들, 그리고 가장 중요한 약물이 있다(이 목록에 유전 요법, 질병의 사회적 이론에 따른 행동교정[후에 설명] 등을 추가할 수 있는데, 이들 또한 물질적 기반의 방법들이다). 때로 대중요법은 오직 질병에만 관심을 두기 때문에, 치유를 위한 이론적인 기반이 없다는 불평을 듣곤 한다. 대중요법의 의학은 질병을 조절하고 관리하는 것이고, 그것이 이론이 된다.

대중요법의 의학은 사람의 신체를 마치 자동차 정비공이 자동차를 보듯이 한다. 물질주의자들의 생물학은 살아 있는 것과 그렇지 않은 것에 차이를 두지 않는데, 대중요법 의학은 그러한 생물학에 바탕을 둔다. 우리가 차의 건강을 정의할 수 있는가? 그렇다. 차가 기능을 잘할 때 그렇다고 할 수 있다. 차가 기능 이상의 증상을 보일 때, 우리는 자동차 정비공의 조언을 구한다. 신체도 기계라면, 신체는 왜 달라야 하겠는가?

우리는 이러한 이론에 동의할 수 없을 수도 있으나, 대중요법은 일관되고 강력하다. 많은 사람들이 대중요법이 환원주의적이라는 이유로 비판한다. 그들에게 의학은 '전체적'이어야 한다.

'전체적'이라는 말의 의미는 무엇인가? '전체론'은 남아프리카의 수상을 역임하기도 했던 잔 크리스찬 스머츠(Jan Christian Smuts)[76]가 처음 만든 말이다. 그의 개념에 의하면, 전체는 부분의 합보다 위대하다는 것이다. 전체론적 의학의 개념은 모든 것은 물질이라는 물질주의자들의 기본적 신조를 깨지 않고, 치유의 방정식에 비기계적인 개념을 도입하기 위한 것이다.

스머츠를 따르는 전체론자들은, 우리 자신에게는 분명히 비물질적인 면들이 있는데 - 모든 복잡계가 비물질적인 면들을 가지고 있지만 - 그것들은 물질로부터 나왔으면서도 우리에게서 물질적인 측면으로 환원되지 않는다고 말한다. 그러나 사실상 이러한 단순한 것들로 집합체를 만들었을 때, 자연은 이런 종류의 전체론의 조짐을 전혀 보여주지 않는다. 원자가 모여서 분자가 될 때, 부분들의 상호작용으로는 설명되지 않는 '부분보다 더 위대한' 부수 현상이 나타나지 않는 것이다.

그렇다면 물질주의적 의학은 환원론적이 되는 게 낫다. 왜냐하면 환원론이 물질적 우주가 작용하는 방식처럼 보이기 때문이다. 그러면 전체론이 의학을 위한 형이상학이 될 수 있는가? 스머츠의 전체론 옹호자들은 침술이 전체론적 의학의 예라고 말한다. 침술사들은 심장을 치료하기 위해 발에 침을 놓지 않는가! 그러나 이 전체론자들은 침술의 전체론을 잘못 이해하고 있는 것이다. 침술사들의 1차 치료 대상은 물리적 신체가 아니다. 그들의 1차 치료 대상은 활력체이다. 신체에 대한 효과는 2차적인 것이다(10장 참조).

점차 새로운 전체론이 유행하고 있다. 이 전체론은 전 인간을 - 신체, 마음, 에너지체(활력체), 정신(초정신을 의미), 그리고 영성(우리가 말하는 지복체) - 포함하는 것을 의미한다. 이 책은 양자물리학으로부터 자연스럽게 따르는 테두리 안에서의 전체론적 사고를 포함하는 가장 최근의 책들 중 하나일 뿐이다.

대중요법 의학은 고전적 물리학과 같다. 그것이 적용 가능한 체계에서는 고전적 물리학이 유용하듯이, 대중요법 의학도 마찬가지다. 단지 대중요법 의학의

---

76) 남아프리카 공화국의 정치가로서 남아프리카 공화국의 수상을 역임했다. 저서 『홀리즘과 진화(Holism and Evolution)』를 통해 전체론을 주장하여 선구자가 되었다.

적용 가능성이 형이상학의 범위 내에 제한되어 있는 것이다. 그러면 대중요법의 유용한 범위는 어디까지인가? 그리고 언제 유용한가?

의학적 응급

석가는 소위 '14가지 질문' 중의 하나에서, "만일 사람이 독화살에 맞았다면, 형이상학적 논의를 하는 것이 유용한가? 아니면 먼저 화살부터 뽑는 것이 유용한가?"라고 말하곤 했다. 먼저 화살을 뽑아야 한다. 무게가 있는 우리의 물리적 신체는 미묘체의 표현이다. 그러나 이 표현을 만드는 것은 활력이다. 활력이 없으면 미묘체는 물리적 신체와 연관을 가질 수 없고, 죽게 될 것이다. 그러므로 우리는 미묘체를 걱정하기 전에 물리적 신체를 치료하는 데 우선을 두어야 한다. 그리고 그것이 수술, 방사선 치료, 약물 등의 대중요법적 처리를 의미하는 것이라면, 그렇게 해야 한다.

나의 경우, 이러한 이유로 혈관 우회로 수술을 주저하지 않았다. 사실 나는 대체 방법을 알고 있었다. 딘 오니시(Dean Ornish)[77]의 연구 덕분에(식이, 운동, 명상의 효험을 보여주었다. 오니시 1992) 협심증은 회복될 수 있고, 또 나는 이 문제를 해결할 수 있도록 내 생활방식을 바꿀 체력이 있다는 것을 알고 있었다. 나에게는 오직 시간이 없었을 뿐이다.

응급 상황에서는 그 부작용에도 불구하고 대중요법 치료가 종종 필요하다. 대중요법 이전의 의학은 물리적 신체 치료에서도 자연요법을 택했다. 예를 들면, 질병 치료에 의약용 식물 등이 치료에 이용되었다. 근대의 대중요법 치료가

---

77) 미국 심장내과 전문의 의대교수. 건강에 공동체 의식과 친밀감, 균형 잡힌 식사, 명상 등에 대해 과학적인 연구를 했다.

이것을 바꾸었다. 적절한 화학적 물질을 추출해서 질병의 치료에 이용하는 치료 방법이 때로는 놀랄 만한 정도로 치료 효과를 상당히 향상시켜 준다는 것을 발견하게 된 것이다. 이 방법은 의심의 여지없이 환원론적이었으나, 대증요법 전문가들의 물질 수준의 치료로는 아주 적절한 것이었다.

그래서 시간이 급할 때는 항상 대증요법 치료가 고려되어야 하고, 그 단점도 용인되어야 한다. 만일 폐렴, 급성 패혈성 인두염, 세균성 이질 등에 걸리면, 장 내에 공생하는 박테리아가 엉망이 되더라도, 대증요법 치료를 택해서 항생제를 투여해야 한다. 이러한 경우에는 대증요법 치료가 우선되어야 하고, 2차적으로 미묘체에 주의를 기울여야 한다. 거기에는 여러 가지 방법이 있다. 그러면 얼마나 오랫동안 대증요법을 우선적인 치료로 택해야 되는가? 응급 상황이 끝날 때까지만이다. 그 후는 대증요법 치료의 대체 치료를 찾아야 한다.

오래된 패러다임과 새로운 패러다임의 대응

토마스 쿤(Thomas Kuhn)이 패러다임의 전환이라는 개념을 소개했을 때(5장 참조), 그는 한 가지에 대해 매우 분명히 알고 있었다. 과학적 패러다임은 증명과 실험적 자료에 근거하기 때문에, 오래된 패러다임은 적용 가능한 한도 내에서 타당성이 있다. 새로운 패러다임은 오래된 것이 잘못되었다고 말하는 것이 아니라, 오직 그 한계를 지적하고 과학을 새로운 지평으로 확장하는 것이다.

이 개념은 패러다임 전환이 대응 원리(對應原理)[78]라는 견고한 과학적 원리로 만들어져 있기 때문에 아주 중요하다. 오래된 패러다임이 유효한 제한된 범위

---

78) 고전물리학이 일상 세계의 물리 현상을 정확하게 설명한다는 것은 확인되어 있으므로, 고전물리학으로 설명할 수 없는 미시적 세계의 현상을 지배하는 물리 법칙을 탐구할 경우, 새로운 물리 법칙은 어떤 극한에서는 고전물리학과 일치해야 한다는 원리.

내에서, 새로운 패러다임은 부드럽게 오래된 체계와 대응한다. 대응 원리가 우리를 유효한 오래된 범위 내에서 오래된 체계를 사용할 수 있게 해준다. 패러다임 투쟁은 필요 없다.

자, 의학적 응급 상태를 대중요법 의학이 유효한 범위라고 인정하자. 이 범위 내에서는, 위에서 봤듯이, 미묘체는 물리적 신체 없이는 그 기능을 할 수 없기 때문에 물리적 신체의 치유에 자리를 내주어야 한다. 이렇게 하여 우리는 배타적인 대중요법 의학에서 종합적인 전체론적 의학으로의 패러다임 전환을 위한 대응 원리를 명확하게 정의할 수 있다. 의학적 응급 상황의 제한을 두고, 모든 현실적인 목적을 위해 새로운 개념의 종합적인 전체론적 의학이 대중요법 의학으로 대체되는 것이다.

실제로 응급 시에 아주 적절한 자연의학 요법이 적지 않다. 예를 들면, 동종요법 의학인 아르니카[79]는 대중요법의 약물보다 쇼크, 화상 그리고 여러 외상에 대해 응급처치 약으로 효과가 더 좋다. 이것이 대응 원리에 어긋나는 것이라고 걱정할 필요는 없다. 가끔 이 원리를 위반하는 것은 허용된다. 그래서 법이라고 하지 않고, 원리라고 부르는 것이다.

대체 또는 보완 의학?

이제 나는 진정한 대체 또는 보완 의학이 어떤 것이어야 하는가를 말할 수 있다. 그것은 우리 자신의 물질적 차원을 넘는 치유를 해야 한다는 것이다. 대체 또는 보완 의학이 포괄적이고 종합적이 된다면, 우리의 다섯 가지 신체를 동

---

79) 유럽 원산의 다년초로서 외상 치유와 식욕증진 작용, 이뇨 작용, 정화 작용, 해열 작용을 하는 허브로 알려져 있다. 프로비타민 A를 함유하고 있어 잡티가 많은 지성 피부용 화장수에도 사용한다.

시에 적절하게 돌볼 수 있어야 한다. 이것은 또한 진정한 전체론적 의학이다. 그리고 여기 대중요법과 환원론의 문제점이 있다. 즉 환원론적 치료 방법은 모든 신체를 동시에 돌보기에 적합하지 않다는 것이다.

예를 들면, 통증을 완화시키기 위해 진통제를 복용한다. 진통제는 효과가 있어서 누구나 급할 때 사용한다. 그러나 온전한 의식 기능이 필요한 마음 수준의 질병을 돌보기 위해 진통제를 복용하지는 않는다. 일반적으로 대중요법 약물은 원하는 곳에만 국소적으로 효과를 나타내는 것이 아니라, 물리적 신체 전반에 영향을 준다. 거의 모두 물리적 신체의 다른 기능에 영향을 주게 된다. 예를 들면 활력체와 정신체의 새로운 표현을 만들어야 하는 물리적 신체의 기능에 영향을 준다. 활력체나 정신체의 치유 효과는 물리적 신체의 표현을 만드는 능력에 관여하기 때문에, 이 능력을 손상시킬 수 있는 것은 평상시가 아니라 오직 응급시에만 받아들여야 한다.

나는 여기서 아주 엄격한 규칙이 아니라, 상식적인 규칙을 제안하는 것이다. 이 규칙에 예외는 있을 수 있다. 아스피린이나 콜레스테롤 강하제가 예외가 될 수 있고, 아마 비아그라도 예외가 될 수 있다.

그러나 일반적으로, 대중요법 약물들은 하나 이상의 다른 신체를 같이 치료할 때나, 종합의학 또는 전체론적 의학을 사용할 때는 피해야 한다. 이때는 대중요법의 추출물보다는 자연 식물이나 약초를 사용하는 것이 좋다. 기억해야 할 것은, 종합의학에서는 시간은 주요한 요인이 아니고, 응급 시에는 잘 사용하지 않는다.

그러면 언제 종합의학을 사용하는가? 이 책의 뒤에서, 대체의학 체계는 주로 우리의 미묘체를 위해 고안된 것이고, 물리적 신체에 대해서는 단지 2차적이라는 것을 살펴보겠다. 이 개념은 우리를 병들게 하는 활력체 또는 정신체의 불균형을 치료하는 것이다. 그러나 이것은 시간을 요한다. 신체가 더욱 미묘할수록 불균형을 치료하는 데 시간이 더 필요하다. 정신의 불균형은 활력의 불균형보다도 치료에 시간이 더 걸린다. 그러므로 시간 요인에 따라서 선택하게 된다.

감기 같은 경우 수일 정도밖에 지속되지 않는 데다 응급 상황은 아니므로, 감기의 근본적 원인이 마음에 있다고 하더라도, 명상이나 바이오피드백 같은 마음 - 몸 기술보다는, 활력체 의학 - 아유르베다 또는 중국의학 - 을 선택하는 것이 좋다. 그러나 만일 심장 질환이라면, 응급 상황이 지난 후에는 시간을 벌어두었기 때문에(비용 면에서도!), 마음 - 몸 의술이 더 낫고, 마음에 있는 문제의 근원에 가까이 갈 수 있다. 정신체를 치료하면 활력체와 물리적 신체는 자동적으로 치료된다. 이것이 작용 원리이다.

대중요법의 다른 유용성

그러면 대중요법 의학은 종합의학적 접근에서 단지 응급치료로만 사용되는가? 그렇지는 않다. 대중요법 의학의 두 가지 더 중요한 유용성이 있다.

대중요법의 다른 유용성 중의 하나는 대중요법 식의 예방의학이다. 일반적으로 대중요법 의학에서는 예방을 그다지 중요시하지 않는 데 비하면 놀랄 만한 일이다. 우리는 자동차를 위해서 예방적인 조치를 소홀히 하지는 않는다. 모든 대중요법 의사들이 인정하는 대중요법 의학의 예방적 기술은 바로 백신 접종이다. 그러나 일부 동종요법 시술자들의 견해는 좀 다르다.

백신 접종을 통한 질병에 대한 면역 개발의 개념에 대한 동종요법자들의 의견을 들어 보는 것도 중요하다. 동종요법 시술자인 리처드 모스코비츠(Richard Moskowitz)[80]는 자신의 임상 경험을 통해서, 면역 예방주사는 급성 질병은 예방할 수 있지만 나중에 만성질환에 더 잘 걸리게 만든다고 반박한다. 백신접종이

---

80) 미국의 동종요법 전문가로, 예방접종은 의학적 '예방 효과'가 없으며 유해하기까지 해서, 예방접종 부작용으로 불구가 되거나 때로는 죽음에 이를 수도 있다는 통계 연구 결과를 보고함.

면역체계를 약화시키기 때문이다(레비톤 2000, 추후 논의).

아마도 우리는 대응 원리의 교훈(앞서 논의된 내용 참고)에 귀를 기울이고, 백신을 통한 면역주사는 질병이 유행할 때 응급으로만 시행하는 것이 좋겠다.

대중요법 의학이 계속해서 유용하게 사용될 분야는 물리적 신체에만 국한된 질병의 진단 기술에 관해서다. 일반적으로 대체의학의 진단 기술은 필요에 따라 직관이 필수적이고, 심지어 확실성이 결여되어 있기까지 하다. 그러나 질병을 치료할 때, 적어도 육체의 이상에 대한 확실한 진단은 아주 중요하다.

대중요법 의학의 부침

나는 의사 제임스 르 파누(James Le Fanu)[81]의 저서인 『현대의학의 부침』을 즐겨 읽었다. 저자는 우리에게 항생제의 발견, 개심술의 성공, 장기이식 등에 의한 융성, 더 이상의 기적적인 약물 개발의 실패, 또는 획기적인 새로운 수술 기술의 개발 실패 등에 의한 쇠락을 통해 현대 의학의 역사를 보여준다.

유전자 치료 같은 선구적인 대중요법은 어떤가? 르 파누에 의하면, 유전자 치료가 일부 연구자들이 주장하듯이 만병통치 방법이 될 가능성은 별로 없다고 한다.

유전자 치료란 무엇인가? 유전자 치료는 결함 유전자를 정상 유전자로 대체하여 유전자적 결함(질병의 원인으로 알려진)을 교정하는 것이다. 그러한 유전자 대체가 실행될 수 있는 것인가? 연구자들은 중화된 바이러스(위험한 유전자를 제거해)라는 멋진 개념을 만들었다. 즉 정상 유전자를 가진 바이러스를 주사하여, 결

---

81) 영국의 의사이자 의학 잡지 편집인. 『현대의학의 부침』이라는 책을 저술. 인간의 의식과 경험을 설명하지 못하는 물질주의와 다원주의를 비판한다.

함 유전자를 가진 세포에 교정된 유전자를 가진 바이러스가 침투하게 한다. 불행히도 이 조작 방법이 성공을 약속하지는 않는다.

르 파누에 의하면, 대중요법 의학의 다른 선구자는 사회 이론으로 암이나 심장 질환 등은 건강하지 않은 생활방식과 환경오염에 의한다는 역학 이론이다. 그러므로 (a) 생활방식의 변경, (b) 환경 공해를 감소를 통해 질병을 치료하는 것이다. 이런 이론이 물질주의 - 환원론 체계의 선구자가 된 것 자체가 흥미로운 일이다. 생활방식의 변경은 무엇으로 구성되나? 대중요법 의학에서는 건강한 식이요법과 운동이다. 그러면 환경적인 자극에 대해 의미를 주는 정신신념 체계는 어떤가? 그러한 신념 체계의 변화가 '사회적' 질병을 치료할 수 있을까? 영양가가 높은 음식이란 무엇인가? 영양에 관해 의논할 때, 활력 에너지를 고려하는 것도 포함시켜야 하는가?

이와 같이 대중요법에 있어 질병에 관한 사회적 이론을 수용한다는 것은, 대중요법이 심신치유 그리고 아유르베다 또는 중국의학과 같은 동양적인 체계를 포함한 종합의학 기술을 쉽게 받아들이는 것에 개방될 수 있지 않을까 하는 질문으로 이어지게 된다.

그러나 르 파누의 의도는 그렇지 않다. 그는 세균 이론 같은 보다 전통적인 생물학적 이론에 근거를 둔 답을 원한다. 그는 위궤양이 헬리코박터 박테리아에 의한다는 개념 같은, 소위 세균적 설명에서 마침내 결론을 찾는다. 그러나 만일 당신이 항생제로 박테리아를 치료해도, 치료는 일시적인 경우가 많다. 이는 박테리아가 위궤양의 원인이 아니라, 단지 연관된 요인이라는 것을 시사해 준다.

나는 대중요법 의학이 치료할 수 없는 질병들이 생물학적 해답이나 물질주의적 해답으로 해결될 것으로는 생각하지 않는다. 사실은 우리의 존재는 보다 복합적이고 물질 너머에 있기 때문이다. 물질은 하드웨어이고 중요하나, 하드웨어가 표현하는 우리의 보다 신비한 면도 똑같이 중요하고, 올바른 치유의 과학에 반드시 고려되어야 한다. 물론 대중요법 의학은 현실에 맞는 것임에는 틀림없다.

내가 학생이었을 때, 선생님이 아주 인상적인 조언을 해주셨다. 당신은 스스로 틀림없이 답이라고 생각하는, 자신이 좋아하는 답을 정답이라고 생각하면서 문제를 본다는 것이다. '다른 것일 수가 없다'고 생각하면서, 그 편견을 바탕으로 문제와 답을 연결시키기 위해 최선을 다한다는 것이다. 그러나 수없이 실패한 다음에는 포기하게 된다. 뭐가 문제야! 자, 이제 당신은 다른 해답을 고려할 준비가 되었다. 대체로 나는 이 조언이 아주 유용하다고 생각했다. 만약 대증요법에 대한 신념이 매우 깊고 크다면 당신에게도 좋은 조언이 될 것이라고 생각한다.

의식 내에서의 생물학

주류의학자들이 주목해야 할 것은, 의학 패러다임의 근거로 여기고 있는 생물학이 이제는 패러다임 전환이 절실하게 필요한 시기가 되었다는 점이다. 사실 이에 대한 암시는 오랫동안 축적되어 왔다.

의식에 관한 문제부터 생각해 보자. 신경생리학자들은 환원론적 방법론을 의식을 이해하는 데에 적용해, 의식을 뇌 처리 과정과 신경의 상호작용의 산물이라고 생각한다. 그러나 철학자 데이비드 챌머스(David Chalmers)는 어떻게 이런 시도가 성공할 수 있는가라고 지적한다. 환원론적 접근은 오직 간단한 객체 모델을 만드는 데 성공할 수 있을 뿐이다. 그런데 의식은 단지 객체가 아니라 또한 주체이기도 하다.

만일 생물학이 의식을 설명할 수 없으면, 양자물리학이 우리에게 주는 의식 위주의 형이상학적 근거가 생물학으로 설명할 수 없는 여러 가지 현상을 설명할 수 있는지 고려할 때가 된 것이다.

의식 내에서의 올바른 생물학을 위해서는, 하나의 살아 있는 세포가 이미 자기 지시적인 양자측정에 연결되어 있다고 가정해야 한다. 살아 있는 세포를 위한 양자측정은 뇌와 마찬가지로 얽힌 계층이라고 가정해 보자. 의식이 붕괴되어 세포 상태가 될 때, 자기 참조적으로 세포와 동일시되고, 환경과 구분되는 우리가 생명이라고 부르는 정체성을 가지게 된다.

이런 기본적인 본성에서, 모든 생명은 첫 번째 살아 있는 세포에서 나왔기 때문에, 이 정체성은 모든 생명체의 정체성이 된다. 제임스 러브록(James Lovelock, 1982)[82]을 따라, 나는 이 정체성을 '가이아[83] 의식'이라고 부른다. 그 다음 이 기본적인 정체성은 우리의 자아개발과 같이(6장 참조) 창의성과 훈련(조건 형성)이 작동하는 곳으로 퍼져 내려간다.

나는 당신이 이 관점에서, 생명과 환경의 분리는 오직 양자측정의 얽힌 계층에서 나타난 현상에 지나지 않는다는 것을 주목하기 바란다. 환경과 자연은 정말로 우리의 적이 - 질병을 주는 - 아니고, 대중요법 의학이 흔히 말하는 것처럼, 우리가 희생자도 아니다. 환경은 우리 자신이다. 환경이 우리로부터 분리되어 있다는 것은 환상일 뿐이다. 심지어 리처드 레비톤(2000)이 말했듯이 질병은 우리의 삶의 일부이고, 우리의 선생이 될 수 있다고도 주장할 수 있다(17장 참조).

다음에 진화를 생각해 보자. 생물학적 진화는 훈련(조건화)된 활동과(기껏해야 전에 배웠던 상황이 환경의 변화와 함께 생긴 문제들을 해결하기 위해 결합된다) 창의성(우리에게 새로운 문제와 해결을 주는 새로운 상황이 발견된다)의 상호작용이다. 종의 항상성 시기 동안에 이미 배웠던 생활의 맥락은 상황에 따른 새로운 삶의 방식을(적응이라는 과정) 만들면서 합쳐지고, 다윈[84]적 진화는 계속 이어진다. 이에 대한 많은 화석 증거가 있다.

---

82) 영국의 과학자. 『가이아: 살아 있는 생명체로서의 지구(Gaia: A New Look at Life on Earth)』라는 저서를 통해 가이아 이론을 소개했다.

83) '가이아(Gaia)'는 고대 그리스인들이 대지의 여신을 부른 이름이다. 가이아 이론은 지구가 대기, 해양, 토양과 생물권이 유기적으로 결합된 하나의 살아 있는 생명체라는 이론이다.

84) 영국의 생물학자. 해군 측량선 비글호에 승선, 남아메리카·남태평양의 섬 등을 항해·탐사한 관찰 기록을 『비글호 항해기』로 출판했다. 1859년 『종의 기원』으로 진화론을 발표했다.

그러나 정말로 새로운 삶의 환경으로의 양자도약이 있으면, 급속한 양자 진화의 창의성이 있게 된다(고스와미 1997). 이것은 너무 빠르기 때문에 이 단계는 어떤 화석의 흔적도 남기지 않는다. 즉 시간이 없는 것이다(엘드레지(Eldredge)[85]와 굴드(Gould)[86] 1972).

생명은 첫 번째 단일 세포의 자기 참조적 붕괴로 시작한다. 그러면 이 관점에서 생명 진화의 의미는 무엇인가? 생명은 보다 복합적인 쪽으로, 삶의 전형적인 기능을 보다 잘 이행할 수 있는 활력체의 형태형성 청사진의 물리적 표현을 더 잘하는(의식의 전형적 주제를 조금 더 적절하게 표현하는) 쪽으로 발전한다. 결과적으로, 뇌가 만들어질 때 마음이 지도화될 수 있다. 뇌가 진화되기 전에는, 마음은 마음의 활력체 표현의 중개를 통해 간접적으로만 지도화될 수 있다.

일단 물리적 신체의 표현이 이루어지면, 다음에는 표현된 것이 붕괴되어 기능을 수행하고, 그와 연관된 활력체의 운동 또한 붕괴되면서 우리가 느낌으로 경험하게 된다. 비슷하게, 정신의미의 표현인 뇌 상태가 붕괴되면 자동적으로 의미의 정신 상태 붕괴를 가져오고, 그것을 생각으로 경험한다.

하지만 주목할 것은, 지금 단계의 생명의 진화에서는 초정신 지능을 표현화할 물리적인 하드웨어는 없다. 그래서 물리적인 신체 내에서 초정신의 표현은 항상 간접적이고, 정신체와 활력체의 중재를 통해 일어나므로 불완전하다고 할 수 있다.

또 주목할 일은, 현실 세계는 의식의 정체성이지만, 정체성은 하나가 아니라 많은 수준에서 일어난다. 첫째, 진화하는 지구의 생명 전체에 관한 정체성, 가이아 의식이 있다. 둘째, 종의 정체성이 있는데, 이는 특정한 형태의 계급과 적응된 유전적 습관의 정체성이다. 셋째, 각 유기체의 정체성이다. 그러나 정체성

---

85) 미국의 고생물학자, 진화생물학자. 굴드(Gould)와 함께 단속평형설을 주장하여 현대 진화 이론의 발달에 큰 영향을 끼쳤다. 『오카방고, 흔들리는 생명』 등 생태계에 대한 저서도 많다.

86) 미국의 고생물학자, 진화생물학자. 엘드레지(Eldredge)와 함께 단속평형설을 주장하여 현대 진화 이론의 발달에 큰 영향을 끼쳤다. 수많은 에세이와 저작 등으로 과학의 대중화에도 크게 기여했다.

은 여기서 그치지 않는다.

다세포체의 각 살아 있는 세포들은 자기 정체성을 가지고 있다. 의식은 개별적인 조건 기능을 수행하면서 각각의 정체성과 동일시한다. 기능의 집합 수준에서 자기 참조적 양자측정이 일어나는 장기와 같은 세포의 집합도 자기 정체성을 갖는다.

통합하는 뇌가 있는 유기체의 경우에는, 의식을 특정한 세포의 집합과 동일시하는데, 다른 신체 정체성의 대부분을 모호하게 만드는 극적인 방법을 통해서다. 이러한 신체 기능에 대한 뇌의 우세는, 신체 장기나 여러 차크라에 있는 신체 장기에서 일어나는 활력 에너지의 느낌에 대한 관심을 빼앗아, 특히 과학적 연구에 종사하는 연구자들을 포함해 우리의 관심을 끌었다.

리처드 레비톤(2000)은 현재의 장기이식 붐을 다음과 같이 비판한다.

인격과 이식되는 장기에 남아 있는 에너지는 어떻게 하는가? 내 간이 나의
존재와 관계가 있지는 않는가?
만일 당신의 중국의학 의사에게 묻는다면, 답은 '그렇다' 이다. 내 간은 나의
에너지, 내 스타일의 기(Qi)의 분명한 특징을 가지고 있다.

의식 내에서의 생물학은 레비톤과 중국의학의 시술자들에게 동의한다. 즉 우리의 간은 우리가 누구인가에 대해 말할 무엇인가를 가지고 있다. 우리의 장기와 연결된 의식은 장기이식 붐을 일으키게 하는 그런 사고를 원하지 않을 것이다.

게다가 이미 말했지만, 활력 에너지의 존재에 대한 이원론의 망령이 있다. 앞 장에서 이미 보여주었듯이, 이원론은 약간의 양자적 사고로도 쉽게 해결될 수 있다. 이제는 생물학자와 주류의학의 대증요법 시술자들이, 물리적 신체는 우리의 미묘체를 위한 표현 형성에 지나지 않으며, 의학은 물리적 신체뿐 아니라 우리의 모든 신체를 다루는 것으로 확장되어야 한다는 현실을 받아들여야 할 때다.

요약

다음의 개념을 받아들이고 더 깊게 생각해보자.

- 대중요법 의학은 의학적 응급 상황에서만 이용하는 것이 좋다. 다른 상황에서의 대중요법 이용은 가급적 피하고, 선택할 때도 주의 깊게 점검해야 한다.
- 우리가 오늘날 기본적으로 이용하는 대중요법 절차라도 해로울 수 있다. 백신 면역주사가 적절한 예이다.
- 주류의학의 모체과학이 되는 생물학에서도 패러다임의 전환이 필요하다. 의식 위주에 근거를 두고 새로 태동하는 생물학에서는, 생명체와 주위환경을 분리하는 것이 명백하게 환각에 불과하다. 그러므로 대중요법 의학이 주장하는 것처럼, 우리는 질병을 만드는 환경의 희생자가 아니다. 대중요법 의학이 지적하듯, 우리가 질병의 희생자라는 사고방식을 재고할 때가 되었다.
- 우리의 치유에 대한 여정은 궁극적으로 전체성을 향한 여정이고, 그 방법과 결과가 분리된 목적을 가질 수는 없다. 대중요법 의학의 기술은 전체로부터 우리를 더 분리시키고, 우리를 기계처럼 대함으로써 우리를 훈련(조건화)된 선택권 없는 기계로 만들고 있다. 반대로 대체의학과 보완의학은, 우리 자신의 좀 더 창의적인 면에 보다 미묘하고 잠재적으로 주의를 기울이면서, 전체로부터의 우리의 분리에 가교 역할을 하려고 한다. 당신에게 맞는 의학을 선택할 때, 이 둘의 차이를 고려해야 한다.

제2부

활력체(活力體) 의학

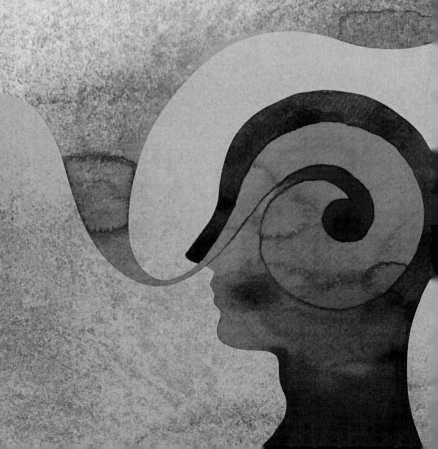

8장

활력체

수년 전 내가 인도 방갈로르에서 열린 요가 연구 컨퍼런스에 참가했을 때, 나는 프라닉(pranic) 치유자가 활동하는 모습을 참관할 수 있는 좋은 기회가 있었다. 산스크리트어인 프라나는 '활력 에너지'로 번역되고, 서양의학에서는 받아들여지지 않는 개념이지만, 인도의 아유르베다뿐만 아니라 전통 중국의학에서도 기(chi)라고 불리는 중요한 개념이다. 그 프라닉 치유자는 환자의 활력 에너지 균형을 회복시키고, 이를 통하여 물리적 신체를 치유하기 위해 그의 몸을 손으로 쓸어내리는 동작을 취했다. 이 과정은 효과가 없지는 않다. 어떤 일이 일어나는 것일까?

프라나가 서양의 사고방식에 알려지지 않은 동양의 개념이라고 생각하지는 말자. 18세기의 낭만주의 시인 윌리엄 블레이크(William Blake)[87]는 다음과 같이 썼다.

인간의 영혼과 분리된 육신이란 없다!

육신이라는 것은

오감을 통해 사물을 인식하는 영혼의 일부이자

영혼의 중요한 분출구이다.

에너지는 유일한 생명이며 이것은 육신에서 나온다.

에너지의 경계이자 겉을 둘러싸고 있는 것이 이성이다.

---

87) 영국 시인 겸 화가. 신비로운 체험을 시로 표현했다. 마음속에 그리던 환상을 기초로 하여, 괴물 같은 형상을 묘사한 '벼룩 유령'을 그렸다. 작품으로는 '결백의 노래', '셀의 서', '밀턴'등이 있다.

에너지는 영원한 기쁨이다.

블레이크(Blake)가 영원한 기쁨이라고 발견한 '에너지'는 물리학자가 말하는 에너지가 아니라(물리학에는 1830년대까지 에너지라는 개념을 사용하지 않았다), 인도의 전통적인 프라나이고 중국의 기(chi)이다.

활력체와 심신평행론

이미 앞에서 활력체에 대해 소개했으나(3, 4장 참조), 여기서는 추가적인 고찰과 함께 다시 언급하려 한다.

활력 에너지의 개념은 서양 생물학과 의학에서는 폐기되었다. 그것은 만연된 이원론과 DNA의 화학을 통해 신체의 모든 것을 이해할 수 있는 것처럼 되어 버린 분자생물학의 출현 때문이다. 그러나 DNA 단독으로는 치유를 설명할 수 없다. 모든 의사나 환자가 알고 있듯이, 치유에는 활력과 활력 에너지가 필요하다. 활력 에너지는 신체 화학의 산물이 아니다. 화학은 국소적이지만, 활력 에너지의 느낌, 살아 있음의 느낌은 비국소적이다. 그렇다면 활력 에너지는 어디서 온 것인가?

치유의 기본적 구성요소는 재생이다. 심한 손상을 받아도, 많은 수의 세포가 파괴되어도, 신체는 필요한 특정 기능을 수행할 수 있도록 정확하게 분화된 세포를 재생할 능력을 가지고 있다. 만일 손상된 세포의 재생이 주위에 있는 세포들의 분열을 통해 일어난다고 생각한다면, 다시 생각해 보기 바란다. 주위의 세포들은 보통 각각 다르게 개별화(個別化)되어 있다.

생물학자 루퍼트 셸드레이크는, 재생은 오직 비국소적이고 비물질적 형태형성장으로부터 오는 청사진 형성 때문에 가능하고, 그 청사진이 재생에 필요한 추가적인 형태형성을 제공한다고 지적했다. 형태형성장은 활력체로 구성되어 있다. 우리가 느끼는 활력 에너지는 활력체의 움직임이다.

분자는 물리 법칙을 따르나, 유지나 생존과 같은 살아 있는 것이 무엇인지도 모르고 우리 삶의 대부분을 차지하고 있는 사랑 또는 시기(猜忌) 같은 것에는 관여하지도 않는다. 활력체는 분리된 신비 세계에 속하고, 기본적인 활력 기능을 - 살아 있는 상황에서 - 수행하는 형태로 만드는 청사진(青寫眞)을 가진다. 다르게 말하면, 활력체는 시공간에서 활력 기능을 하는 물리적 신체 장기의 신체 계획을 제공한다.

요점은, 물질적 객체는 인과 법칙을 따르고, 그것이 그들의 행동을 분석하기 위해 우리가 알아야 할 전부이다. 나는 이들의 행동을 법칙을 따른다고 표현한다. 생물학적 체계는 물리 법칙을 따르나, 그들은 또한 자기 복제, 생존, 환경에 대하여 자신의 온전성의 유지, 자기표현, 진화 그리고 자기 이해 같은 목적이 분명한 기능을 수행한다.

이 기능들의 일부는 우리가 동물과 같이 태생적으로 가지고 있는 있는 본능이라고 인식할 것이다. 예를 들면, 공포는 우리의 생존 본능과 연결된 느낌이다. 그러나 당신은 분자 덩어리가 두려워하는 것을 상상할 수 있는가? 분자의 행동은 공포의 속성은 주지 않고, 완전히 물리 법칙 내에서 설명될 수 있다. 공포는 우리가 느끼는 활력체의 움직임이다. 그리고 부수적으로, 프로그램은 물리적 장기의 세포들이 공포를 유발하는 자극에 대한 반응으로 적절한 기능을 수행하도록 안내한다.

생물학적 체계의 행동은 그들의 기능을 수행하게 하는 프로그램이 그들의 분자적 기저(基底) 운동을 지배하는 물리적 인과 법칙과 관련이 없기 때문에 흥미롭다. 나는 이 행동을 프로그램을 따른다고 표현한다(고스와미 1994).

생물학에 있어 루퍼트 셸드레이크가 만든 큰 공헌은 이 프로그램을 따르는 행동의 근원을 인지했다는 것이다. 셸드레이크는 생물학적 형태형성을 - 생물학적 존재를 위한 물리적 형태를 만드는 것을 수행하는 프로그램을 설명하는 생물학의 비국소적이고 비물리적 형태형성장을 소개했다.

그래서 다시 얘기하건대, 활력체는 형태를 만드는 청사진인 형태형성장의 저장소이다. 물리적 신체의 역할은 활력체 형태형성장을 표현하는 일이다. 표현을 하는 역할은 생명체의 기능을 수행하고, 유지하며, 재생하는 것이고, 활력체의 역할은 표현을 만드는 청사진을 제공하는 것이다.

이제 이해가 갈 것이다. 생명체가 소프트웨어 프로그램에 의해 움직여진다면, 프로그램은 프로그래머에 의해 만들어진 청사진 어딘가에서부터 시작해야 한다. 그렇다. 청사진은 하드웨어에 장착되었고, 생물학적 형성의 프로그램을 따르는 행동은 자동적이다. 그래서 프로그램을 따르는 행동의 기원과 프로그래머에 대해서는 잊기 쉽다. 그러나 장착된 형태의 기능이 잘못되면, 어떻게 하나?

그래서 활력체가 필요하다. 활력체는 생물학적 기능, 물리적 신체의 장기가 표현하는 형태형성장에 대한 원래의 청사진을 가지고 있다. 일단 표현이 만들어지면, 장기는 프로그램을 작동하여 생물학적 기능을 수행한다. 표현 제작자, 즉 프로그래머는 의식이다. 의식은 활력적 청사진을 사용하여, 법과 원형의 신체인 우리의 초정신체에 그 원형이 암호화되어 있는, 활력 기능의 물리적 표현을 만든다(그림 11). 의식에 의해 물리적 장기의 양자 가능성이 붕괴되어 의도되어 있던 생물학적 기능을 수행하는 활동이 이뤄지면, 의식 또한 대응하는 활력체 청사진의 관련된 운동을 붕괴시킨다. 이것이 우리가 느낌이라고 느끼는 움직임이다.

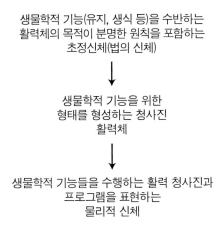

생물학적 기능(유지, 생식 등)을 수반하는
활력체의 목적이 분명한 원칙을 포함하는
초정신체(법의 신체)

생물학적 기능을 위한
형태를 형성하는 청사진
활력체

생물학적 기능들을 수행하는 활력 청사진과
프로그램을 표현하는
물리적 신체

그림 11. 생물학적 기능이 하늘(초정신 영역)로부터 지구(물질 영역)로 내려오는 방법.

일단 당신이 양자적 사고에 젖게 되면, 이원론의 반론은 더 이상 가능하지 않게 된다. 의식은 동시에 비국소적으로, 물리적 신체, 활력체, 정신체, 그리고 초정신체와 같은 의식 내에서의 모든 신체들의 모든 가능성 파동을 붕괴시킨다. 우리는 활력체도 물리적 신체와 마찬가지로 양자체로 간주해야 한다.

프라나, 기(chi) 또는 활력 에너지란 무엇인가? 이것은 활력체 청사진 움직임의 양자 형식이다. 당신이 감정을 느끼는 신체적, 정신적 경험을 하게 되면, 거기에는 의식이 당신의 내적 인식 내에서 의식이 붕괴된 추가적이고 신비한 활력 운동이 있는 것이고, 이를 프라나라고 한다. 다른 사람의 느낌을 당신이 느낄 수 있는가? 당연히 활력체의 양자적 비국소성을 통해 느낄 수 있고(정신적 텔레파시와 비슷하게), 이를 감정이입이라고 부른다. 건강한 기(chi)를 가진 사람이 다른 사람의 기(chi)의 균형을 잡는 데 도움이 될 수 있는가? 당연히 있다, 양자적 비국소성을 통해서이다.

동양의 철학 내에 들어 있는 치유에는, 단순히 만지거나 그들의 손을 환자의 신체 위에 놓고 쓸어내리는 몸짓으로 활력체 치유를 할 수 있는 특별한 사람, 영적 치유자가 있다. 다행히도 이 '손으로 하는 치유'는 동양의학에만 국한된 것이 아니다. 서양의 많은 영적인 전통에서도 사용하고 있다. 치유 능력이 있는 특별한 사람들은 이 전통에서 존경받아 왔다. 들로레스 크리거(Dolors Krieger)[88]와 도라 쿤츠(Dora Kunz)[89] 같은 선구자들 덕분에 손으로 하는 치유와 촉수 치료가 현대 서양 문화에도 영향을 미쳤다.

내가 이 장의 앞부분에서 인용한 바 있는 방갈로르의 컨퍼런스에서 보았던, 환자의 활력장을 정신적으로 쓸어내리는 것은 치유 활력 에너지, 즉 치유 프라나의 양자적 비국소적 전이이다.

감정은 물리적 신체와 정신체의 움직임뿐만 아니라, 활력체와도 관련이 있다. 화가 났을 때를 떠올려 보자. 신체적으로 얼굴에 혈액이 몰리며 붉어지고, 화가 난다는 생각을 떠올리고 있다. 그러나, 잠깐! 보라! 무엇인가 다르다. 뭔가 미묘한 것이, 당신이 속으로 느끼지만 앞의 두 범주에는 속하지 않는 것이 있다. 그것이 프라나이고, 활력 에너지이다.

활력체는 나누어지지 않고, 미소 - 거시의 분할이 없으며, 구조도 없다. 그래서 활력체의 느낌은 묘하고 내적으로 경험하게 된다. 그러나 우리는 개개인의 활력체를 받아들이고, 물론 훈련(조건화)을 통해서, 반복 사용을 통해 조건적으로 발생하는 특정 활력 운동, 즉 개인의 습관 패턴을 형성하면서 기능적이 된다.

보라! 우리의 물리적 신체와 활력체(그리고 정신체와 초정신체)들은 병렬적이고, 의식에 의해 병렬성이 유지되는 분리된 실체들이다. 그러나 이 실체들이 고형의 단단한 것으로 만들어진 것이라고 연상하면 안된다. 그것은 이 실체에 대한, 물리적 신체에 대해서조차도, 양자적 사고가 아니다. 모든 실체는 가능성이다. 실재가 그러하듯, 오직 붕괴를 통해서만 의식이 그들이 지니고 있는 모든 실재성을 부여한다. 물리적 신체의 경우, 실재성은 주로 구조적이다. 활력체(그리고 정신

---

88) 뉴욕대학교 간호대 교수로 접촉 치료법(therapeutic touch)을 개발했다. 정신신체 질병에는 탁월한 효과가 있었고, 면역력 증가와 함께 류머티즘과 수술 후 통증에도 효과가 있음을 증명했다.

89) 네덜란드 출신의 미국 작가, 심령술사, 대체의학 시술자로서 미국 신지학회 회장 역임. 접촉 치료법을 개발했으며, 차크라에 에너지 센터가 있고 내분비선에 영향을 미친다고 주장했다.

체)의 경우, 심지어 개별 특성마저도 기능적이고, 표현에서조차 항상 미묘하게 남아 지속된다.

활력체의 양자적 본성의 증거

내가 제안하는 심신평행론의 중요한 가설인 활력체의 양자적 본성에 대해서는 어떤 증거가 있을까?

전통적인 중국의학은 기(chi)가 흐르는 경로인 경락(經絡)에 대해 이야기하는데, 중국의학에서 침을 놓는 점이 이 경락을 따라 놓이게 된다(10장 참조). 만일 기의 움직임이 이로 인해 국소화되면, 처음에는 기의 행동이 고전적이고 결정론적인 것처럼 보일 것이다. 하지만 인도에도 중국의 기와 비슷한 프라나가 있고, 그 경로를 나디(nadis)라고 한다. 나디는 중국의 경락과 정확히 일치하지는 않는다. 이 두 전통은 일관성 있게 양자적 행동을 보여주는데, 이 두 개의 경로 모두 구체적이지는 않고, 직관적인 탐구의 지침 역할을 하는 정도이다.

그래서 기의 국소화와 움직임의 방향 사이에는 불확정성의 원리가 작용한다. 이는 더욱이 중국인들이 기를, 물질 객체의 보완적인 특성인 파동과 입자같이, 전체성(Tao)의 두 보완적인 측면인 음(陰)과 양(陽)으로 특정 짓는 것에서 확인되었다. 우리가 '활력 에너지의 균형'을 이야기할 때, 중국의학에서 이것은 활력 에너지의 음과 양의 측면의 균형을 의미한다.

감정으로서의 활력 에너지를 우리가 개인적으로, 내적 인식으로 느낄 수 있다는 사실은 그 움직임에서 불확정성 원리가 작용한다는 것을 지지해 준다. 당신은 나의 느낌을 느낄 수 없다. 왜냐하면 의식에서의 나의 느낌의 붕괴가 그것을 변화시키기 때문이다(불확정성의 원리 때문에. 4장 내 질병의 내적 본성의 연결에 대한 논의 참조).

언론인 빌 모이어스(Bill Moyers)의 PBS TV 시리즈 〈치유와 마음〉에서 중국의 학과 기의 신비에 관한 매혹적인 내용이 방송되었다. 방송 내용 중 "어떻게 의사 본인이 그가 정확한 지점에 침을 놓았는지 알 수 있는가?"라는 모이어스의 질문에, 중국의술의 미국인 도제(徒弟)인 데이비드 아이젠버그(David Eisenberg)는 다음과 같이 답했다.

> 정확한 지점에 시침(施鍼)을 한다는 것은 아주 어려운 일입니다. 의사가 환자에게 기(chi)를 느끼냐고 물었을 때 환자가 느끼면, 그곳이 옳은 지점이라고 알게 되는 것입니다. 물론 의사도 그것을 느낄 수 있습니다. 제 침술 스승님은 이 과정이 낚시와 같다고 하셨습니다. 당신은 반드시 물고기의 입질과 무는 것 사이의 차이를 알아야만 합니다.

물론 다른 사람의 기를 느끼는 것을 배우려면 수 년 이상 걸린다. 기의 느낌은 내적이고, 보통 우리가 현실에서 공유하는 부분은 아니다. 침술사들이 환자의 기 경험을 공유하는 방법은 정신적 텔레파시와 같다. 이는 양자적 비국소성을 통해 가능하다.

기의 양자적 성질의 아주 좋은 증거는 기공(chi gong, 기를 다룬다는 의미, Qigong 이라고도 한다)의 대가와 함께 중국에서 한 대조실험에서 볼 수 있다. 이 기공의 대가가 식물에게 '좋은 기'를 보낸 후, 식물의 성장대사율이 신장된 것을 확인할 수 있었다. 반대로, '나쁜 기'를 받은 식물은 성장대사율이 저하되었다(센시어〔Sancier〕 1991).

이 실험은 분명히 기공 대가의 활력체와 식물 사이의 비국소적 연결을 보여준다. 비국소성은 고전적 기계로는 모의실험을 할 수 없기 때문에(파인먼(Feynman)[90] 1981), 이것이 활력체의 양자적 성질에 대한 주요한 증거라고 할 수 있다.

---

90) 미국의 이론물리학자, 노벨상 수상자. 양자전기역학의 재규격화 이론을 완성했다. 아인슈타인과 함께 20세기 최고의 물리학자이다.

그러나 활력 에너지는 특정한 물리적 신체 또는 심지어 장소와도 연관될 수 있다. 이 경우 그 물리적 신체나 장소는 활력 에너지를 '가지고 있다'고 할 수 있다. 이는 '환상지(幻像肢)' 현상에서 잘 볼 수 있다. 이는 한쪽 팔 또는 다리를 절단한 후에도, 그 부위의 감각을 느낄 수 있는 것을 말한다. 아마도 전자 심령현상 연구에서 활력 효과를 전달하는 것도 이와 같은 방식일 것이다.

우리는 물리적 기구로 활력 에너지를 측정할 수 있는가?

물리적 기구로 활력 에너지를 측정할 수 있을까? 정의에 의하면, 답은 '아니다'이다. 활력 에너지와 물리적 기구는 직접적으로 상호작용하지 않는 두 개의 서로 다른 세계에 속해 있다. 그러나 거기에는 주의사항이 있다.

신체적 형태는 활력체의 형태형성장을 표현하고, 서로 연관되어 있다. 만일 우리가 활력체의 움직임에 따라 변하는 상호연관된 신체적 형태를 측정할 수 있다면, 활력체에 대하여 간접적으로 무엇인가를 측정하는 것이다. 이것이 우리가 측정에 대해 할 수 있는 생각이다. 우리가 어떤 사람이 생각한다고 말할 수 있는가? 그렇다. 우리는 자기공명 영상(MRI: magnetic resonance imaging)이나 양전자 단층 촬영(positron tomography)으로 뇌의 활동을 알 수 있다.

아마도 아직 논란의 여지가 있는 키를리언 촬영술(Kirlian photography)[91]이 여기에 해당되는 것 같다. 키를리언 사진은 러시아 과학자 세몬(Semyon)과 발렌티나 키를리언(Valentina Kirlian)에 의해 발견된 것이다. 두 금속판을 연결하는, 테슬라 코일이라고 하는 변압기를 사용한다. 필름이 닿아 있는 금속판 사이에 사람의

---

91) 러시아의 전기공이었던 세몬 키를리언(Semyon Kirlian)이 발견한 사진술. 키를리언 사진으로 인체나 어떤 물체를 촬영하면, 우리가 눈으로 볼 때는 없었던 빛이나 파장 등이 사물 주변에 나타난다.

손가락을 놓는다. 전기를 켰을 때, 필름에 기록되는 것을 손가락의 키를리언 사진이라고 한다.

전형적 키를리언 사진은 객체 주위에 전조를 보여준다. 키를리언 사진의 옹호자는 전조(前兆, aura)의 색과 밀도가 촬영된 사람의 감정 상태를 알려준다고 주장한다. 예를 들면, 붉고 얼룩덜룩한 전조는 불안한 감정에 대응하고, 빛나는 전조는 안정을 가리킨다는 것 등이다.

어떤 종류의 에너지 현상이 일어나는 것은 분명하다. 여기에 관련된 에너지는 오감(五感)으로 조절되지 않는다는 것이 입증되었다. 그래서 원래 일부 연구자들은, 우리가 보는 것은 염력을 통해 손가락에서 필름으로 가는 미묘체 에너지의 흐름의 그림이라고 생각했다. 그러나 이것은 오직 미묘체 에너지가 물질적인 무엇일 때만 가능할 수 있다.

물질주의자들은 대안적인 해석도 내놓았는데, 그것은 전조가 땀과 관계 있다는 것이다. 실제로 금속판 사이에 습기가 있으면 사진에 영향을 주어서, 결과의 해석에 논쟁거리를 주었다.

내가 이 모든 것을 이야기하는 이유는 제3의 해석이 가능하기 때문이다. 기분 변화에 따른 활력 에너지의 차이는 기분 변화에 따라 기능이 변하는 장기 표현의 변화를 수행하는 프로그램을 바꾼다. 사진은 물질적 수준에서의 변화를 측정하는 것이다. 물질적 수준의 변화는 활력적 수준의 변화와 연관 관계가 있기 때문에 간접적으로 활력적 수준을 측정하는 것이 될 수 있다.

당신은 무슨 체형인가?

만일 당신이 대중요법 의사에게 "당신은 무슨 체형인가?"라고 물으면, 그는 "그것은 당신의 유전자에 의해 결정된다"라고 말할 것이다. 하지만 정말 그런가? 만일 당신이 유전자는 그저 단백질을 만드는 지침일 뿐, 형태형성에는 관련이 없다고 지적한다면, 그는 분노해서 "만일 유전자로 그것을 설명하지 못하면, 체형과 같은 것은 있을 수 없다. 설사 있더라도 별로 중요하지 않을 것이다. 당신의 질병은 당신이 유전자적 결함이 없다면, 당신의 신체 형태가 어떻게 구성되었든 상관없다. 치료도 소위 당신의 체형과는 관련이 없다"라고 말할 것이다.

그러나 활력체를 포함하는 의학에서는 - 형태를 만드는 형태형성장에 더 가까운 - 체형은 아주 타당한 이야기다. 이런 식으로 인도의 아유르베다 의학(9장 참조)과 전통 중국의학(10장 참조)은 체형에 대해 - 자연체질의 분류에 대해 - 매우 중요하게 생각한다. 그들은 모두 체형에 따라 몸을 어떻게 돌보고, 체형에 따라 어떤 질병이 생기고, 체형에 따라 어떻게 치료하는가에 대한 지침을 준다. 활력체 의학은 개인에 따라 개별화되어 있고, 이것이 큰 장점이다.

불행하게도 인도와 중국의 의학을 살펴보면, 처음에는 실망할지 모른다. 이 두 의학은 서로에 대한 평가도 일치하지 않는다. 그러면 과학은 획일적인가?

활력체가 미묘하기 때문에 활력체 의학 또한 미묘하다는 것을 아는 것이 중요하다. 그렇기 때문에 우리는 미묘함에 대해서 내적, 주관적으로만 경험할 수 있을 뿐이다. 그래서 일반적으로 우리는 활력체에 대해 상당히 객관적이고, 단일 관찰자 독립적인 과학을 기대할 수는 없다. 그런데 과학은 적어도 약한 객관성 - 관찰자 불변성 - 을 요구한다. 도출된 결론은 반드시 특정 관찰자로부터 독립적이어야 한다는 것이다. 우리는 중국과 인도의 의학 체계가 활력체 의학의 약한 객관성의 기준을 만족하는 것을 보게 될 것이다. 일단 문화적인 조건 형성이 고려된다면, 이 두 의학 체계는 서로 상충되지 않고 보완적이 될 수 있다.

활력체 의학의 상황은 틀림없이 문화인류학자들을 행복하게 할 것이다. 한동안 많은 문화인류학자들이 물질적 우주에 대해 성공적으로 접근할 수 있는 방법으로, 사물을 한 보편적인 법칙의 개념으로 설명하려는 시도를 해왔다. 그러나 지금은 적어도 활력체, 그리고 활력체와 물리적 신체의 상호작용에 관해서는 문화인류학자들의 의견이 옳을 수 있다는 것에 위안을 받을 수 있다.

9장

아유르베다와
활력 에너지 불균형의 치유

아유르베다는 인도에서 수천 년 전부터 사용되며 발전해 온 건강과 치유의 과학으로, 인도와 외국에 널리 퍼지게 되었다. 디팩 초프라(2000), 바샌트 라드(Vasant Lad, 1984), 데이비드 프라웨이(David Fraway, 1989) 등의 멋진 해설자들 덕분에, 도샤(dosha)와 같은 아유르베다의 개념이 미국에서도 더 친숙하게 되었다.

예를 들자면, 최근에 한 파티에서 어떤 낯선 사람이 갑자기 나한테 "그래서 당신의 체형은 뭐죠? 바타(vata), 피타(pitta) 혹은 카파(kapha)?"라고 물었다. 여기서 바타, 피타, 카파는 아유르베다의 도샤의 명칭들이다. 나는 이 대화에 함축된 의미를 또렷이 알고 있다. 이 사람은 모르는 사람과 이야기하기 전에 지배적인 도샤에 의해 결정되는 아유르베다 식 체형을 알고자 하는 것이다. 약 10여 년 전에는 낯선 사람과 대화를 시작할 때 "당신은 궁수 자리인가요?"와 같이 점성술을 활용하였다. 그런데 점성술의 시대는 이제 지난 것 같다.

그러나 도샤가 무엇인가? 현대의 아유르베다 시술자들은 당신의 불편한 증상들이 도샤의 불균형에 의한다고 설명하면서도, 그에 대한 정의는 꽤 모호하다. 그들은 신체적으로 도샤는 체액, 바타는 장의 가스, 피타는 담즙, 카파는 담(가래)과 관계가 있다고 말한다. 만일 당신이 옛날에 서양에서 의술이 어떻게 시술되었는지에 대해 지식이 있다면, 체액의 중요성을 알 것이다.

서양에서도 네 가지 체액을 중요하게 여겼다. 화를 잘 내는 기질의 노란 담즙액은 아유르베다의 피타에 해당된다. 냉정한 기질은 담(가래)과 관계있고, 카파에 해당된다. 다른 두 체질, 즉 우울한 기질은 검은 담즙과 관계있고, 다혈질은 혈액을 나타낸다. 마지막 두 기질은 아유르베다 전통에서는 바타에 해당된다.

오늘날에도 멜랑콜리(melancholy, 슬픈, 우울한)는 우울한 상태를 나타내는데, 우울증의 원인이 될 수 있는 만성질환은 바타가 너무 많아서 생기는 것이라는 아유르베다의 견해에 의견을 같이하는 것이다.

조금 더 초기의 의학은 이 도사를 자연 물질의 '다섯 가지 요소(흙, 물, 공기, 불, 에테르)에 연결시켰고, 이후 널리 퍼졌다. 바타는 공기이고, 움직이기 위해서는 에테르의 그릇(텅 빈 공간)이 필요하다, 그래서 바타는 공기와 에테르를 나타낸다. 피타는 알기 쉽게 (소화의) 불이다, 이것은 물이라는 운송 수단이 필요하므로, 불과 물의 요소를 반영한다. 카파는 흙이라는 용기가 필요한 물을 뜻한다. 그래서 카파는 물과 흙을 반영한다.

그러나 이것들은 모두 아유르베다에서 말하는 것으로, 만일 당신이 서양 의사라면 감명 받지 못할 것이다. 이 오래된 체계들은 인위적이고 단순하며, 당연히 구식 세계관에 바탕을 둔 것이다. 그에 비해서, 현대(대중요법) 의학의 세계관은 높은 지적 수준에 근거를 두고 있다. 누가 아유르베다의 경험적인 성공을 이야기하면, 모든 서양 의사들은 어깨를 으쓱거릴 것이다. 현대의 과학적 세계관에서는 바타, 피타, 카파의 중요성을 이해할 수 있는 방법이 없는 것 같다.

많은 아유르베다의 옹호자들은 주요한 모델들을 제안하거나, 적어도 오래된 관점을 덜 강조하기 시작했다. 그들은 도사가 다음과 같은 신체 과정과 연결되어 있다고 말한다.

바타(vata) : 일상적인 운동(혈액순환 같은)

피타(pitta) : 변형적인 운동(소화 작용 같은)

카파(kapha) : 구조 또는 구조를 유지하는 것(폐의 내벽 같은)

이 시술자들은 세계관에 관한 질문에 너무 빠져들지 않는 것이 중요하다고 생각한다. 인간의 체계는 세계관에 근거한 기본적인 것으로 모든 것을 연결할 수 있는 적절한 학설을 만들기에는 너무 복잡할지 모른다. 대신, 실용적인 아유르베다 시술자들은 모든 사람을 일곱 형태로 분류하는 도사 개념을 사용한다.

1. 순수 바타, 바타가 다른 두 도사보다 우성(두 가지 중요한 특징만 말하면, 마른 체형에 불안정하거나 가변적인 처신을 하는 사람).
2. 순수 피타, 피타가 다른 두 도사보다 우성(중간 체형에, 진취적이고 예리하며 지적인).
3. 순수 카파, 카파가 다른 두 도사보다 우성(건강한 체형에 느린).
4 - 6. 도사가 혼합된 세 가지 형태, 피타 - 바타, 피타 - 카파, 바타 - 카파(각 특성들이 혼합된).
7. 드물지만 피타 - 바타 - 카파, 모든 도사의 특성이 비슷한 정도로 존재.

원칙적으로, 여덟 번째 체형 - 완전히 균형 잡힌 체형 - 이 있는데 매우 드물다. 아유르베다의 기본적인 가정은, 누구나 타고난 체형 - 특정한 '기준 수준'의 불균형(산스크리트어로 프라크리티(prakriti)) - 을 가지고 태어난다는 것이다. 삶과 생활양식, 환경과 같은 만일의 사태가 더 심한 불균형(bikriti)을 야기하면 병이 생기는 것이다. 아유르베다의 의약 식물, 식이, 치료는 이 기준 수준의 불균형 상태로 되돌리려는 것이다. 이론적으로는, 이 기준 수준의 불균형도 교정하는 것이 바람직하지만, 이는 매우 어렵고, 보통은 시도조차 되지 않는다.

우리가 형성되는 시기, 즉 구조를 가지는 시기에는 카파가 우세하다. 생의 중간 시기에는 피타가 우세하고, 생의 후반기에는 바타가 우세해지는 경향이 있다. 질병은 인생의 중반기 이후, 후반기에 생기므로, 대부분의 질병은 바타 불균형 때문이다. 다음으로 피타 불균형이 많고, 카파 불균형이 가장 적다. 우리의 현대 생활방식은 바타를 악화시킨다. 그러므로 현대에 대한 아유르베다의 간단한 메시지는, 바타를 악화시키는 것을 조심하라는 것이다.

그럼에도 불구하고 아유르베다의 시술은 미묘하다. 현대의 대증요법 의학도 생활방식을 중요시하기(질병의 사회적 이론) 시작했다. 예를 들면, 대증요법 의사에게도 심장 질환은 소위 A형 성격과 생활방식(활동 과다, 과잉 불안, '하면 된다'는 방식)하고 연관이 있다고 여겨진다. 그러나 아유르베다 시술자들은 모든 A형 성격이 심장 질환에 걸리지는 않는다는 것을 고려하는 점에서 접근 방법에 차이가 있다. 아유르베다는 환자를 자신의 기준 수준의 도사 불균형, 즉 프라크리티(prakriti)로 돌아가는 것을 시도한다. 만일 기준 수준이 이미 A형이면, 아유르베다는 이를 고치려고 하지는 않는다. 이것이 만성 질환을 치료하는 데 유용한 아유르베다의 개별화된 본질이다.

그럼에도 불구하고 중요한 질문이 남는다. 왜 누구나 기준 수준의 도사 불균형인 프라크리티를 가져야 하는가? 분명히 아유르베다는 지금까지의 성공으로 판단할 때, 대중요법 의학의 보완을 하는데, 과연 어떻게 하는 것인가? 우리 체형을 이런 식으로 보는 것에는 우리의 질병적 성향과 치료에 영향을 미치는 과학적 이론이 있는가?

아유르베다와 활력체

더 깊게 들어가 보면, 아유르베다는 우리를 오직 물리적 신체로만 보는 현대의 대중요법 의학보다, 우리 자신을 조금 더 확장된 것에 근거를 둔다고 말할 수 있다. 물리적 신체 외에도, 아유르베다는 활력체의 움직임과, 지금은 좀 덜 중요시하지만, 모든 존재의 근거가 되는 의식에 바탕을 둔 정신과 초정신체의 움직임의 개념을 허용한다.

세포와 장기 같은 물리적 신체의 형성은 활력체 청사진의 표현인데, 아유르베다는 이를 인식하여, 사람이 병에 걸릴 수 있는 보다 많은 방법을 지적할 수 있다. 현대의 생물학에서, 루퍼트 셸드레이크가 "비물질적 형태형성장(활력체를 칭하는 보다 과학적인 명칭)이 신체 형성의 청사진을 제공한다"라고 같은 요점을 지적했던 것을 기억해 보자.

대중요법 의학에서는, 질병은 물리적 신체가 고장 나서 생기는 물리적 신체의 화학적(그리고 물리적) 기능 이상이고, 치료도 마찬가지로 잘못된 것에 대한 화학적(또는 물리적) 교정으로 구성된다. 비슷한 방식으로 현대의 아유르베다 시술자들에게 질병은 물질적 수준에만 있는 것이고, 치료는 바타, 피타, 카파 같은 물질적 형태에 관련된 불균형을 고려하지만, 이것은 대중요법 의학보다는 더 교묘하다.

그러나 아유르베다의 깊은 수준에서는, 질환은 그뿐만 아니라 잘못된 체질, 활력체의 청사진의 잘못된 움직임 등의 결과일 수 있다. 이 움직임들은 신체적 장기의(청사진의 표현) 활력 기능을 수행하는 프로그램과 관련 있다는 내용을 기억하자. 분명한 것은, 활력 수준에서 교정이 이루어지지 않으면, 절대 신체적 건강에 대응하는 활력 기능을 수행할 수 있도록 장기의 표현이 적절히 이루어지게 할 수 없다. 그래서 깊은 수준에서의 전통적인 아유르베다는 활력체의 질적인 균형을 가지는 것을 더욱 강조하고(중국의학에서도 마찬가지이다), 아유르베다 체계에서는 그것이 도사의 전구물질이 된다.

질환에 대한 깊은 수준의 아유르베다 시나리오는 (활력체를 참여시키는 보완적인 질병 - 원인 시나리오를 소개하기 때문에) 대중요법 의학에 대하여, 물질적 도사만 다루는 현대의 아유르베다보다 더 분명한 보완성이 있다. 그러나 여기에 문제가 있다. 물리적 신체와 관련이 있는 활력체란 무엇인가?

전통적인 아유르베다에서는 활력체가 비물질적이라고 한다. 불행하게도 현대의 아유르베다 시술자들은 그 같은 주장이 근거가 없다고 말한다. 분자생물학이 모든 형태의 활력론(생기론) 또는 비물질적 생명력 등을 이미 배제시키지 않았는가? 활력체를 가정하는 것 자체가 이원론의 망령과 '어떻게 비물질적 활력체가 물리적 신체와 상호작용할 수 있는가?'라는 질문을 나오게 한다.

그러나 이 같은 활력체(그리고 의식)에 관한 이원론적인 관점은 뉴턴 사고의 근시안적 안목의 결과이다. 물리학에서, 뉴턴의 고전적 물리학은 양자물리학으로 대치되었고, 물리학에서의 이러한 패러다임 전환의 의미는 의학과 같은 다른 분야로 점차 퍼져 나가고 있다. 양자적 사고에서 활력론은 더 이상 이원론이 아니다. 다르게 말하면, 양자적 사고에서는 우리가 이원론의 함정에 빠지지 않고 활력론을 가정할 수 있다.

앞에서 언급한 바와 같이 양자물리학에서는, 모든 객체는 의식의 가능성 파동이고, 이것이 모든 존재의 근거가 되는데, 이 가능성들은 물질적인 것과 활력적(그리고 정신적, 초정신적)인 것으로 나뉠 수 있다. 이 가능성 객체들이, 의식이 이 가능성들을 특정한 양자측정의 현실적 경험으로 선택할 때(물리학자들이 가능성 파동의 붕괴라고 부르는 사건), 우리의 경험에서 '사물(事物)'이 된다.

명백하게 경험은 물질적 요소를 가지고 있지만, 주의 깊게 살펴보면, 활력적 요소인 감정도(그리고 사고, 직감은 정신적, 초정신적 요소이다) 가지고 있다. 의식이 평행론을 유지하면 물리적 신체와 활력체는 평행적인 기능을 하므로, 이는 이원론을 배제하는 것이다(그림 4 참조).

그러므로 활력 에너지는 우리가 우리의 신체적 장기를 경험할 때 활력체에서 느끼게 되는 것이다. 이 느낌이 옳지 않으면 질환을 느끼게 된다. 그러나 우리는 활력 에너지의 과정에 어떤 성향을 갖고 있다. 이러한 활력적 성향이 산스크리트어로 도사라고 하는 물질적 '결함(缺陷)'의 전구체이다.

왜 세 가지 형태의 도사(dosha)인가?

의식은 생명의 경험을 위해 연관된 신체적 장기와 함께 활력적 느낌을 붕괴한다(지금은 우리 경험의 정신적, 초정신적 측면은 언급하지 말자). 우리의 물리적 신체는 항상 변화한다는 것을 염두에 두어야 한다. 세포와 장기는 우리가 섭취하는 음식물 분자의 도움으로 계속 재생된다. 또 우리는 활력체의 양자 가능성이 활력체의 청사진인 형태형성장의 가능성 스펙트럼(범위)으로 구성된다는 것(상황의 양자역학에 의해 결정되는 확률 분포에 일치하여)을 기억해야 한다. 활력체 기능의 역동적 법칙과 그 움직임의 맥락은 초정신체에 들어 있다.

우리가 처음 표현을 만들 때, 즉 한 세포의 배아(胚芽)가 세포분열에 의해 다세포가 될 때, 우리의 활력체 청사진의 선택은 자유롭고, 신체적 표현은 어떤 내적 및 외적 환경조건 하에서도 최선의 건강에 상응할 기회를 가지고 있다. 다르게 말하면, 활력체의 기능과 법칙이 있지만 초정신적 원형은 항상 같기 때문에, 우리는 기능에 상응하는 특정한 형태형성장, 즉 청사진을 자유롭게 선택할수 있다.

신체적 표현에 사용될 활력적 청사진에 대한 선택의 자유는 만들어지고 있는 특정한 물리적 신체의 내적, 외적 환경의 맥락에 대응해서 이루어진다. 물론이 시기에도 (1) 표현을 만드는 기구(유전자)의 결함 (2) 표현에 사용되는 물질(음식물 섭취와 영양 상태)의 부적절 등으로 인해 질병이 생길 수 있다. 그러나 적절한 유전적 자질과 알맞은 영양 상태에서는, 처음 활력체의 지침에 의해 물리적 신체를 만들 때 우리는 창의적일 수 있다. 창의성과 함께, 우리는 유전적 자질과 영양 결핍, 때로는 박테리아나 바이러스 같은 환경적 문제도 극복할 수 있다. 그래서 대부분의 어린이들은 건강 상태가 좋다. 그러나 어떤 어린이들은 박테리아나 바이러스 같은 환경적 요인 없이도 건강이 안 좋을 수 있다. 더구나 심장질환 같은 질환들은 초기 연령에 나타나는 경우가 많다. 무엇이 그렇게 만드는가?

우리가 성인이 되면서 물리적 신체(세포와 장기)는 여러 차례 재생되어 소위 훈련(조건화)이 되면, 이것이 우리의 창의성과 타협하게 된다. 훈련(조건 형성)은 과거의 반응, 전에 붕괴된 가능성에 더 중요성을 두기 위한 확률 수정의 결과다. 이것은 기억의 거울에 반영된 것이기 때문이다(고스와미 2000). 훈련(조건 형성)이 됨으로써, 우리는 더 이상 환경 상황에 맞는 활력체 청사진을 선택할 자유를 갖지 못하고, 대신 전부터 사용해 온 청사진을 쓰게 된다. 만일 그 청사진에 결함이 있으면, 결함된 표현이 결과로 나오게 된다.

다른 대안이 하나 더 있다. 종종 우리는 신체를 갱신할 때, 활력 기능을 위한 신체적 표현을 만들기 위해 하나 이상의 활력 기능의 청사진을 사용한다. 그렇다면 이 청사진들 모두가 우리의 활력 목록의 일부일 것이다. 그 다음의 장기 형성에서, 창의적 반응을 요하는 어떤 환경적 도전이 나타난다고 가정해 보라. 이 경우, 의식이 완전히 학습된 목록 외의 반응(활력체 청사진)을 선택할 능력이 없을지라도, 과거에 학습된 청사진과 관련된 조합적인 청사진을 선택함으로써 아직 환경적 도전에 어느 정도 타협할 수 있다.

이런 종류의 2차적 창의성을, 새로운 상황에 대해 완전히 새로운 반응을 하는 근본적 창의성과는 달리, 상황적 창의성이라고 한다(고스와미 1999). 이런 식으로, 활력체에는 다음과 같은 세 가지 성질이 있다.

1. 상황에 따라 특정한 형태를 만들 활력 청사진을 창의적으로 선택하는 능력. 이러한 능력, 또는 근본적 창의성 특질을 아유르베다에서는 테자스(tejas)라고 한다.
2. 이미 습득된 상황의 청사진을 새로 조합해서 형태를 만드는 능력. 이를 프라나 또는 바유(vayu)라고 한다.
3. 가장 훈련(조건화)된 활력 청사진을 통해 반응하는 능력. 오자스(ojas)라고 한다.

최적의 활력 - 물리적 신체의 적절한 기능을 위해서는 이 세 가지 모두가 필요하다. 어떤 불균형이 있으면 신체적 수준에서의 결함의 - 도사(dosha)의 - 원인이 되는 것이다. 이 세 가지 활력체의 특질에 대응해서 세 가지 도사 또는 표현의 결함이 있게 된다. 만일 형태형성장의 도움으로 신체 장기를 만드는 데에 너무 많은 테자스(tejas) 또는 근본적 창의성이 있으면, 그 결과는 피타 체형이 된다. 활력체 수준에서 너무 많은 바유(vayu) 또는 상황적 창의성이 있으면 바타 체형이 되고, 오자스(ojas)가 너무 많으면 카파 형이 된다. 도사는 우리가 형태를 만들 때 활력체 특질을 사용하는 데서 만들어지는 '노폐물'인 셈이다.

이를 보는 다른 방법은 테자스(tejas)를 변형적인 활력 에너지로 보는 것이다. 그런데 이를 너무 많이 사용하면 신체의 물리적 구성에서 대사가 우세하게 되어 도사 중에 피타가 된다. 마찬가지로 바유(vayu)가 너무 많으면 - 알려진 상황에서 너무 많고 변화적인 활력 운동 - 도사 중 바타가 된다. 이의 주된 특징은 움직임, 변화하기 쉬움, 불안정함이다. 오자스(ojas)가 너무 많으면 활력체의 안정된 조건부 움직임 - 도사 중 카파가 우세를 보이고, 이의 주된 특징은 안정과 구조화이다.

이 세 가지 활력 성질은 유사점이 있는데, 테자스 - 바유 - 오자스(tejas - vayu - ojas) 3인조는 마음의 세 가지 성질로서 구나(gunas)라고 한다. 첫 번째로, 산스크리트어로 구나는 영어의 '성질(quality)'이라는 뜻이다. 두 번째, 나중에 설명할 정신적 구나는 활력 구나와 기원이 같다. 그들은 양자 마음이 사물을 처리하는 데 사용할 수 있는 세 가지 방법에 대응한다. 근본적 창의성, 상황적 창의성, 훈련(조건 형성)이다(14장 참조). 마지막으로, 불균형적인 방식으로 잘못 사용된 구나(성질)는 물질적 수준에서 도사(결함)를 낳게 한다.

프라크리티(Prakriti)는 어디서 오는가?

내가 간단히 다룰 의문은 프라크리티(prakriti)의 기원에 관한 것과, 왜 우리는 초기에 자신만의 도사 불균형을 가지는가이다. 도사는 보다 미묘한 활력 성질의 부산물이기 때문에, 우리는 왜 우리가 이들 활력 성질의 불균형을 가지고 태어나는지에 대하여 물을 수 있다. 만약 그렇다면 왜인가? 많은 어린아이들이 만성 질환을 가지고 태어난다는 사실은 우리가 테자스(tejas) - 바유(vayu) - 오자스(ojas)의 활력 성질의 불균형을 가지고 태어난다는 것을 뒷받침한다. 왜 이런 불균형이 있는가? 간단한 대답은 윤회이다.

윤회는 이미 소개했다(3, 6장 참조). 윤회는 동양 사상체계의 일부이고, 아유르베다도 예외는 아니다. 윤회의 존재의 입증은 소위 미묘체, 특히 활력체와 정신체(3장 참조)를 증명하는 것이기 때문에, 윤회에 대한 연구는 과학의 범주에 속한다. 우리가 살면서 경험하는 자극과 그에 대한 우리의 반응은 뇌 안에 기억을 만든다. 자극이 반복되면, 반응의 양자 확률은 예전의 반응에 훨씬 가중치를 준다.

나는 이런 뇌의 반응의 양자 기억을 패턴이라고 부른다. 그리고 마음은 뇌와 연관되기 때문에 마음 또한 이 훈련(조건화)된 습관 패턴의 양자 기억을 만든다. 이것이 양자 기억이고, 우리가 이 생애에 살면서 하는 마음의 수정 또는 훈습(薰習)이 윤회된다(6장 참조). 전생에서 온 수정된 마음이 상속되는 것을 동양사상에서는 카르마(karma, 업보)라고 하는데, 이는 경험적으로 입증되었으며(고스와미 2001), 윤회의 개념에 보다 신빙성을 준다.

전통적으로 카르마는 우리가 전생으로부터 받은 정신적 성향인 정신적 카르마로 이해되어 왔다. 그러나 조금 더 생각해 보면, 우리가 이번 생에서 만들어서 정신적 카르마처럼 다른 생으로 이전할 수 있는 활력적 성향인 활력 카르마도 있을 수 있다(고스와미 2001). 활력체는 차크라에서 물리적 신체 장기와 상호 연관되어 있다. 경험과 그에 대한 우리의 반응은 장기의 양자 기억을 만들어 내고, 이는 활력체로 전파되고, 개인의 활력체 성향을 만든다.

이것이 우리가 과거의 생으로부터 상속받는 활력적 성향으로, 활력적 수준에서 선천적인 활력적 성질의 불균형(근본적 창의성 또는 테자스, 상황적 창의성 또는 바유, 훈련(조건화)된 행동 또는 오자스)을 만든다. 이 선천적 활력 성향, 불균형임에도 불구하고, 통념적인 자연(우리의 유전적 자질)과 양육(물질적 환경의 기여)만큼이나 우리의 물리적 신체 형성에 중요하다.

결과적으로, 우리가 가지고 태어나는 선천적인 활력 성질의 불균형이 프라크리티를 생기게 하고, 자연적인 기준 수준의 불균형인 도사를 생기게 한다. 테자스의 우세는 피타 불균형으로 이어진다…; 등등 앞에서 설명했다.

우리가 성장하면서 발전시키는 특정한 도사의 조합, 즉 우리의 물질적 프라크리티 또는 체형은 항상성을 유지한다. 그래서 우리가 이 항상성을 유지할 때, 우리의 물리적 신체가 최적으로 기능한다. 만일 우리의 활력 성질의 불균형이 교정되지 않고 누그러지지 않으면, 이 항상성의 일탈이 일어나고, 자연적인 도사 항상성으로부터 멀어지는 움직임이 질병으로 발전한다.

이런 식으로 아유르베다 치유는 두 가지 방법을 택할 수 있다. 하나는 분명한 것인데, 신체적 수준 자체에서 도사 프라크리티를 넘어서는 도사 불균형으로부터 일어나는 신체적 문제를 해결하는 것이다. 일부의 아유르베다 치료는 이러한 것을 염두에 두고 고안되었다 - 판차카르마(panchakarma), 예를 들면 신체의 세척 등. 그러나 이런 것은 오직 일시적 치료일 뿐이다.

다른 방법은 활력체 성질의 불균형을 교정하는 것이다. 이 교정만으로도 영구적인 치료가 될 수 있다. 이 방법은 수동적 또는 능동적인 방법으로 시술된다. 수동적 방법은 약초 의료인데, 없어진 것을 보충하기 위해 프라나의 특별한 패턴이 있는 약초를 투여하는 것이다. 능동적 방법은 활력체 수준에서 프라나의 움직임을 직접 변형하는 것이다. 활력 프라나 움직임과 연관된 호흡의 움직임을 관찰할 수 있는, 프라나야마(pranyama)라고 불리는 호흡 연습은 능동적 방법의 중요한 예이다.

도사(dosha)와 신체의 장기 위치

내가 서술한 활력체에 대한 일반적 고찰은 물질적 수준에서 어떻게 도사가 생기는가에 대한 이해를 도와준다. 그러나 우리는 어떻게 도사를 신체 장기 활동과 연결할 수 있을까? 여기에는 활력 청사진 또는 형태형성장의 본성에 대한 보다 깊은 통찰이 필요하다.

아유르베다를 개발한 고대의 예지자들(중국의학도 마찬가지이다)은 이 같은 상황에서 근본적인 무엇인가를 직관했다. 거시적 물리학의 세계가 고체, 액체, 가스, 플라즈마, 그리고 빈 공간 또는 진공의 다섯 가지 상태로 존재한다는 것은 잘 알려져 있다. 이것은 고대에는 다섯 요소를 흙, 물, 공기, 불, 에테르와 같이 다른 이름으로 불렀다는 것을 제외하고 옛날부터 알려진 것이다. 아유르베다의 예지자들은 활력체의 가능성이, 흙, 물, 불, 공기, 에테르의 다섯 가지 기본 상태로 나타난다는 사실을(양자 언어로 달리 표현되어) 인지하고 있었다. 더구나 물리적 신체가 형태를 만드는 과정에서는, 활력적 흙은 물질적 흙과 연관이 있고, 활력적 불은 물질적 불과 연관 있다는 것 등으로 계속 이어져 나간다.

활력체의 테자스 성질은 변환적이고 근본적인 창의성이다. 그래서 활력 불을 사용하고, 이는 소화기계에서의 물질 수준에서 불과 연관이 있다. 비슷하게, 바유는 활력 수준에서 세력을 확장하는 상황적 창의성이며, 물질 수준에서 움직임을 표현하기 위한 활력적 측면에서 공기와 에테르를 사용하고, 내장 또는 혈관 또는 신경 내에 있다. 마지막으로, 오자스는 안정 상태이고, 구조와 안정성 있는 물질적 요소를 만들기 위해 고체의 흙과 액체의 물에 상응하는 활력 요소를 사용한다.

만일 너무 많은 테자스가 있다면, 물질적 형태를 만드는 데 너무 많은 활력 불이 있다는 것이고, 거기에는 물질적 불의 부산물이 너무 많게 된다. 즉 도사의 피타가 우세하게 된다. 비슷하게, 바유가 너무 많으면 활력적 공기와 에테르를 너무 많이 사용하게 되고, 도사의 바타가 된다. 오자스가 너무 많으면 흙과 물을 많이 사용하게 되고, 도사의 카파로 된다.

그래서 피타는 강한 산성으로, 소화기계(위와 소장)에 주로 있다. 바타 불균형은 피타를 억제하므로 대장(장내 가스)에 주로 존재하나, 폐와 호흡기계, 순환계,

신경계에도 있다. 카파는 바타의 움직임을 억제해서 주로 호흡기계의 내벽에 존재하고, 위에도 있다. 요약하자면, 신체의 아래 삼분의 일은 바타의 영역이고, 가운데 삼분의 일은 피타의 영역이며, 위 삼분의 일은 카파의 영역이다.

사람에게서 나타나는 도사(Dosha)의 세 가지 정상적 특징

앞에서 각 도사들을 구분하기 위해 각 도사의 특징 몇 가지를 뽑아 보았다. 만일 당신이 속하는 도사 또는 체형을 알고 싶으면, 더 세밀한 목록이 도움이 될 것이고 이는 그림 12를 참조하면 된다. 만일 당신이 혼합된 도사라면, 당신은 혼합된 특징을 갖게 될 것이다. 이 목록으로부터 당신의 체형을 말할 수 있겠는가?

바타	피타	카파
• 키가 큰, 팔다리가 긴 • 마르고 건조한 머리카락과 피부 • 작은 눈, 고르지 않은 치아 • 변덕스러운 식욕 • 약한 체력 • 잠을 깊게 못 자는 • 겁이 많은, 불안해 하는 • 멍한 • 변덕이 심한	• 보통의 균형 잡힌 체격 • 가늘고 곧은 (불그스름한) 머리카락(또는 대머리) • 이글거리는 눈 • 왕성한 식욕 • 몹시 흥분한 상태가 아니라면 좋은 인내력 • 화가 난, 강압적인, 날카로운, 참을성 없는	• 뚱뚱한 • 매끄럽고, 두꺼운 피부 • 두껍고, 윤기가 흐르는 (굵은) 머리카락 • 큰 눈, 입, 고른 치아 • 한결같은, 안정된 식욕 • 활동하기 싫어하는 • 차가운, 차분한 • 현실에 안주하는

그림 12. 도사의 세 가지 성격적 특징

내 의견으로는 이 테스트로 당신에게 우세한 도사를 알 수 있음에도 불구하고, 당신의 정확한 프라크리티, 즉 당신의 특정한 신체 항상성인 정확한 도사 불균형의 조합을 말할 수는 없다. 그러기 위해서 당신은 훌륭한 아유르베다 진찰 전문가를 찾아가야 한다.

도사 불균형

당신의 도사 프라크리티를 아는 것이 왜 중요한가? 당신은 의학적 견지에서 개인의 특성에 대해 처음으로 강의를 듣는 것이다. 대중요법 의학에서 당신은 특성을 가진 개인이 아니라, 오직 평균적이고 전형적인 행동이 주어지는 기계의 하나이다. 활력체 의학에서 당신은 도사라고 불리는 복합적인 특정 신체 구조와 성향을 가진 개인이다. 뿐만 아니라, 도사가 당신 특유의 항상성인 기준 수준에 가까울수록 당신은 최적으로 작동된다.

당신은 도사 정보를 자신 스스로를 돌보는 데에 활용할 수 있다. 당신에게 필요한 것은 도사 불균형을 만드는 프라크리티의 항상성 수준을 알고, 이 불균형을 예방하는 방법이다. 이것이 다음 몇 장의 주제이다.

당신이 신체적 프라크리티 또는 불균형의 기준 수준에 맞게 신체를 유지하면, 평생 건강을 누릴 것이다. 불균형이나 기준 수준으로부터 이 도사에 어떤 장애라도 있게 되면, 문제가 생긴다. 일반적으로 불균형은 대개 당신 자신의 체형일 가능성이 높다. 즉 바타 형 사람은 주로 바타 불균형을(활력 수준에서 지나치게 활동적인 바유) 겪게 된다.

그러나 거기에 엄격한 규칙이 있는 것은 아니다. 당신은 카파 형이면서 피타 불균형을 겪을 수도 있다. 어떻게 당신의 프라크리티 내에 나타난 원래 수준의 불균형을 넘는 불균형이 있다는 것을 알 수 있는가? 이 과도한 불균형의 원인은 무엇인가? 계절적 변화가 하나의 원인이 되고, 주된 원인은 생활방식이다.

도사와 계절의 연결

프라크리티로부터 일탈된 도사 불균형에는 계절적 연관성이 있는데, 이는 여기 전개된 이론에 근거해서 설명이 가능하다. 여름과 같이 외적 환경이 아주 더울 때는 재생의 시간이다. 그래서 테자스가 많이 사용되고, 피타를 많이 생산한다. 추울 때는 동면을 의미하므로, 오자스의 안정성이 필요하게 된다(이것이 과다하면 카파 불균형이 된다). 만일 추우면서 건조하면 바타 불균형에 적합한 조건이다. 추우면서 습기 차면(비나 눈이 오면) 모든 움직임이 멈추고, 오자스가 활력체에서 우세해지며, 결과적으로 카파가 과도하게 된다.

일년간 관찰해 보면, 계절적 변화가 당신의 도사 불균형에 미치는 영향을 알수 있다. 미국의 동해안은 겨울에 춥고 건조하므로 바타가 과도해져서, 춥더라도 사람들이 운동을 즐기게 만든다. 그러나 춥고 습해지는 초봄에는 카파 불균형이 과도해져, 감기에 걸리기 쉽다(과도한 카파 불균형에 의한다). 여름에 뜨겁고 습할 때는, 특히 당신이 피타 형이라면 쉽게 알겠지만, 피타는 당신에게 산성 문제를 일으킨다. 그래서 여름에는 차가운 음식과 음료수를 좋아하게 되는데, 특히 피타 형 사람에게는 필수적이다.

일반적으로, 당신의 체형이 환경과 맞으면, 통제를 벗어나지 않게 불균형을 유지하도록 특히 조심해야 한다.

바타 불균형과 치료법

만일 당신이 당신의 프라크리티에서 균형 잡힌 바타 형 인간이라면, 쾌활하고, 열정적이고, 무엇을 하려는 에너지로 차 있을 것이다. 왜 그렇지 않겠는가? 당신의 인생에서 어떤 상황 변화가 오더라도, 활력 수준에서 상황적 창의성의 학습된 맥락의 저장고가 있어, 당신의 물리적 신체 항상성을 회복시킬 수 있다. 한편, 만일 당신의 실생활이 불안과 걱정으로 차 있고, 신체가 통증과 고통으로 차 있으며, 수면의 질도 좋지 않아 불안정하면 스스로에게 물어봐라. 내 바타가 여전히 균형 상태인가? 내 바타가 내 프라크리티 기준 수준에 가까운가? 상기 증상들은 당신이 바타 우세형 인간이든 아니든 간에 바타 불균형에 의한 증상들이다.

바타 불균형의 한 예는 누구에게나 흔하게 나타난다. 나이가 들면서 바타는 악화된다. 이는 노화의 일부이다. 이 같은 바타 악화에 대해서 우리가 할 수 있는 일은 별로 없다. 수면 저하, 기억 저하(그래서 누구나 '건망증이 심한 교수'가 될 가능성이 있는 것이다), 어느 정도의 통증과 고통이 있게 마련이다. 입맛도 예전 같지 않게 된다.

다른 시나리오도 있다. 당신의 생활 상황이 급격하게 변화했다고 가정해 보자. 너무 급격해서 이미 학습한 상황적 창의성인, 바유 비축이 빠른 시간에 활력 수준 적응을 잘하지 못한다고 가정해 보자. 그래서 바유가 과로하게 되고, 그래서 많은 바타가 물리적 신체 수준에서 떨어지게 된다. 이 같은 상황이 되는 것은 우리가 살면서 여행할 때, 다른 도시로 이사할 때, 직업을 바꿀 때, 이혼하거나 배우자가 사망할 때 등이다.

나는 잘 알고 있다. 수년 전, 약 1년여에 걸쳐 나는 이혼했고, 다른 여성(나중에 결혼한)을 만나기 시작했고, 직장을 바꾸었으며, 훨씬 큰 도시로 이사했다. 무엇보다도 나는 큰 연구비를 받았는데, 근래 수년 동안 경험하지 못했던 업적 성취에 압박을 느끼게 되었다. 나는 이미 나이가 들면서 악화된 바타로 힘든 상태였다. 당신은 이 모든 상황들로 인한 바타의 악화를 상상이나 할 수 있겠는가? 그 후 수년간 혼란스러웠고, 6개월 동안 세 차례나 교통사고를 겪었다.

치료법은 무엇인가? 아유르베다 의학에서는 몇 가지 방법을 제시한다. 즉 적절한 식이요법, 바타 악화를 회복하기 위한 위한 약초요법, 따뜻하고 건조하지 않은 환경, 오일 마사지, 몇 가지 하타 요가[92] 운동, 판차카르마(panchakarma)라는 세척요법, 그리고 휴식 등. 식이요법과 약초요법 등에 대한 상세한 내용은 아유르베다에 대한 어느 책에서도 찾아볼 수 있다.

아유르베다 의학의 장점은 대부분 상식적이라는 것이다. 당신이 너무 심하게 악화될 때까지 계속 불균형을 무시하지 않는 이상(그럴 경우 불균형은 질병이라고 부르는 물리적인 증상으로 이어진다), 앞 문단에서 말한 방법들을 예방책으로 활용할 수 있다. 병원에 갈 필요가 전혀 없다.

나의 경우, 내가 보통 시행하는 요법인 요가와 명상이 악화된 바타에 대처하지 못했다. 대도시에 살면서 바타 불균형을 해결할 수 없었다. 다행히도 의식의 움직임이 협력해 주었고, 그 도시를 떠나 이사할 계기가 생겼다. 이사 이후 6개월 안에 내 바타는 균형을 찾았다. 새 거주지에서의 편안한 생활방식이었다. 프라나가 풍부한 신선한 채식 위주의 식단, 자연 속에서의 충분한 산책, 덜 생각하고, 많이 웃는 생활 등과 같이 아내의 도움이 컸다는 것을 이야기하지 않을 수 없다. 바타가 과도해서 수반되는 문제는 심한 정신적 작업, 그래서 자신을 너무 심각하게 받아들이는 것, 즉 스스로 공기로(열기로?) 꽉 차는 것 등이다.

피타 불균형과 치료

만일 당신이 피타 형이라면, 당신은 창의적이고 열정적이다. 피타가 균형적일 때 당신은 선천적으로 타고난 열정을 즐겁게 다룰 수 있다. 그러나 열정은 그대로인데 즐거움이 없으면, 피타 불균형이 된다.

그 작동 원리를 아는가? 피타는 활력 수준의 근본적 창의성에서 발생하는

---

92) 요가의 한 종류로, 15세기 인도의 요기 스와트마라마(Svatmarama)가 창시. 서양과 한국 등에서의 대부분의 요가이다. 정신적인 부분보다는, 체위법과 호흡법 등 육체적인 부분에 중점을 둔다.

테자스 과로의 부작용이다. 테자스는 성능 좋은 소화기계를 구축하고, 필요시 적절히 재생하여 유지하도록 돕는다. 그러나 추진과 열정이 과도하면 테자스가 과로하게 되고, 피타 불균형이 생긴다.

중년에서의 흔한 예가 있다. 성장이 멈추고, 활력 수준에서의 소화기계와 테자스에 대한 압력이 감소한다. 불행히도 습관적인 관성은 그들을 젊었을 때와 같은 수준으로 유지하려고 한다. 이 테자스의 과로는 인생의 후반 삼분의 일이 될 때까지 지속된다. 그래서 30대에는 어느 정도 피타의 악화를 받아들여야만 한다. 이는 결과적으로 산성화, 속 쓰림, 머리카락의 가늘어짐, 스트레스에 취약해짐, 열정적 생활의 즐거움과 거리가 멀어짐 등으로 나타난다.

피타를 악화시키는 바보 같은 방법이 있다. 바로 부적절한 음식물을 섭취하여 소화기계를 과로시키는 것이다. 젊었을 때는 강하고 뜨겁고 매운 음식을 섭취하면 소화기계가 강화될 수 있다. 음식의 테자스는 좋은 이유로만 건강한 신체를 자라게 하는 데 사용된다. 그러나 더 이상 그런 강한 소화기계가 필요 없게 되면, 불필요한 테자스로 인한 과로는 피타 불균형을 가져온다. 계속 알아차리지 못하면, 결국 위궤양에 걸릴 것이다.

조직성은 피타 형의 창의적인 사람의 강점이 아니다. 그러나 조직성에 대한 요구가 있게 되면 시스템은 분노, 욕구불만, 분개 등 테자스가 필요한 표현 등으로 반응한다. 테자스의 과도한 사용은 물질 수준에서 과도한 피타의 부산물을 만들어 낸다. 그러므로 스트레스는 피타를 악화시킨다. 만일 주의하지 않으면 심장 질환이 된다.

피타 불균형의 치료는 절제이다. 커피와 같은 자극성 있는 것의 섭취를 줄여야 한다. 명상하라. 자연에서 산책하라. 남은 열정은 아름다움을 감상하는 데 사용하라.

카파 불균형과 치료

카파 형 인간은 강함과 안정성이 강점이다. 그것이 다른 사람에게 관대하고 정다운 사람이 되게 하며, 이것이 당신을 행복하게 만든다. 카파 형 인간은 작은 문제는 있을 수 있지만, 행복하게 오래 살 수 있다.

어린 시절 신체가 자라는 데 오자스가 많이 필요하고, 대부분 이로 인해 결과적으로 카파가 과도해진다. 이것이 어린이가 감기, 인후염, 부비동염 등에 잘 걸리게 만드는 것이다. 이렇게 한번 잘 걸리기 시작하면 이 증상은, 다른 경우엔 건강하더라도, 일생 동안 계속된다. 카파 불균형으로 나타나는 이러한 특정한 결과를 원하지 않으면, 카파 형 인간이 될 필요는 없다.

그러나 신체가 다 자란 이후, 활력적 강함과 안정성의 오자스는 아무것도 하지 않으면 비만이 되게 하는 경향이 있다. 이것이 카파 불균형의 징후이고, 조절되지 않으면 다른 불균형을 가져온다. 우리 문화는 비만에 너그럽지 않기 때문에 불안해진다. 불안감에도 불구하고 계속 관용적이 되면, 이는 집착을 낳는다. 신체적 측면에서 비만은 심장에 부담을 주어, 고혈압과 호흡 곤란을 초래한다.

다른 예는 달콤한 음식의 과다 섭취이다. 이 경우에는 카파 불균형이 당뇨병에 이르게 한다. 바타 불균형을 치료하기 위해서는 지루한 삶을 살아야 되는 반면, 카파 불균형을 치료하려면 그 반대다. 즉 보다 자극적이고 관성을 뒤흔들 다양한 삶이 필요하다. 카파 불균형 치료는 또한 체중 조절, 단 것을 피하는 것, 정기적인 운동 등을 통해서이다.

판차카르마와 약초의학을 위해서는 의사가 필요하다

아유르베다에서는 바타, 피타, 카파, 그리고 소위 아마(ama)라고 불리는 것의 불균형으로 인한 과다한 체액을 제거하기 위해 주기적인 신체 정화를 강조한다. 예를 들면, 피타 불균형은 소장에 아마를 만든다. 이는 병이 난 장기를 정화함으로써 가능하다. 판차카르마(Panchakarma)에는 다섯 가지 정화 방법이 있다. 치료적 발한, 약초를 이용하거나 이용하지 않는 비강 정화, 약초나 관장을 이용한 위와 소장의 청결, 오일 마사지, 방혈 등이다. 판차카르마는 숙련된 아유르베다 의사의 감독이 필요하다.

앞에서 말했지만, 아유르베다의 약초 처방은 숙련된 시술자가 해야 한다. 아유르베다에 관한 책을 읽는 것은 예방적 치료에 더 도움이 되고, 이미 악화된 상태에 대한 치유에는 도움이 되지 않는다. 아유르베다 약초의학의 수준은 매우 높다. 권위 있는 차크라로부터 인용하면 다음과 같다.

> 의약품이 체내로 들어가면, 도사의 균형을 잡고 건강한 조직에는 장애를 주지 않으며, 조직에 들러붙지 않고, 땀이나 소변, 대변을 통해 흘러 나간다. 질병을 치료하고, 체내 세포를 오래 살게 하며, 부작용이 없다. (스노보다[Snovoda]와 레이드[Lade], 1995)

주의할 것은, 아유르베다의 치유는 개별적으로 고안되어야 한다. 아유르베다 의학은 체형과 도사 프라크리티뿐만 아니라 생활 방식, 성격도 참작해야 한다. 그러므로 스스로 학습해서 하지 말고, 숙련된 시술자의 도움을 받는 것이 가장 좋다.

이것에 대해 잘 묘사한 이야기를 들은 적이 있다. 체구가 작은 브라만(힌두 학자) 승려가 왕궁 저녁식사에 초대받아 과식하게 되었다. 그래서 아유르베다 어의(御醫)에게 도움을 청했다. 어의는 그에게 약을 주면서 경고했다.

"이것은 왕이 과식하거나 소화가 안 될 때 드리는 아주 강한 약물입니다. 한 알은 너무 강하니 사분의 한 알로 나누어서 하나만 드십시오. 아시겠습니까?"

"알았습니다."

브라만이 대답했다. 브라만은 집에 돌아와서 다시 생각해 보았다. 관습적으로 그는 저녁식사 음식을 다 먹지 않고 남겼는데, 그것을 집으로 가져왔다. "만일 내가 한 정을 다 먹으면, 이미 먹은 음식뿐 아니라 가져온 음식을 다 먹어도 소화시킬 수 있을 것이다." 그래서 그는 가져온 맛있는 음식을 다 먹고, 약을 한 정 다 먹은 다음 잠에 들었다.

아침에 아유르베다 어의가 그의 아들과 같이 순시하다가, 브라만이 거주하는 이웃에 오게 되었다. 친절한 어의는 브라만이 어떻게 되었나 보고자 했다. 브라만의 숙소는 열려 있었다. 어의와 아들은 들어갔으나 아무도 없었다. 그들은 침실까지 들어가서 노크를 했다. 그러나 반응이 없었다. 어의가 문을 밀고 들어갔을 때, 아! 침대에는 아무도 없고 옷가지만 놓여 있었다. 살펴보니 옷 속에 대변만 차 있었다. 이를 살펴본 어의는 무슨 일이 벌어졌는지 깨달았다.

"맙소사!"

그는 소리쳤다.

"왜 그러십니까, 아버님?"

아들은 영문을 몰랐다.

"불쌍한 브라만은 그 약을 다 복용했음에 틀림없다. 봐라. 그는 음식을 소화했는데, 그 약은 그를 소화해 버렸다."

대변을 가리키며 어의가 말했다.

요약

다음의 개념을 이해하자.

- 아유르베다는 활력체 의학의 인도 버전으로, 이에 의하면 질병은 프라나라는 활력 에너지의 활력체 운동의 불균형에 의한다.

- 아유르베다는 개인에 따라 고안된 의학이다. 이 체계에 의하면, 모든 개인은 산스크리트어로 도사라 불리는 어떤 신체의 '결함'의 조합으로 특징지어진다. 도사에는 바타, 피타, 카파의 세 가지가 있다. 아유르베다에 의하면, 우세한 도사에 따라 체형이 결정된다.

- 아유르베다는 양자의학이다. 이것은 왜 세 가지 형태의 도사가 있는가를 이해하려고 시도하는 순간 명백해진다. 세 가지 도사가 있는 이유는 양자체의 움직임을 처리하는 데에 세 가지 방식이 있는 것이다. (1) 근본적 창의성을 통해서(활력체의 경우 테자스라고 불린다) (2) 상황적 창의성을 통해서(이 활력체를 프라나 또는 바유라고 한다) (3) 훈련(조건화)된 습관을 통해서(이 활력체를 오자스라고 한다). 각 도사는 우리가 활력 에너지를 처리하는 방법과 연관되어 있다. 피타는 근본적 창의성 또는 테자스와, 바타는 상황적 창의성과, 그리고 카파는 훈련(조건 형성)과 연관이 있다.

- 도사는 어떻게 활력 에너지 움직임의 불균형으로부터 유래되는가? 테자스나 활력 움직임에 필요한 근본적 창의성의 과다한 사용은 물리적 신체의 결함 또는 피타의 도사가 생기게 한다. 상황적 창의성, 바유의 과다한 사용은 바타의 도사를 낳는다. 훈련(조건화)이나 오자스의 과다한 사용은 카파 불균형을 초래한다.

- 빠른 파악을 위해, 바타를 과도한 장내 가스를 만드는 경향으로서, 피타를 위에 과도한 산성을 만드는 경향으로서, 카파를 호흡기계의 과도한 내벽으로서 생각해 보자. 자세한 내용은 그림 12를 참조.

- 그림 12를 응용할 때, 당신은 순수 바타, 피타, 카파 또는 이들의 혼합으로

만들어질 수 있는 당신의 체형에 대해 이미 가치 있는 정보를 가지고 있는 것이다.

- 모든 사람은 세 가지 도사의 일정한 항상성의 기준 수준을 가지고 태어난다. 이 항상성 기준 수준을 프라크리티라고 한다. 프라크리티는 아유르베다에 의하면, 우리가 많은 윤회를 통해 축적한 활력체의 습관 패턴에서 기원한다.

- 아유르베다에 의하면, 질병은 기준 수준의 프라크리티에 비해서 한 가지 이상의 도사가 과도하거나 결핍되는 것이다.

- 프라크리티를 떠나 도사 불균형의 원인이 무엇인지에 익숙해지자. 그리고 치료법을 생각해 보자. 이 지식을 당신의 특별한 경우에 적용해 보자.

- 다시 한 번, 당신이 활력체를 어떻게 사용하든지 간에, 양자적 창의성과 고전적 훈련(조건화)이 잘 균형을 잡을 때 활력체의 기능이 가장 원활하다는 것을 인식하자. 자, 어떻게 당신 본성의 이 두 측면을 균형 있게 할지 생각해 보자(10, 17장 참조).

10장

전통 중국의학에서의
활력 에너지 불균형과 치유

중국의학은 아유르베다와 아주 비슷한 개념에 근거하나, 이 개념이 다르게 작용한다. 중국인들은 그들이 기(chi)라고 부르는, 우리가 활력체에서, 활력 에너지에서 느끼는 기본체가 상보성(相補性)을 가진다는 것을 알고 있었다. 그들은 기의 두 가지 상보적인 측면을 '음(yin, 陰)과 양(yang, 陽)'이라고 불렀는데, 중국적 관점에서의 양자적 통찰을 알 수 있다.

양은 기의 초월적이고, 파동적인 특징이다. 확장적이고, 비국소적이며, 창의적이고 하늘을 의미한다(아유르베다의 테자스와 비슷). 음은 기의 내재적이고, 입자적인 특징이다. 수축적이고, 국소적이며, 조건부이고 땅을 의미한다(음은 아유르베다의 바유 그리고 오자스와 비슷하다). 기의 모든 잠재력을 표현하기 위해서는 양과 음의 두 측면이 모두 필요하다.

중국의학의 근저에 있는 철학은 도(Toism)인데, 인도 철학의 구나(gunas)와 도사의 3개로 이루어진 특징보다는, 음과 양의 2개로 이루어진 상보성을 강조한다. 그래서 중국의 체형의 특징은 2개이다. 양 형은 활력체의 양 성분을 나타내고, 음 형은 활력체의 음 성분을 나타낸다.

활력 수준에서 음 - 양, 2배수로 이루어진 구분은 활력 표현으로서, 사람 신체에 있어 잘 알려진 서로 반대되는 두 가지를 낳았다. 음 - 양 이원성은 체형을 두 가지 형으로 나누는 데 유용하다. 찬 - 뜨거운, 젖은 - 마른, 무거운 - 가벼운, 느린 - 빠른, 수동적 - 능동적, 멈춰 있는 - 활동적인, 안정적인 - 창의적인, 안으로/아래로 - 밖으로/위로 등과 같다.

당신은 3배수 구분이 더 효과적이라는 것을 알 수 있다. 예를 들면, 찬(음), 뜨거운(양)으로 서로 상대되는 쌍을 고려해 보자. 아유르베다에서는 뜨거움은 피타 형에 대응하고, 차가움은 바타와 카파의 두 가지 가능성이 있다. 바타는 차고 마른(공기의 성질), 카파는 차고 습기 찬(물의 성질) 것에 대응한다. 그러므로 3개로 된 특징이 보다 많은 정보를 전달한다.

그러나 중국에서는, 체형을 두 개로 된 음 - 양으로 구분 지어서 생긴 결핍을, 5원소 이론의 중국 버전과 음 - 양 이론을 조합하여, 신체 장기의 지도(배치)를 정성들여 기술함으로써 보정했다.

중국 체계의 장기들

지금까지는 좋았다. 그러나 장기를 5원소 이론과 함께 중국의학의 이론으로 소개하면, 모든 것이 다소 모호해지고 혼란스럽다. 만일 당신이 전통 중국의학에 대한 현대적 논의를 읽는다면, 다섯 가지 양 장기와 함께 다섯 가지 음 장기에 대한 언급이 있을 것이다. 더구나 이 장기들을 연결해 주는, 기의 통로가 되는 경락에 대해 말할 것이다. 현대 연구자들이 물리적 신체에서 이 경락들(침술에서 중요한 역할을 하는)을 찾아보려는 것은 하나도 이상할 것이 없다. 그러나 누구도 물리적 신체에서 경락이라고 불릴 수 있는 흐름의 통로를 발견하지 못했고, 기와 비슷한, 어떤 미묘하거나 총체적인 에너지도 찾지 못했다. 기와 경락 모두 활력체에 속한다. 그래서 그들을 찾으려는 모든 노력이 실패하는 이유이다.

그렇다면 혼돈을 주지 않는 언어를 개발하는 것은 아주 중요하다. 무슨 일이 있는지 정확하게 묘사하기 위해서는 우리의 언어 개념이 활력체(형태형성장이나 청사진, 또는 신체 계획과 그들의 양자 움직임의 상태, 기 등으로 이루어진)와 그의 물리적 신체 표현(장기들) 모두를 나타낼 수 있어야 한다. 결과는 보통보다는 더 복잡하지만, 우리는 모든 오해를 피할 수 있을 것이다.

이제 우리는 중국의학의 기발한 부분을 소개할 준비가 되어 있다. 중국의학은 형태형성장과 중국 버전의 다섯 가지 원소-흙(土), 물(水), 불(火), 금속(金), 나무(木)-를 통해 그들의 상호관계를 정의한다. 철학적으로 말하면, 이 중국 버전은 완전히 만족스럽지는 않으나, 이를 현상학적 성공으로 받아들일 수 있다. 다르게 말하면, 우리는 어떤 신체 장기가 대응하는지를 보는 것 이외에는 활력 형태형성장을 어떻게 분류할지 모르기 때문에, 경험적으로 신체의 장기들과 이들 간의 처리 과정 관계나 물리적 특성에 따른 관계에 따라 다섯 가지 원소를 선택하는 것일 수도 있다.

고대의 중국인들은 자연이 오행 사이에서 순환 관계를 보여준다고 생각했다. 두 가지 관계가 중국 철학에서 인지되었는데, 바로 촉진과 억제(또는 모자 관계라고도 불리는)이다. 예를 들면, 나무는 불을 촉진한다. 그러나 물이 있으면 불은 꺼지는 것이 억제의 예이다. 중국인들은 우리의 신체에서도 같은 관계를 인식했다. 예를 들면, 간은 심장을 촉진하고, 심장은 폐를 억제하는 것이다.

고대 중국인들은 활력체의 형태형성장을 흙, 물, 불, 금속, 나무의 오행에 따라 다섯 가지 유형으로 분류하는 뛰어난 개념을 가지고 있었다. 각 유형은 상보적인 음과 양의 운동을 가지고 있다. 그러므로 각 유형은 두 종류의 장기 표현을 가진다. 음 운동과 관계된 장기들은 장(zang) 장기라고 하고, 양 운동과 관련 있는 장기는 푸(fu) 장기라고 한다.

한 종류의 각 장기 표현은 동시에 다른 종류의 장기에 대해 촉진과 억제의 관계 속에 있다. 이는 피드백, 순환 관계를 의미한다.

다음 예를 보면 중국의 순환 관계를 명확하게 파악할 수 있다. 불은 물에 의해 억제되나, 불은 직접 물을 억제할 수 없다. 그러나 불은 물을 억제할 수 있는 흙을 촉진한다. 그래서 간접적인 피드백이 되고, 순환성을 가진다.

우리가 말하는 촉진과 억제의 관계는 무엇이 중개하는가? 물론 기의 흐름이고, 활력 청사진을 연결하는 경락을 통해서이다.

다섯 가지 장(장, 물리적) 장기는 형태형성장의 다섯 종류(흙, 물, 불, 금속, 나무)의 음 측면을 표현한다. 비슷하게, 활력체 내의 다섯 가지 형태형성장의 양 측면과 대응해서, 각 원소 마다 대응하는 각각의 다섯 가지 물리적 푸(fu) 장기가 있다.

음은 땅과 안정을 표현하기 때문에, 활력 청사진의 음 측면을 나타내는 장 장기는 '채워진' 것이며, 가득 찬 것은 역동적이고, 고여 있지 않다. 일반적으로 이 장기들은 물질을 저장하는 것으로, 물질은 들어왔다가 나갈 수 있다. 이 장기(저장 장기)들은 간, 심장, 비장, 폐, 신장 등이다.

양은 하늘과 창의적 운동을 포함하는 운동들을 표현한다. 그러므로 활력 청사진의 양 측면을 표현하는 푸 장기들은 받아들이거나 내보내는 장기들이다. 다시 말하면 운송하는 장기로서, 담낭, 소장, 위, 대장, 방광 등이다.

우리가 찾을 수 있는 각 장 장기가 위치하고 있는 바깥쪽에 푸 장기가 있는 것을 알 수 있다. 이를 장 - 푸(zang - fu, 내적/외적) 장기 쌍이라 하고, 활력체 내 형태형성장의 각각의 다섯 가지 유형에 대한 음 - 양 측면을 표현한다.

- 간과 담낭은 활력적 나무에 해당된다.
- 심장과 소장은 활력적 불에 해당된다.
- 비장과 위는 활력적 흙에 해당된다.
- 폐와 대장은 활력적 금속에 해당된다.
- 신장과 방광은 활력적 물에 해당된다.

장 장기들 사이의 촉진 관계는 다음과 같이 그릴 수 있다. 즉 물은 나무를 키우므로, 신장(활력적 물 유형의 형태형성장의 음 측면을 표현한다)은 간에(나무의 음 측면을 표현) 필수적인 것을 공급하여 키운다.

나무는 불을 키우므로, 간(나무 유형의 형태형성장의 음 측면을 표현)은 심장(불 유형의 형태형성장의 음 측면을 표현)에 혈액을 공급하여 키운다.

불은 흙을 키우므로, 심장(불을 표현)은 비장(흙을 표현)에 혈액순환을 통해 열을 공급하여 키운다.

흙은 금속을 키우므로, 비장(흙을 표현)은 폐(금속을 표현)에 음식의 에센스를 공급하여 촉진한다.

금속은 물을 촉진하므로, 폐(금속을 표현)는 신장(물을 표현)에 물을 공급하여(하향 운동으로) 촉진한다.

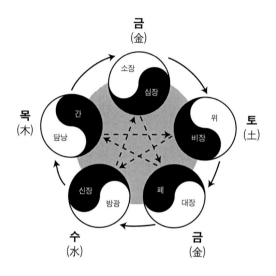

그림 13. 장 – 푸(zang – fu) 장기 쌍과 촉진(실선)과 억제(점선) 관계

그림 13은 활력요소, 그들의 물질적 표현(장 - 푸 쌍), 그리고 그들의 촉진과 억제 관계를 보여준다. 그림 13으로, 신체 장기들의 억제 관계를 이해하기 위해 활력요소들 사이의 억제 관계를 활용할 수 있다. 예를 들면, 물은 불을 억제하므로, 신장(물)은 심장(불)의 타오르는 것을 억제할 수 있다. 마찬가지로, 금속은 나무를 자를 수 있으므로, 간(나무)이 확 타오르는 것은 폐(금속)에 의해 억제될 수 있다.

이런 식으로, 전통적인 인도와 중국의 체계가 활력적 형태형성장에 대해 일반적인 원리를 사용한다는 것을 알 수 있다.

a) 건강을 균형과 조화로 정의한다.

b) 질병을 균형과 조화의 결핍으로 정의한다.

c) 치료의 개발에 활용될 수 있는, 물리적 신체의 체계들 사이의 관계를 유도한다.

질병과 치유

중국의학에서의 질병은 음과 양의 불균형, 그리고 10개의 장 - 푸 장기에서 형태형성 청사진의 활력 에너지인 기 수준의 불균형을 의미한다(그림 13). 장기에 대응하는 각 활력 청사진의 기는, 장기 이름에 기를 붙여 표시한다. 예를 들면, 폐의 형태형성 청사진에 있는 기는 '폐 기'라고 하고, 폐는 금속이므로 '금속 기'라고도 불린다. 기는 과도하거나, 부족하거나, 정체될 수 있다. 이 세 가지 상태 모두 교정이 필요하다.

전통 중국의학은 활력체가 병의 요인에 대한 저항 능력과 물리적 신체의 회복 능력을 가지고 있다고 생각한다. 이 능력을 항병적(抗病的) 기라고 한다. 그렇다면 질병의 역사는 질병의 요인과 항병적 기와의 싸움이다. 항병적 기가 관련된 이 싸움의 주요인은 음과 양, 그 움직임의 조건부 측면과 창의적 측면의 균형을 조정하는 것이다. 그래서 질병은 음과 양의 불균형이라고 말할 수 있다.

예를 들면, 찬바람에 노출되어 감기에 걸렸다고 하자. 신체가 찬바람에 노출되면 피부와 근처 근육에 대응하는 활력 청사진에서 음이 우세해진다. 피부는 폐와 바깥쪽/안쪽 관계에 있으므로, 피부의 활력 청사진의 에너지 불균형은 폐의(금속) 활력 청사진에 영향을 주어 불균형을 일으키게 된다. 피부의 활력 청사진의 과도한 음이 활력체의 금속성 상대방에게 양의 결핍을 초래하게 될 것이다. 그러면 폐(활력 금속의 신체적 표현)가 물을 공급하는 정상 기능을 하지 못할 수 있다. 물과 가래가 너무 많으면 결국 감기에 걸리게 된다.

또한 감기는 내적인 병적 요인의 결과일 수도 있다. 오랫동안 병에 걸리면 활력 수준에서 양이 결핍된다. 양의 결핍은 신체 장기의 기능저하를 초래하고 신체의 저항력을 약화시켜 감기에 걸리게 된다. 비슷하게, 양이 우세하면 영향을 받는 장기가 과도하게 작용하여 열이 나는 등의 증상이 나타난다. 질병은 또한 이런 식으로 음의 우세 또는 결핍에서 초래된 결과이며, 그러한 관점으로 논의될 수 있다.

중국의학의 시술자들은 병에 걸린 장기들의 에너지 불균형을 교정하기 위해 특별한 약초나 식이(그리고 추후 논의될 마사지, 침술 등)를 사용한다. 만약 폐에 병이 걸리면, 폐는 금속 장기이므로 금속 기와 연관된 음식이나 약초를 처방한다.

중국의학에서 쓰는 어떤 약초들은 자연 성분의 화학물질을 포함하고 있다. 이들은 대중요법에서 사용하는 합성 화학물질과 비슷하다. 그래서 이 약초들을 (또한 아유르베다에서 사용하는 약초들도) 화학적, 생리적 효과 측면으로만 사용하는 경향이 있다. 그러나 그것은 약초의학의 활력 에너지에 대한 중요한 측면을 놓친 것이다. 중국의학의 약초는 신체적, 활력적 두 수준에 모두 효과가 있다. 그에 반해, 약초의 활성 화학 성분만 분리하면 생리학적 효과만 남고, 다른 것은 잃게 된다.

중국의 약초의학이 효과가 있을까? 서양 의사와 중국의학 의사가 협동해서 피부에 습진이 있는 어린이들에게 약초 치료를 고안했다. 의사들은 습진 치료 성분과는 관계없는 중국 전통 약초 모양의 가짜 차와, 전통 중국의학의 원리대로 처방된 약초 차를 준비했다.

어린이들 중 임의로 선택된 절반은 8주 동안 진짜 차를 주었고, 4주 동안 쉰 다음, 8주 동안 가짜 차를 주었다. 나머지 반의 어린이들은 반대로 처음 8주는 가짜 차, 4주 쉰 다음, 8주 동안 진짜 차를 주었다. 결과는 극적이었다. 진짜 차를 마신 어린이들은 언제나 피부 상태가 좋아졌고, 가짜 차를 마신 어린이들은 언제나 피부 상태가 극적으로 악화되었다(쉬이한(Sheehan) 과 애서론(Atheron), 1992).

아유르베다와 마찬가지로, 대증요법 치료와는 달리 중국의학에서는 치료를 개별화한다. 이는 두 사람이 위궤양처럼 같은 질병을 앓더라도 위궤양을 일으킨 불균형은 개인마다 다를 수 있기 때문이다. 이와 마찬가지로, 만일 두 사람이 기의 흐름에 동일한 불균형이 있으면, 그 증상에 관계없이 같은 방식으로 치료할 수 있다.

물론 그 활력 청사진의 하나에서 기가 과도하거나 결핍되어 신체 장기가 병에 걸렸을 때, 가장 좋은 치료는 다른 활력 청사진에서 병에 걸린 장기로의 기를 직접 균형 잡게 해주는 것이다. 전통적으로 이것이 중국의학의 가장 극적인 측면이고, 지금은 중국 이외의 다른 나라에서도 잘 알려져 있다. 이제 침술에 대해 이야기하고자 한다.

침술은 작은 침으로 피부의 여러 지점을 찔러서 치료한다. 그런 간단한 처치가 어떻게 효과를 나타낼까? 또한 침을 놓는 자리는 문제가 있는 부위와는 공간적으로 별로 관계가 없다. 예를 들면, 침술사는 환자의 엄지발가락에 침을 놓아서 두통을 치료한다.

침술, 어떻게 효과가 있나?

침술은 전쟁의 부산물로 발견되었다고 알려졌다. 적군의 화살을 맞은 병사들이 발견했다고 전해진다. 그 병사들은 화살을 맞은 후 상처가 나기는 했지만, 오늘날 우리가 관절염, 건염(腱炎)으로 알고 있는 상태와 관련된 만성 통증이 완화되는 것을 알게 되었다. 전해오는 이야기에 따르면, 군인들이 중국의학의 대가였다고 생각되는 도교의 현자들한테 이러한 사실을 전했을 때, 그들은 어떤 현상이 일어나는지 깨달았다고 한다. 과학의 정신으로 그들은 침으로 자신의 몸을 찔러 기의 경로, 경락의 위치를 지도화했다.

앞에서 말했지만, 침술 이론의 원리는 장기의 생물학적 기능을 수행하는 프로그램을 가지고 있는 활력 청사진들 사이에서 활력 에너지가 흐르는 통로가 있다는 것이다. 이 통로를 경락이라고 부른다. 간단히 말해, 경락은 장기 청사진 간 활력 에너지의 흐름을 칭한다.

자세한 것은, 베이징 대학의 옌치 류(Yen - Chih Liu, 1988) 교수의 설명을 따르고자 한다. 신체에는 12경락이 있는데, 각각의 경락은 장 또는 푸 장기와 연관되어 있다. 장 - 푸 장기는 오직 10개인데 왜 12경락인가? 중국의학에서는 또 다른 두 개의 활력 청사진을 인식했다. 그것을 삼초(三焦, Triple Burner)와 심포(心包, Heart Protector)라고 명한다. 이들은 형태는 가지고 있지 않으나 장기 사이의 기 전달에 중요한 역할을 한다.

이 이론의 두 번째 중요한 점은, 이 주요 통로에 영향을 줄 수 있는 장소가 피부에 있다는 것이다. 삼초나 심포도 그들과 관계된 특별한 외부의 지점이 있다. 이 지점들은 신체의 바깥에서 장기와 그들의 청사진, 그리고 삼초와 심보에 영향을 줄 수 있는 점이다. 나쁜 소식은 밖의 병인(예를 들면 강풍이나 찬바람)이 이 지점을 통해서 내부 장기(그리고 그의 청사진)에 영향을 줄 수 있다는 것이다. 그러나 물론 이것이 좋은 소식이 될 수도 있다. 우리는 같은 맥락으로 외부의 에너지로 내부의 장기(그리고 그 청사진)를 치유할 수 있기 때문이다. 이 점들이 침을 놓는 자리들이다.

침놓는 자리 주위에 마사지를 할 수도 있다. 사실 한 중국 침술 숙련가에 의하면, 처음 침술이 발견되었을 때, 시술자들은 오직 손가락으로 기의 움직임에 영향을 주었다고 한다. 오늘날 손가락으로 기를 조절하는 것을 지압이라고 한다.

침술은 1972년에 미국 내에서도 유명해졌다(유럽에서는 이미 유명해진 후였다). 닉슨 시대에 한 언론인이 최초의 중국 미국 대표단과 함께 마취 없이 침술로 통증을 완화시키면서 맹장 수술을 받았다. 그 후 대중요법 의사들은 경락에 대해 물리적으로 설명하기 시작했다. 예를 들면, 그들은 경락이 신경계와 관계가 있을 것이라고 생각했다.

한 번 더 상기시켜 주자면, 경락은 물리적 통로도 아니고, 경락을 통해서 어떤 물질도 움직이지 않는다. 대신, 그들은 활력적 면에 속해 있으면서 중요한 장기(장-푸 장기)들의 활력 청사진들(형태형성장) 사이의 활력적 기가 움직이는 통로이다. 우리가 순수하게 활력적 실체라고 여기는, (신체적 표현은 없이 형태형성장인) 삼초와 심포를 연결하는 경로를 생각할 때, 이를 분명히 해야 한다.

일단 장기 표현의 기능을 하는 프로그램의 활력적 근원인 활력 청사진이 균형과 조화를 되찾으면, 장기의 기능은 금방 회복된다.

왜 경락은 오직 대강의 위치만 알 수 있는가? 그것은 궁극적으로, 활력 에너지가 사실상 양자적 성질을 가지고 있고, 그래서 그 궤적을 정확하게 기술하는 것이 불가능하기 때문이다. 이것이 하이젠버그의 불확정성 원리이다.

오늘날 침술이 어떻게 시술되고 있는가가 활력 에너지의 양자적 관점을 증명해 준다. 전통주의자들은 경락이 침을 놓는 지점으로 고정되어 있다고 말하지만, 그들도 침을 놓는 지점이 아니라 영역이라는 것에는 동의한다. 현대의 어떤 침술 시술자들은 전통적인 경락이나 침놓는 지점들을 굳이 고집하지 않는다. 그들은 병이 난 장기의 치유를 위해 침을 놓을 때 어디에 놓을 것인지 환자에게 묻거나 근육 검사(응용 운동학의 기술)를 시행하기도 한다.

침술에 대한 나의 경험을 이야기하겠다. 넘어져서 왼쪽 팔 위쪽이 뻣뻣하고 통증을 느끼고 있었다. 사고 난 지 한 달이 넘어도 통증이 가라앉지 않았다. 내가 캐나다 몬트리올 근처의 발 모린(Val Morin)에 있는 시바난다(Sivananda)[93] 아시

---

93) 힌두교의 영적 지도자. 의사로 활동하다가 수도 생활을 했으며, 요가와 베단타에 대한 많은 저서가 있다. 신성한 생명학회(Divine Life Society, DLS)와 요가 베단타 포리스트 아카데미

람(Ashram)[94]의 토론회에 참석했을 때, 마찬가지로 토론자로 참석한 미국 침술 시술자 고팔라(Gopala) 박사를 만나게 되었다. 자연스럽게 내가 왼쪽 팔의 통증을 이야기했을 때, 고팔라 박사가 침을 한번 맞아 보겠냐고 물었다. 그때까지 그런 생각은 해본 적이 없었는데(그때는 종합의학에 대한 연구를 활동적으로 하고 있지 않았다), 반신반의하면서 그러겠다고 했다. 첫 번째 치료로 통증이 많이 경감되었고, 이틀 후 두 번째 치료를 하고 통증이 완전히 없어졌다.

침을 맞을 때, 고팔라 박사는 근육 검사를 시행했다. 그는 내 왼팔의 이곳저곳을 찌른 다음 오른팔 근육의 강약을 검사했다. 만일 근육이 강해졌다면, 그 부위를 명중이라 여겼다. 그곳이 침을 찌를 장소였다.

어떻게 침술이 통증을 완화시킬 수 있을까? 건강한 장 - 푸 장기를 가진 신체에서는 적절한 곳에 침을 놓으면 신체에 대한, 특히 뇌 자체의 아편인 엔도르핀을 생산하는 뇌 영역에 대한 양 기(기를 표현)의 전반적인 수준을 자극할 수 있다. 활력 수준에서 기의 활력성의 징후는 뇌의 엔도르핀 상태로 나타난다. 실제로 아편 작용을 차단하는 마약 길항제는 침술 치료의 치유 효과를 무효화시킬 수 있다.

침술은 통증뿐만 아니라 많은 다른 질환도 치료할 수 있다. 앞에서 말한 대로, 침술은 치유를 위한 에너지 불균형의 교정을 위해 두 장 - 푸 장기의 활력 청사진 사이의 활력 에너지 흐름을 원활하게 할 수 있다.

그림 14는 가장 중요한 통로의 하나인 내적, 표면적인 폐의 통로를 보여주고 있다. 팔에 나타난 경락의 표면적 통로가 손목의 요골동맥 위를 지나는 것을 주목하라. 이것이 전통 중국의학에서 아주 정교한 기술인, 맥박을 짚어서 진단하는 방법을 설명해 준다.

(Yoga – Vedanta Forest Academy)의 창설자.

94) 전통적으로는 인도의 종교적인 은둔처 또는 수도원. 주로 힌두교 승려들이나 요기들이 요 가, 명상, 수도 생활을 위해 공동 거주하는 곳이다. 대중들에게 열려 있는 곳도 많다.

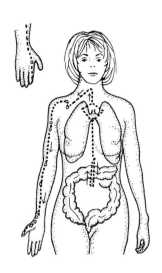

그림 14. 주요 경락 중의 하나인 폐 경락

아유르베다와 전통 중국의학을 통합할 가능성이 있는가?

로버트 스보보다(Robert Svoboda)[95]와 아니 레이드(Arnie Lade, 1995) 같은 사람들은 두 위대한 동양의학 체계인 아유르베다와 전통 중국의학의 통합에 대해서 연구하기 시작했다. 이 연구자들은 중국의학의 음, 양과 기의 체형의 삼조가 아유르베다의 도사(dosha)와 비슷하다고 생각했다. 양자적 관점에서(내 생각으로는, 이원론 철학이 아닌 관점에서) 음과 양은 이원화된 것이고, 기는 보완적인 것이다. 다를 수는 없다. 그래서 중국의학 체계에서는 오직 2개의 체형만 표현될 수 있다.

실제로 이 두 체계가 도식 내에서 오행 이론을 포함하는 방법에 더 유사점이

---

95) 미국 작가로 인도에서 공부해 아유르베다 의사가 되었다. 아유르베다, 조티쉬(jyotish, light heavely body), 탄트라(tantra)와 동양 종교에 대한 강의와 많은 저서가 있다.

많다. 앞에서 언급했지만, 중국의학에서의 오행의 사용은 장기 사이의 촉진과 억제의 순환에 일치시키는 아주 기발한 것이다(그림 13). 잘 알려져 있지는 않지만 아유르베다에서도 촉진의 바퀴와 억제의 바퀴 같은 것이 있다(그림 15).

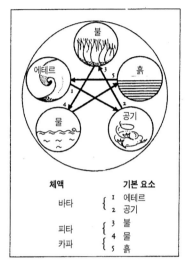
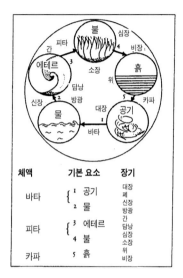

그림 15a와 15b. 아유르베다에서의 장기들의 촉진과 억제의 수레바퀴

그럼에도 불구하고 스보보다와 레이드는 좋은 논점을 만들었다. 한 가지 예를 들자면, 그들은 환자의 도사 불균형에 따라 기존 침술을 수정하면 침술의 효과가 훨씬 증가된다는 것을 지적했다. 역사적으로 인도의 의학 체계는 침술과 비슷한 것이 있었는데(11장 참고), 완전히 개발되지 못했다. 상호교류를 통해 두 체계에 모두 이익을 줄 수 있는 부분이다.

시간이 흐르면서 식물, 약초, 미네랄 등의 치료적 사용 분야에서 이 두 체계 사이에 상호교류가 있어 왔다. 상호교류는 앞으로도 계속될 것이다. 나는 또한 각 체계에서 이론적으로 가장 좋은 것들을 합하면, 보다 완전한 활력체 의학으로 발전시킬 수 있을 것을 생각한다. 우리가 중국의 오행 이론을 받아들여 아유르베다의 삼요소 성분인 구나·도샤(guna/dosha) 활력, 물질 체형에 적용하는 것을 생각해 볼 수 있다. 그리고 활력체 의학의 모델을 예측하고 실제적인 임상 상황과 비교해야 할 것이다.

가장 필요한 것은 전통 중국과 인도 의학, 이 두 체계에서 실증적 연구를 다시 하는 것이다. 특히 지금 우리는 모두에 대해 많은 이론적 이해를 하고 있다. 우리가 활력체를 연구하면, 언젠가 양 체계에서 중요한 역할을 할 수 있는, 오행설보다 나은 대체 이론을 발견할 수도 있다. 마찬가지로 양 체계에서 생략되어 있는, 느낌을 연결해 주는 것으로 생각되는 차크라를 올바르게 할 수도 있다. 다음 장에서 차크라를 바탕으로 한 활력체 의학의 가능성에 대해 살펴볼 것이다.

전통 중국의학의 중요 개념 요약

다음은 당신이 알고 있어야 하고 또 스스로 적용 방법을 고려해 보아야 할 중요한 개념을 요약한 것이다.

- 전통 중국의학은 탁월한 활력체 의학이다. 아유르베다와 같이, 질병을 활력 에너지 움직임의 부조화와 불균형으로 보며, 약초의학, 기(활력 에너지)의 외부 주입 등을 통해 교정하려고 한다. 아유르베다와는 달리 고도의 정교하고 효과적인 기술인 침술을 가지고 있는데, 엉망이 된 활력 움직임을 교정하기 위해 직접 피부를 자극하는 것이다.
- 중국의학은 양자의학이다. 활력 에너지 불균형과 활력적 형태형성장의 표현을 분류하기 위해 두 개로 되어 있는 기의 양자 파동(양)과 입자(음) 측면을 이용한다. 이런 식으로, 중국의학은 활력체의 표현인 장기의 결함을(아유르베다의 도샤같이) 분류하기 위해 기저에 있는 기 자체의 양자역학의 파동 - 입자

양극성을 도입한다.

- 중국의학은 또한 개별화된 의학이다. 사람은 비만과 객담 과다로(아유르베다 도사 중 카파) 나타나는 양 결핍으로 고통받을 수 있다. 또 마르고, 소장의 가스 과다, 산성화 등의 특징을 가지고 있는 음 결핍으로 고통받을 수 있다(아유르베다 도사 중 바타와 피타).

- 중국의학에서의 기본적 예방 원리는 간단하다. 양(행동, 움직임)과 음(존재, 정지)의 균형을 유지하는 것이다.

- 중국의학의 세부사항은 음 - 양 분류와 다섯 가지 요소의 중국 버전 - 나무, 불, 흙, 금속, 물 - 의 또 다른 분류의 조합으로 발전되었다.

- 침술의 원리는 침술로 피부 자극을 주어서 신경 신호에 영향을 주는 것뿐만 아니라, 피부를 찔러 활력 에너지 움직임에 영향을 주어 효과를 나타내는 것이다. 침을 놓으면 먼저 피부에 있는 물리적 신체와 연관된 경락의 활력 에너지 흐름에 영향을 주고, 다음에 내적인 연결을 통해 장기의 활력 청사진과 연결된 신체 내부 경락의 활력 에너지 흐름에 영향을 준다.

- 전통 중국의학과 아유르베다는 많은 점에서 유사점이 있어, 두 체계 사이의 쌍방 기술 교류를 통해 아주 유용하게 활용할 수 있다.

11장

차크라(Chakra)
의학

과학으로서의 침술과 경락의 정통성에 대한 다른 간접적인 증거는, 비록 인도에서는 충분히 적용되지 않았지만, 아유르베다 또한 이런 요소들을 가지고 있다는 점이다. 아유르베다의 창시자들은 독자적으로 활력 에너지(프라나)의 통로를 발견했다. 이 통로들을 나디(nadis)라고 불렀다. 그들은 또 이 나디들의 어떤 교차점들이 특별하고, 이 지점을 물리적으로 자극하면 내부 장기와 연결된다는 것을 발견했다. 이 지점들은 산스크리트어로 마르마(marma)라고 한다. 마르마 치료는 오늘날에도 아유르베다 마사지 치료의 일부이다.

아유르베다의 시술자들은 마르마 지점의 피부를 바늘로 찌르는 침술의 일종도 개발했지만, 중국의 침술처럼 정교하게 발달하지는 못했다. 이는 아유르베다 시술자들이 활력체를 바라보는 관점이 장기에 특정되어 있지 않았기 때문이다. 게다가 인도에서 아유르베다는 탄트라(tantra)[96]라는 영적 체계의 일부가 되었고, 활력 에너지에 대한 연구는 질병을 치료하기보다는 영적인 고양(高揚)에 초점을 두고 있었다. 이것들은 나머지 장들의 주제가 된다.

아유르베다에서는 특정한 장기보다는 나디의 주체가 차크라라고 불리는 신체의 영역을 중심으로 하고 있다(산스크리트어로 차크라는 바퀴를 의미한다). 차크라는 오늘날 꽤 잘 알려진 개념이며, 새로 통합된 체계의 성공 중 하나로 차크라를 과학적으로 더 잘 이해하게 되었다는 점을 들 수 있다. 일단 이해하게 되면, 차

---

96) 힌두교·불교·자이나교 등에서 행해지는 밀교 수행법, 또는 경전. 산스크리트어로 '지식의 확산'을 뜻한다. 대우주 또는 신의 신성 에너지가 인간의 소우주에 들어오는 통로를 찾기 위한 신앙, 명상, 의식 등이 포함된다.

크라를 이용한 새로운 치유 기술의 개발 가능성이 열리는데, 그것이 이 장의 주제이다.

중국의학과 마찬가지로 아유르베다 시술자들도 맥박을 통해 진단하는(나디를 검사하는) 달인들이었다. 나는 나디 검사를 통해 진단하는 효과에 대해 많은 환상적인 이야기들을 들으며 성장했다. 한 가지 이야기를 들려주겠다.

한 아유르베다 의사가 모슬렘 왕으로부터 부인의 건강을 검사하고 적절한 식이요법을 추천해 달라고 요청받았다. 그런데 이는 사실 왕의 처첩이 장난한 것이었다. 결혼한 모슬렘 여인은 가족을 제외한 다른 남자와 접촉하면 안 되는 풍습이 있었다. 그래서 여자는 커튼 뒤에 있고 실을 그녀의 손목에 감으면, 의사는 이 실을 통해 진단을 해야 했다(즉 실을 통해 나디를 해독해야 한다. 실을 통해 맥박을 해독하는 것과 비슷하다).

'불쌍한' 아유르베다 의사는 속임수에 빠져 왕의 부인 대신 암소한테 실을 감은 후 진단하게 되었다. 아유르베다의 달인은 오랫동안 실에 집중하여 나디를 해독하려 노력한 후 한숨을 쉬며, "저는 이해할 수가 없습니다. 그러나 이 환자분에게 필요한 것은 단지 많은 양의 풀입니다. 그러면 몸이 나아질 것입니다"라고 말했다.

차크라는 무엇인가?

앞에서도 언급했지만, 우리가 감정을 경험할 때 신체적 효과와 정신적 사고만 있는 것이 아니라, 동반되는 느낌이 있다. 우리는 무엇을 느끼는가? 우리는 감정에 동반되는 활력 에너지를 느끼는 것이다. 그러면 우리 몸의 어디에서 감정을 느끼나? 더 정확히 말하면, 우리 몸의 어디에서 우리 감정의 느낌 성분을 느끼는 것인가?

만일 당신이 느낌의 평가자라면, 당연히 그 대답은 감정의 종류와 당신이 누구인가에 따라 다르다고 할 것이다. 당신이 보다 이지적이라면, 당신은 단지 활력 에너지를 당신의 머리 위에서 느낀다고 할 것이다. 지적인 사람에게는 머리가 활력 에너지가 가는 곳이고, 그곳을 왕관 차크라라고 한다(그림 16).

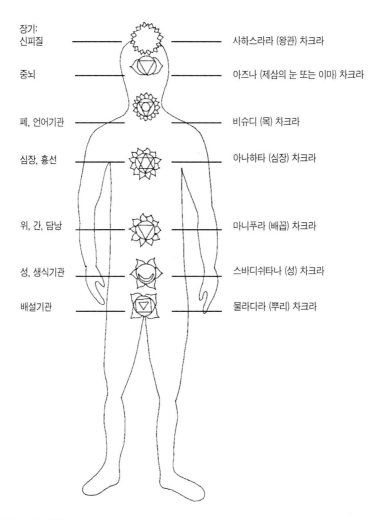

장기:
신피질 ——— 사하스라라 (왕관) 차크라

중뇌 ——— 아즈나 (제삼의 눈 또는 이마) 차크라

폐, 언어기관 ——— 비슈디 (목) 차크라

심장, 흉선 ——— 아나하타 (심장) 차크라

위, 간, 담낭 ——— 마니푸라 (배꼽) 차크라

성, 생식기관 ——— 스바디쉬타나 (성) 차크라

배설기관 ——— 물라다라 (뿌리) 차크라

그림 16. 차크라(Chakra)

만일 당신이 이지적인 성향이 아니라면, 에너지를 느끼는 곳이 신체의 다른 부위라는 것을 인식할 것이다. 가장 친숙한 곳이 심장 차크라이고 낭만적 에너지를 느끼는 곳이다. 처음 사랑에 빠졌을 때를 기억하는가? 눈을 감고 바로 지금 그때를 생각해 보라. 그러면 금방 심장 차크라에 에너지가 솟는 것(고동, 끓는 느낌, 따뜻함, 부푸는 느낌 등)을 느낄 것이다. 그래서 사람들이 연애소설을 읽고, '가슴을 따뜻하게 하는' 감상적인 영화를 보는 것이다. 그들은 심장 차크라에서 에너지가 올라오는 것을(이 경우 따뜻함을 느낀다) 좋아하는 것이다.

반대로 TV에서 성행위나 폭력행위를 보면 에너지는 하부의 차크라로 가게 되고, 보다 현실감을 느낀다. 이것이 요즈음 대중매체에서 성과 폭력물이 인기 있는 이유임에 틀림없다. 사람들은 직업 때문에 일상적으로 머릿속에 계속 가 있기가 피곤한 것이다.

우리가 자신에게 만족할 때 배꼽 차크라에 에너지가 올라오는 것을 느끼고, 불안함을 느낄 땐 '나비'가 위 속에 있는 것처럼 에너지가 배꼽에서 나가는 것을 느낀다. 에너지가 뿌리 차크라로 가면 피곤함을 느끼고, 거기서 에너지가 빠져나가면 공포를 느낀다. 성욕을 느낄 때 에너지는 성 차크라로 이동한다.

성행위나 좋은 음식을 먹은 후 에너지는 심장 차크라로 올라간다. 옛날에도 사람들은 이것을 알았던 것 같다. 과거에는 남자들이 가정의 경제를 맡았는데, 여자들은 언제 남편에게 가구 등 필요한 것, 특히 돈을 요청할지 알고 있었다. 성행위 후 또는 좋은 음식을 먹은 후였다. 요즈음은 여성해방 덕분에 잊었지만, 그 시대에는 "남자의 심장에 가는 길은 위를 통해서이다"라는 말을 흔히 이용했다.

연설할 때 긴장하면 목이 마르는 것을 느낀다. 이는 활력 에너지가 목에서 빠져나가기 때문이다. 한편, 의사소통이 잘되면 목 차크라를 느껴 보라. 에너지가 그곳으로 흘러 들어오는 것을 즐기게 될 것이다.

우리가 집중하면 눈썹이 모여 '제3의 눈' 지점에 열감을 느낄 수 있다. 이곳은 우리가 직감적인 통찰을 할 때 열리는 곳이기도 하다. 인도에서는 영적인 작업을 할 때가 훌륭한 직감적인 경험을 많이 하는 시간이다. 이때 제3의 눈이 너무 뜨거워져서, 이를 진정시키기 위해 백단유 연고를 바른다. 인도 여인들이 이마에 빈디(bindi, 붉은 점)를 바른 것을 볼 수 있다. 전통적으로는 마찬가지 이유이다 (지금은 멋으로 바르기도 한다).

요약하면, 차크라는 우리가 느낌을 경험할 때 활력 에너지가 모이는 곳을 물리적 신체에서 느끼는 지점이다.

차크라 과학

그림 16을 살펴보면, 각 차크라는 우리 신체의 중요한 장기 근처에 놓여 있다는 것을 알 수 있다. 이것은 수천 년 전부터 알려져 왔던 것이고, 차크라의 과학적 이해에 실마리가 된다.

루퍼트 셸드레이크의 형태형성장에 대한 업적이 생각나는가? 셸드레이크는 활력체의 기능을 올바르게 이론화했다. 즉 활력체는 신체형성 과정의 청사진을 제공한다는 것이다. 신체적 장기는 신체의 유지 또는 번식 같은 활력체 기능의 표현이다. 차크라는 물리적 신체에 있는 지점들로, 의식이 활력체와 물리적 신체로 동시에 붕괴되어 그 과정에서 활력체의 표현이 물리적 신체로 된다.

여기에 활력 기능과 대응하는 신체 장기 그리고 관련된 감정적 느낌이 차크라 별로 기술되어 있다.

뿌리 차크라: 활력체의 기능은 배설하는 것인데, 이화작용이라고 불리는 유지 기능의 중요한 요소이다. 이 기능을 하는 장기는 신장, 방광, 대장(직장, 항문)이다. 느낌은 이기적인 고착화이고, 에너지가 들어올 때는 생존 지향의 경쟁을, 에너지가 빠져나갈 때는 두려움이다.

성 차크라: 활력체 기능은 번식이다. 자궁, 난소, 전립선, 고환 같은 생식기는 번식 기능의 신체적 표현이다. 에너지가 들어오고 증가할 때의 느낌은 성적인 것과 정사(情思)이고, 에너지가 나가고 고갈될 때의 느낌은 충족되지 않은 성욕이다.

배꼽 차크라: 활력체의 기능은 유지(동화작용)이고 장기 표현은 위, 소장, 간, 담낭, 췌장이다. 이 차크라에서 에너지가 상승하면 자부심과 화난 느낌이 들고, 에너지가 나가면 가치 없음, 분한 느낌이 생긴다.

심장 차크라: 활력체 기능은 자기 식별(나와 내가 아닌 것을 구분)이다. 장기 표현은 심장과 내가 아닌 것으로부터 나를 구분하는 면역계의 흉선이다. 에너지가 들어오면 사랑을 느끼고, 에너지가 나가면 상실감, 슬픔, 상심, 질투를 느낀다. 우리가 마음에 드는 애인을 만날 때 왜 심장 차크라에서 사랑을 느끼는 걸까? 이제는 '나'가 애인을 포함하는 영역으로 확장되기 때문이다. 그러나 낭만적 사랑은 아직도 나 지향적이다. 그/그녀는 나의 것이기 때문에 중요하다. 이 느낌들은 활력 에너지의 훈련(조건화)된, 수백만 년 동한 진화를 통해 훈련(조건화)된 움직임이다. 자기 식별이 모든 사람들에게 확장되면 모두 나의 가족이 되고, 심장 차크라가 모든 사람들에게 열려 있다고 할 수 있다. 그리고 신비주의자들이 아가페 또는 연민이라고 말하는 보편적이고 무조건적인 사랑을 느끼게 된다.

목 차크라: 활력 기능은 자기표현이다. 장기 표현은 폐, 목과 언어기관, 청각기관, 갑상선이다. 연관된 느낌은 에너지가 들어올 때의 자유의 기쁨(언어의)이고, 반대일 땐 욕구불만이다(당신은 우리 문화에서 진정한 자유는 선택의 자유임에도 불구하고 왜 언어의 자유가 그렇게 중요한지 알 수 있다).

이마 차크라(제3의 눈): 활력 기능은 진화이다. 마음의 신체적 표현인 신피질(新皮質)의 발달을 위한 초정신체로부터의 진화적인 충동은 직관을 통해 여기에서 '듣게 된다'. 그러므로 직관적인 에너지의 차크라라고도 한다. 표현 기관은 중뇌(中腦)와 후뇌(後腦), 눈, 뇌하수체 등이다. 다음에 당신이 문제에 집중할 때, 이 차크라에 에너지가 상승하는 것을 주의해 보라. 연관된 느낌은 이해의 명료함(에너지가 들어올 때), 혼돈(에너지 고갈 때)이다.

왕관 차크라: 활력 기능은 자기 이해이고, 장기표현은 활력을 초월하는 마음이 위치하는 뇌의 신피질이다. 여기에 있는 내분비선은 송과체(松科體)이다. 연관된 느낌은 만족(에너지를 얻을 때)과 절망(에너지가 고갈될 때)이다. 내분비선이 각 차크라와 연관되어 있다는 사실이 중요한 의미가 있다. 내분비선은 마음이 위치하는 뇌와 소통한다. 이런 식으로 자율신경뿐만 아니라 정신신경 면역학적 연결을 통해서 마음은 활력 에너지를 통제한다(14장 참조).

앞에서 말한 것처럼, 아유르베다는 치유를 강조하는 반면, 아유르베다의 차크라와 나디(의 개념이 혼재되어 있는 탄트라(tantra)는 영적 각성을 강조한다. 그래서 차크라에 대한 글은 이 둘 사이에서 상당히 혼란스러울 수 있다. 예를 들면, 사람들은 무심코 마사지 같은 간단한 기술로 차크라를 '연다'고 말한다. 어떤 면에서 틀린 말은 아니다. 어떤 차크라 장기에서, 상호 관련된 프라나의 훈련(조건화)된 움직임이 정체되거나 막히면 질병이 생길 수 있다. 마사지는 물론 그 정체를 없앨 수 있고, 이를 '연다'라고 말할 수 있다. 그러나 이것은 탄트라가 말하는 '연다'와는 다르다.

탄트라는 프라나의 훈련(조건화)된 움직임을 창의적으로 변환하는 모든 것에 대한 것이다. 차크라에서 프라나의 훈련(조건화)된 움직임은 마음의 훈련(조건화)된 움직임과 함께 습관 양식이라고 불리고, 자아의 특성으로 구성된다. 이 특성이 아주 자기 지향적인 페르소나인데, 이것이 진실된 자신, 즉 양자 자신을 감추고 있는 가면이다.

앞에서 이야기한 각 차크라에서의 훈련(조건화)된 느낌과 연관된 프라나의 훈련(조건화)된 움직임에는 잠재적 움직임이 있다. 우리는 창의성을 통해 이 잠재력을 알게 된다. 이미 말한 대로, 소유적 성격의 낭만적 사랑은 보편적 사랑으로 변환될 수 있는 잠재력이 있다. 마찬가지로, 뿌리 차크라의 에너지를 창의적으로 변환하면, 불안함은 자신감으로 변하고 공포는 용기로 변환된다(간디(Gandhi)[97]가 보여준 용기는 이러한 변환에 의한 것이다). 성 차크라에서의 성행위와 단순한 성욕과 연관된 부정적 느낌은 자신과 타인에 대한 진정한 존경으로 변환될 잠재력을 가진다. 배꼽 차크라에서 자만감과 가치 없음은 가치 있음과 진정한 자아 존중으로 변환될 잠재력을 가진다.

상기 차크라 중 제3의 눈 또는 이마 차크라에서는 지적 이해의 명료성과 혼돈이 직관적인 이해로 변환될 수 있고, 왕관 차크라에서는 만족과 절망이 영구적인 자연스러운 행복(지복, 산스크리트어의 아난다(ananda))으로 변환될 수 있다.

탄트라의 목적은 자아 특성을 깨워, 내가 양자 자신이라고 부르는 보편적인 자신으로 초월하게 하는 것이다. 이러한 초월이 활력 수준에서 일어나면, 훈련(조건화)된 움직임이 새 통로를 통해 방향을 바꾸고, 차크라는 새로운 통로를 통해 열린다. 이것이 '신성함'의 의미인 완전함이고, 치유의 궁극적 목표이다.

차크라 의학

탄트라의 고귀한 목적은 잠시 논외로 하자. 차크라 의학은 점차 질병과 프라나의 정상이 아닌 움직임 및 각 차크라에서의 교정에 대한 치유에 관한 것으로 발전하고 있다. 이러한 정상이 아닌 움직임에는 차크라에서의 에너지의 과도한 움직임, 또는 움직임의 자연스럽지 않은 결핍, 그리고 정체와 폐색 등이 포함된다.

예를 들면, 만일 에너지가 뿌리 차크라에서 너무 많이 빠져나가면 공포를 자극하게 되어, 신체적 수준에서 부신의 과다 분비가 일어난다(투쟁 혹은 도피반응).

---

97) 인도의 민족운동 지도자이자 건국의 아버지. 남아프리카에서의 인종차별에 대한 투쟁으로 유명해졌다. 제1차 세계대전 이후 영국에 대해 반영·비협력 운동 등의 비폭력 저항을 전개했다.

그런데 이것이 자주 일어나면 만성피로 증후군 같은 질병이 나타나게 된다. 다음 장에서 이야기하겠지만, 마음 또한 정신신경 면역학적 연결을 통해 이런 과정에 빠지게 된다.

크리스티나 페이지(Christina Page)라는 의사는 이와 관계된 연구 작업(1992)을 했다. 그는 대담하게도, 많은 장기의 질병을 각 차크라에서의 비정상적인 에너지 움직임으로 분류했다. 여기 페이지가 나열한, 차크라에서 에너지 움직임이 고장 났을 때 나타날 수 있는 질병들의 예(내가 약간 수정했다)가 있다.

뿌리 차크라: 변비, 치핵, 장염, 설사

성 차크라: 발기부전, 질 경련(질 근육의 긴장), 전립선 질환, 여성 생식기계의 질환

배꼽 차크라: 과민성 대장증후군, 당뇨, 위 및 십이지장 궤양, 간 질환, 열공 헤르니아

심장 차크라: 심장 질환, 면역계 질환, 암.

암이 심장 차크라 목록에 포함된 데는 타당한 이유가 있다. 암은 비정상적인 암세포에 의한 것인데, 원리적으로 면역계가 그 세포들을 발견해서 제거할 수 있어야만 한다. 그래서 암은 면역계 이상으로(흉선을 포함한) 인한 결과이다. 그러므로 암은 심장에서의 활력 에너지의 비정상적인 움직임과 관계 있을 수 있다. 물론 일단 발병되면 암은 어떤 장기로도 퍼질 수 있다. 그때는 다른 관련된 모든 차크라의 활력 에너지 이상과 연관될 수 있다.

목 차크라: 갑상선 항진 또는 저하, 천식, 인후염, 귀의 질병

제3의 눈: 편두통, 긴장성 두통, 눈의 질병, 부비동염

왕관 차크라: 간질, 알츠하이머병, 우울증, 정신분열증 같은 마음 - 뇌 질병들

차크라 의학은 신체적 증상에 대한 치료(대중요법을 통한)와, 심적 성향에 대한 심리학적 작업, 그리고 치유자가 병에 걸린 차크라에 직접 프라나를 주입하는 초능력 치유 등, 프라나의 불균형(아유르베다, 중국의학 또는 동종요법을 통한) 치료에 보완적인 것으로 되어 있다.

좋은 소식은 누구나 어느 정도의 초능력이 있기 때문에 거의 모든 사람이 프라닉(pranic) 치유자가 될 수 있다는 것이다. 서양인들도 대부분은 프라나 움직임의 느낌에 대해 익숙하지 않지만, 이것을 쉽게 배울 수 있다. 간단한 방법으로 당신의 손바닥을 서로 비비고 동인도식 인사법인 '나마스테[98]'('당신과 내가 하나인 곳으로부터 당신을 환영 한다'는 의미)를 하듯 양 손바닥을 반 인치 정도 떼어 보는 것이다.

당신은 저린 감을 느낄 것인데(그것이 혈류나 신경 자극이 아니라는 확신을 가져라), 그것이 피부 안에 있는 프라나의 움직임이다. 당신의 팔을 앞으로 뻗쳐서 손바닥을 하늘로 향하게 펴면, 우주가 당신에게 보내는 모든 치유의 기를 받게 되어 저린 느낌을 증폭시킬 수 있다. 이제 당신의 손은 에너지가 충만하게 되어 당신의 친구에게 프라닉 치유를 할 준비가 된 것이다.

친구를 편하게 눕히고 연습하는 동안 수용적인 태도를 유지한다. 에너지가 충만해진 손바닥을(에너지 공급이 한번 이상 필요할 수도 있다) 치유하려는 당신 친구의 각 차크라에 가까이 가져간다. 신체적인 접촉이 필요한 것은 아니다. 왕관 차크라부터 시작하여 내려가 뿌리 차크라까지 간다. 하는 동안 계속 자각을 유지한다.

나는 종종 워크숍 참석자들에게 이 연습을 시키곤 한다. 나는 이것을 신비적 시술자인 리처드 모스로부터 배웠다. 그는 이것을 '성스러운 명상'이라고 한다. 그러나 요즈음은 적지 않은 사람들이 워크숍에서 이러한 것을 가르치는 것을 발견했는데, 아주 좋은 일이라고 생각한다. 이제 활력 에너지가 신비스러운 무엇이고 동양인들만 경험하고 사용할 수 있는 난해한 것이라는 생각을 그만둘 때가 되었다.

우리가 할 수 있는 차크라의 에너지 움직임을 도와주는 간단한 연습이 또 있다. 뿌리 차크라에는 땅을(시멘트가 아닌) 맨발로 걷거나, 원예같이 흙에서 일하는 것이 도움된다. 성 차크라는 오르가즘 없이 하는 성행위, 즉 탄트릭(tantric) 성행위와 포옹만 하는 것이 이성을 목적화하지 않는 데 도움된다. 배꼽 차크라에는

---

98) 인도와 네팔에서 만나거나 헤어질 때 하는 인사말.

감수성 훈련이 - 다른 사람의 부정적 에너지에 예민하지 않게 되는 - 도움된다.

심장 차크라에는 웃음명상이 - 계속 웃는 것 - 좋다. 평소 행복한 마음을 유지하는 것, 영감을 주는 책과 사랑 이야기를 읽는 것, 감동적인 영화를 보는 것도 도움이 된다. '테레사 수녀 효과'가 지금은 잘 알려져 있다. 하버드대 학생이 테레사 수녀의 일대기를 다룬 기록 영화를 보고 혈액검사를 했더니, 그 결과 면역계에서 면역 글로불린 항체가 증가되어 있었다. 일시적이지만 활력 에너지가 심장 차크라로 움직였기 때문에 면역계가 강화된 것이다.

목 차크라에는 일상생활에서 창의성의 자유로운 표현 - 샤워 중에 노래하는 것, 시를 암송하는 것, 구호를 외치는 것 - 이 차크라를 빨리 정화하는 데 도움된다.

이마 차크라에는 '빛나는 이마'라는 뜻의 카파라바티(kapalavati), 요가 전통에서 하는 호흡 훈련이 있다. 편하게 앉아 약간 숨을 들이마시면서 시작한다. 복근만 사용하여 20 - 40회/분의 속도로 약간 들이마신 후 깊게 내쉬는 호흡을 한다. 이 호흡을 올바로 수행하면, 호흡을 멈추었을 때 잠시 호흡이 없는 느낌이 올 것이다. 서둘러 숨을 들이마실 필요는 없다. 당신의 신체가 필요하면 즉시 숨을 들이마실 것이다. 호흡이 없을 때 생각도 없어진다는 것을 주목하라. 생각이 없어지는 동안 직관이 당신에게 오게 된다.

일반적으로 명상과 마음 챙김은 왕관 차크라의 역동적인 균형 상태를 유지할 수 있는 좋은 훈련이다.

차크라의 정화 훈련 중 프라나야마(pranayama)[99]라고 불리는 호흡 훈련은 특별히 강조할 필요가 있다. 프라나의 움직임은 활력체에서 나디를 따라 평행하며 우리가 호흡하는 공기의 움직임과 연관되어 있는데, 이것이 프라나야마의 기본이 된다. 숨을 얕게 쉬면 호흡을 오직 코와 목에서만 느낀다. 약간 더 깊게 쉬면 가슴에서 느끼게 되고, 아주 깊게 쉬면 위에서 느끼게 된다. 어떤 형태의 프

---

99) 산스크리트어로 요가에서의 호흡 기법. 생명력 또는 호흡을 의미하는 프라나(prana)와 이에 대한 통제를 의미하는 야마(yama)의 합성어로, '프라나의 확장', 또는 '호흡 조절'로 번역된다.

라나야마는 의식하면서 숨을 깊게 쉬는 것만으로 구성된다. 이 호흡을 시행하면, 척추를 따라 모든 주요 차크라를 포함하는 나디를 통해 모든 활력 에너지 움직임을 인식할 수 있게 된다.

호흡을 천천히 하게 되면, 프라나야마 수행 시 그렇게 하게 되는데, 주요 차크라와 연결되는 나디를 따른 프라나의 움직임도 느려진다. 이것은 프라나의 움직임에 대한 우리의 인식도 향상시켜 주는 효과가 있다. 특히, 프라닉(pranic) 움직임의 양자 붕괴 사이의 공백에 대해 인식하게 된다. 이 공백에서 무의식적인 과정이 일어나고, 프라닉 움직임의 양자적 가능성이 급증한다. 그래서 우리는 붕괴하는 프라나의 새 움직임을 점점 더 잘 받아들이게 되고, 창의적 양자도약의 기회도 점점 더 증가하게 된다. 양자도약이 증가하면, 전에 불균형이었던 프라닉 움직임이 더 잘 균형(차크라의 균형을 포함하여) 잡힐 수 있다.

앞에서 말한 것처럼 차크라 의학에는 차크라 심리학이 있는데, 이를 통해 치료자가 차크라에서 에너지 불균형의 원인이 되는 심적 성향을 교정하는 노력을 한다. 때로는 이것이 아주 적절할 수 있다. 예를 들면, 유방암이 자기애 부족과 관계 있는 것이라면, 심리치료를 통해 자기애가 다시 살아나게 하면 환자에게 도움될 수 있다. 그러나 어떤 사람들은 차크라 심리치료를 너무 과장하기도 한다(15장 참조).

차크라 의학은 점성술과도 연결될 수 있다. 개념은 단순하다. 활력적 형태형성장의 활력 기능의 맥락을 정하는 원형은 당신의 점성술적 별자리가 태양과 태양계의 행성, 달들의 움직임과 어떻게 관련되는지를 정하는 수호천사가 될 수도 있다. 이것이 당신에게 건강 유지나 치유에 부가적인 점성술적 지침을 줄 수 있다.

점성술은 주류 물질주의적 과학에서는 하찮은 것으로 여겨지지만, 내적 외적으로 연결되어야 한다는 개념은 우리가 의식 우위의 과학에 적용할 때 아주 많은 것을 이해하게 해준다. 미래에 있을 치유과학 분야에서 점성술의 위치에 대한 이해에 괄목할 만한 진전을 기대한다.

이 장에서 기억해야 할 것

- 이 장의 주제는 우리의 느낌을 느끼는 신체 내의 지점인 차크라 과학의 발전에 관한 것이다. 만일 당신이 차크라(당신에게 느낌을 주는)에서의 활력 에너지의 움직임에 익숙하지 않다면, 당신이 감정의 소용돌이에 있을 때마다 그 움직임에 친숙해지기를 강력하게 권장한다.

- 나는 또한 이 책에 제시된 여러 가지(프라나야마 같은)를 실제로 수행해 볼 것을 권장한다. 예를 들어 생각 대신 활력 에너지를 사용하는 명상 같은 것들이다. 이 수행들은 당신이 창의성의 균형을 잡고, 활력체의 처리 과정을 잘 조정하는 데 도움이 될 것이다.

- 차크라 의학은 중요 장기의 질병이 해당되는 차크라에서의 활력 에너지의 불균형 또는 폐색에 의한다는 것에 기반을 둔다.

- 당신은 차크라에서의 활력 에너지 운동의 균형을 되찾거나, 억압된 움직임을 뚫어 줌(이전에는 무의식이었던 것을 의식으로 만들어 준다는 의미)으로써 당신 자신을 치유할 수 있다.

12장

동종요법(同種療法)은
효과가 있는가?

나는 지금도 어린 시절에 겪은 동종요법의 기적을 기억한다. 나는 열두 살 때 사교성이 좋고, 운동을 좋아하고, 학업도 열심히 하는 어린이였다. 그런데 몸에 몹시 난처한 일이 벌어져 아주 불행해 했다. 바로 사마귀가 난 것이다. 심지어 신체 여기저기에서 자라고 있었다. 여러 가지 사마귀 제거 약을 시도해 보았지만 소용없었다. 나중에 누가 동종요법을 제안했다. 지금도 그 약이 생각나는데, 측백나무(thuja) 30x라는 네 개의 흰 환약으로서 달콤했다. 입에 넣어 녹을 때까지 빨아먹었다. 이틀 후 내 신체의 사마귀가 하나하나 떨어져 나가기 시작했다. 나는 치료되었다. 안도했다. 이것은 기적적인 약물이었다.

실제로는 그 당시 이 기적이 전적으로 동종요법 때문이라고 생각하지 않았다. 우리가 '물질'을 통해 의미하는 것의 관습적인 관점에서, 내가 복용한 측백나무 희석액에는 평균적으로 어떤 의학 물질이 함유되어 있을 가능성이 없다는 것을 계산해 보면 쉽게 증명할 수 있다는 것을 몰랐다. 그냥 통상적인 생각으로, 네 알의 설탕정제가 내 병을 고친 것이다.

환자가 자격 있는 치유자로부터 약이라고 가장된 것을 그가 '효과 있는' 것이라고 생각하고 복용했을 때, 그와 같은 '설탕정제 치료'를 오늘날에는 위약 치료라고 한다. 나의 이야기를 들었을 때 대중요법 시술자들은 동종요법을 묵살하며, 그저 위약 효과에 지나지 않는다고 말한다. 이 문제를 보다 복잡하게 만드는 것은, 사마귀 같은 질병이 위약에 의해 치료된 적이 있기 때문이다(웨일(Weil), 1983).

물론 위약도 기적 같은 치료 효과를 낼 수 있다. 우리가 아는 면역계와 신체의 방어기제가 시사해 주는 바가 있다. 질병은 우리의 신체의 방어기제인 면역체계가 적절히 작용하지 않을 때 발생한다. 위약은 치유에 대한 기대를 올려 작용하고, 이는 신체의 방어기제가 한 번 더 잘 작용하도록 촉발시킨다. 그러면 무엇이 촉발시키는가? 네 개의 설탕정제? 이것은 때로 동종요법보다도 큰 기적일 수도 있다. 마음? 그러나 대중요법의 관점에서는 이 역시 기적이다. 마음이 물질보다 우위에 있다는 의미이기 때문이다.

동종요법은 위약 효과인가? 나는 확정적인 결과를 보여준 일부 연구 결과에 대해 읽어 보았지만(펠르티에(Pelletier), 2000), 대부분의 연구는 아직 논란의 여지가 많다. 다른 식으로 질문해 보자. 동종요법은 효과가 있는가? 대중요법자들이 정당하게 비판하듯, "당신은 의약 물질의 한 분자도 처방하지 않았는데 어떻게 효과가 있다고 할 수 있는가?"라는 질문에 대답할 수 있는가? 여하튼 효과가 있다면, 어떻게 작용하는가?

다음에 동종요법의 타당한 이론에 대해 설명하겠다(이에 대해 소개를 한 훌륭한 문헌을 읽기 원한다면 비소울카스(Vithoulkas) 1980, 울만(Ulman) 1988을 추천한다). 이러한 타당한 이론은 일단 우리가 활력체와 신체 - 활력체의 연결을 - 소위 신체는 활력체의 형태형성장의 표현에 지나지 않는다는 것을 - 수용하면 쉽게 구성될 수 있다.

이제 조금 더 체계적으로, 동종요법의 창시자인 사무엘 하네만[100]이 발견한 동종요법의 두 가지 기본적인 원리를 말해야겠다. 첫 번째 원리는 '이열치열(라틴어로 similia similibus curentur)'이다. 만일 어떤 약제가 건강한 몸에 특정한 증상을 유발한다면, 같은 증상이 있는 병든 사람에게 충분히 희석된 동종요법의 형태로 약제를 주면 질병을 치료할 수 있을 것이다.

예를 들면, 하네만의 이열치열의 첫 번째 예가 이를 분명하게 해준다. 하네만은, 윌리엄 쿨렌(William Cullen)의 책을 번역하다가, 페루의 기나피(기나 껍질, Peru-

---

100) 독일 의사. 유사한 증상을 나타내는 약물이 유사한 증상을 나타내는 질병을 치료한다는 이론을 정립했다. 동종요법(homeopathy)이라는 대체의학의 창시자.

vian bark 또는 cinchona)를 그 쓴맛 때문에 말라리아 치료에 사용될 수 있다고 생각했다. 쓴맛이 이유라는 것이 다소 어리석은 것 같아, 그는 기나피를 자신에게 실험하기 시작했다. 자신은 건강함에도 불구하고 소량씩 복용하기로 했다.

> 나는 시험 삼아 질 좋은 중국제 기나피를 4드라크마어치씩 하루 두 번 복용했다. 먼저 내 다리, 손가락 끝 등이 차가워졌다. 나른하다가 졸리더니, 심장이 뛰기 시작하고, 맥박이 강해졌다 약해졌다. 또 견디기 힘든 불안, 떨림, 사지 전체의 탈진이 일어나고, 머리가 진동하는 것 같고, 안면 홍조, 갈증 등이 일었다. 간단히 말해서, 심한 오한과 전율성 경직을 제외하고는, 간헐적인 고열이 있을 때 느끼는 모든 증상이 하나씩 나타났다.
>
> 요약하면, 이 모든 증상들은 규칙적으로 나타났고 특징적이었으며, 마음이 둔해지고 사지의 경직 같은, 그러나 무엇보다도 저린 증상, 온몸 뼈의 골막에 자리 잡고 있는 듯한 불쾌한 느낌 등의 증상들이 모두 나타났다. 이 발작은 나타날 때마다 두세 시간 지속되었고, 내가 약을 복용할 때마다 다시 나타났다. 그 외에는 재발 증상이 없었다. 중지했을 때 나는 다시 건강한 상태로 돌아왔다.
>
> - 그로스만(Grossman 1985), p.60에서 인용

지금도 동종요법 연구자들은 효과를 입증할 때 하네만이 처음에 쓴 방법을 쓰고 있다. 약으로서 효과가 있을 만한 물질의 적은 양을 건강한 사람이 복용하게 하고, 나타나는 모든 증상을 본다. 이런 경험적인 검증이, 의사가 비슷한 증상을 보이는 질병에 대해 독으로 독을 치료하는 의약을 찾기 위해 참고하는 약물학의 일부가 된다.

대중요법의 관점에서 이열치열이라는 격언이 꼭 반대만 할 만한 것은 아니다. 히포크라테스는 "같은 것으로 인해 병이 생길 때, 같은 것을 적용하면 질병이 치료된다"라고 썼다. 비슷한 개념으로 대중요법 의학에서도 백신을 사용한다.

그러나 대증요법 의사들은 이열치열이라는 원리가 보편적이라는 것을 믿지도 않고, 믿을 수도 없다고 한다. 그리고 대증요법 의사들은 매일 대증요법에서 이 규칙에 위반하는 사례가 있기 때문에, 그들의 의견이 당연하다고 생각한다. 예를 들면, 아스피린으로 두통을 치료하는데, 이는 실제로 증상에 관한 한 '다른 것으로 같은 것을 치료한다'로 되어 이치에 맞지 않는 것이다.

동종요법의 두 번째 격언은 물질주의적 대증요법 시술자들을 가장 짜증나게 하는 것이다. 이것은 '적은 것이 더 낫다'라는 이치이다. 즉 의약 물질을 더 희석시킬수록(다음에 설명할 특정한 방법으로) 효과가 더 강해진다는 것이다. 전에 말했듯이, 동종요법 시술자들이 환자에게 처방하는 의약 물질은 매우 희석된 것이다.

생각해 보자. 1의 의약 물질을 9의 알코올 - 물 혼합액에 희석시키자. 이 혼합액을 40회 정도 잘 흔들어(기술적인 용어로는 '진탕을 만들어'), 9/10는 버린다. 남은 1/10로 같은 일을 한 번 더 하고, 이와 같은 희석과 흔들기를 무한정으로 할 수 있는데, 이를 통해 이 의약 물질의 효과는 희석 정도에 따라 $1x$, $3x$, $6x$, $30x$, $200x$ 등으로 표시된다. 대증요법 시술자들은 어느 정도 희석이 반복되면, 수학적으로 이 혼합액에 의약 물질의 분자 한 개도 포함되지 않을 수 있다고 동종요법을 조소한다.

대증요법 시술자들의 관점에 맞게 좀 기술적으로 보자. 화학에 '아보가드로(Avogadro)의 법칙'이라는 법칙이 있다. 어느 물질이라도 '1몰'(mole, 그램으로 표시한 물질의 분자 무게)에는 10^{24}개의 분자가 있다. 그러므로 동종요법의 희석도가 $24x$ 이후에는 (화학적으로 10^{-24}배 되게 희석하면), 혼합액에는 의약 물질의 분자가 한 개도 존재하지 않을 수 있다.

그러나 동종요법의 두 가지 이치는 모두 활력체적 관점에서 이해해야 한다. 활력체의 관점에서는, 면역계는 내적·외적 항원으로부터 몸을 방어하기 위한 활력적 청사진의 신체적 표현이다. 질병은 신체적 표현이 현재 형태에서 적절히 작동하지 않는 것이다. 이 기능 이상은 활력 청사진 자체의 기능 이상으로(관련된 활력 에너지 움직임의 불균형) 인한 것일 수도 있다. 만일 그렇다면 치료 효과를 나타내기 위해서 이 시스템의 활력 청사진을 고치기 위해 적절한 활력 에너지를 주입해야 한다.

그러나 활력체를 치료하기 위한 '적절한 활력 에너지'란 무엇인가? 이열치열. 만일 약 물질이 건강한 사람에게서 질병을 가진 사람과 같은 증상을 나타나게 한다면, 보기에 따라서는 의약 물질의 활력 에너지 움직임과 이 경우(불균형인 경우) 신체의 관련된 활력 에너지 움직임은 서로 공명한다고 할 수 있다. 그러면 병든 사람의 관련된 활력 에너지 움직임의 불균형을 맞추기 위해 의약 물질의 활력 에너지 움직임을 사용할 수 있다.

'적은 것이 더 낫다'는 원칙도 이렇게 이해될 수 있다. 의약 물질은 주로 물질 수준에서 독성이 있을 수 있다. 만일 치료가 활력 수준에서 일어나는 일이라면 신체는 연관이 없어지는데, 생물체에 불필요한 독성 물질을 투여하는 것이 뭐가 지혜로운 것인가? 그래서 희석을 한다. 활력적인 측면에서 손상되지 않게 유지하면서, 의학의 '물리적 신체'는 제거하는 것이다.

말한 대로, 동종요법 시술자들은 희석하기 전 혼합하는 과정에 많은 정성을 기울인다. 이제 그것도 타당하다. 아마 이 과정은 전에는 의약의 물질적 부분에만 연관이 있었던 활력 에너지가 이제 알코올 - 물 혼합액 전체와 확실하게 연관될 수 있도록 한다(어떻게? 아마도 준비하는 사람의 의식적인 의도를 통해서다. 그 모든 움직임은 그 의도를 유도하기 위한 도움이다).

그 의식적인 의도가 관여할 수 있다는 것은, 적절한 식물의(동종요법 치료약이 되는) 활력 에너지 형태를 환자의 활력체에 각인시키려는 생각으로 치료약을 투여하는 어떤 동종요법 시술자들의 심적 능력에서도 알 수 있다. 놀라운 것은, 이런 방법으로 환자가 치유된다는 것이고, 비국소적으로 적용해도 하향 인과의 힘을 입증할 수 있다는 것이다.

동종요법은 활력체 치유에 흥미로운 차원을 더해 준다. 아유르베다나 전통 중국의학의 '친화적인' 약초뿐 아니라, 대중요법의 '친화적이 아닌'(해로운) 물질도 치유에 사용될 수 있다는 점이다.

직감적으로 동종요법은 나에게 동종요법의 음식에 관해 의문점을 갖게 했다. 동종요법의 희석 과정을 응용해 음식의 활력 에너지 요소를 농축시켜서 음식 보충제로 사용할 수 없을까? 오늘날 패스트푸드, 냉장, 냉동 그리고 방부제 첨가 등으로 나는 우리가 활력체에 좋은 영양을 섭취하고 있다는 확신이 없다. 그런 경우 동종요법의 음식이 해결 방안이 될 수 있으므로, 이는 아주 유용할 수 있다.

믿거나 말거나, 이 생각을 지지하는 몇 가지 자료가 있다. 스탠리 라이스(Stanley Rice)[101]와 공동 연구자들은 1970년대 중반 석유파동 때, 곡물 생산을 늘리기 위해 아주 적은 양의 비료를 사용해 보았다. 동종요법적 용어로 9x에 해당되게 희석했는데도, 결과는 토마토와 옥수수의 수확이 각각 30%, 25% 증가되었다.

그리고 한 가지 더 중요한 점이 있다. 나는 채식주의자들이 적당한 단백질 균형을 유지하기 위해 흔히 사용하는 단백질 보충제들이, 두부 같은 단백질이 포함된 음식의 역할을 제대로 하지 못한다는 것을 알고 있다. 나는 이것이 단백질 보충제가, 원래 단백질을 포함한 음식에서 추출되는 과정에서, 그 음식과 관련된 활력 에너지를 모두 잃기 때문이라고 확신한다. 그러므로 완전한 효력이 있으려면 보충제를 보충해야 한다. 여기서 단백질 보충제가 추출된 음식의 연관 활력 에너지를 동종요법 방식으로 추출한다면 아주 좋을 것이다.

---

101) 미국의 생물학자이자 생태학자. 식물과 진화, 환경, 윤리적·정치적 문제에 대해 많은 저서가 있으며, 자연을 강조한다.

개별화의 문제

요약하면, 동종요법은 대중요법이 물리적 신체의 불균형을 치료하는 대신, 활력체의 불균형을 치료한다는 것을 제외하고는 대중요법과 다를 게 없다. 사실 특정한 질병에 대해 적절한 치료약을 어떻게 찾는가에 대해서는, 대중요법이 이열치열 철학의 동종요법보다 조금 더 억측에 가깝다.

동종요법에는 아유르베다와 전통 중국의학의 정신과 유사한 측면이 있다. 동종요법 약물은 사람들이 신체적 체형과 체질 성향상 걸리는 질환으로 받아들이는, 체질적으로 선천적인 질병에 사용되기도 한다.

예를 들면, 많은 사람들이 어릴 때부터 비만의 성향이 있고, 이를 받아들이도록 배운다. 중년에 이르면 비만은 전보다 더 건강에 문제가 된다. 합리화나 식이요법은 별 도움이 되지 않는다. 그러면 소장의 일부를 잘라 제거하는 극단적인 대중요법 치료 외에 체중을 줄일 다른 방법이 있는가? 만일 당신의 경우라면 동종요법 시술자에게 가보자. 그녀는 "손에 기운이 없나요?"라고 묻고, 당신의 손을 올려 검사할 것이다. 의사는 또한 '무서움을 잘 타는 성격'이냐고 물을 것이다. 만일 당신이 이 세 가지에 다 해당되면 희망이 있다. 의사는 칼라레아 카르보니카(calcarea carb)를 처방할 것이다. 자, 이제 식이를 거의 바꾸지 않고 거창한 운동 처방 없이 당신은 체중을 줄일 수 있을 것이다(발렌타인(Ballentin) 1999).

칼라레아 카르보니카의 기본 약물은 지구 표면에 많은 퇴적암의 일종인 석회암이다. 알다시피 퇴적암은 지구의 생명체들과 함께 많은 역사를 가지고 있고, 활력 에너지와도 많은 상관관계가 있다. 아마 위의 세 가지 증상은 카르보니카에서 오는 활력 에너지로 고칠 수 있는 활력 에너지 불균형에 의한 것일 수 있다. 일단 활력체의 형태형성장이 '고쳐지면', 노력 없이도 형태형성장의 표현인 물리적 신체 기관도 바로잡히고, 비만인 사람들에게 거의 불가능한 식이요법 등을 할 필요도 없이 정상적으로 기능할 것이다.

주의할 것은, 카르보니카 환자는 카파 형처럼 보이지만, 거기에는 큰 차이가 있다. 아유르베다에서는 카파 프라크리티(prakriti) 형 사람은 일반적으로 강건한 성향이 있지만, 선천적으로 무서움을 모르고 안정되고 행복한 사람이기도 하다. 그래서 카파 프라크리티는, 프라크리티대로만 있으면 자연적인 항상성이 아주 좋다. 오직 프라크리티의 자연적 항상성에서 멀리 떨어져 그것이 결핍되는 불균형 상태가 되면, 병에 걸리고 치료가 필요하게 된다. 말이 없고 (조개처럼 입을 꽉 다문) 무서워하는 증상은 자연적 카파 프라크리티에서 벗어나있다는 것을 시사한다. 그때 동종요법을 사용하면 쉽게 치료된다.

동종요법에서는 개별화도 중요하고, 모든 증상도 중요하다. 처음부터 질병의 치료는 미묘하고 물리적 도구의 정량적 측정으로 찾아지지 않으므로 증상이 유일한 단서가 된다. 19세기의 대중요법 의사들은 오늘의 주류 의사들이 그렇듯이 다음과 같이 믿었다(코울터(Coulter) 1973, 그로스만(Grossman) 1985).

1. 질병은 확인 가능한 원인이 있는 사건이다.
2. 질병 분류는 그 원인에 따라서 해야 한다.
3. 증상은 원인을 나타낸다. 그러므로 원인과 밀접하게 연관되어 있지 않은 증상보다 원인과 직접적으로 연관된 증상들이 목적에 중요하다.

반면, 하네만의 동종요법에서는 이렇게 말한다.
1. 질병은 활력의 고장이다.
2. 고장의 내적 원인은 밝히기 힘들다.
3. 질병은 내적인 원인에 의해서 분류할 수 없다.
4. 질병은 오직 증상에 의해 알 수 있고, 그러므로 모든 증상은 똑같이 중요하다.

동종요법이 아유르베다나 전통 중국의학과 통합되면, 활력체에 대한 우리의 이해는 증진된다. 나는 활력체의 내적인 원인에 따라 활력체의 질병이 분류될 수 있다고 믿는다. 물론 활력체의 양자역학 때문에 진단에는 항상 상당한 직관력이 필요하다. 그러한 직관적 진단 기구의 개발은 사실 활력체 의학의 큰 숙제이다.

그러나 그때까지는 고통의 원인이 명확한 증상들뿐만 아니라, 모든 증상을 완전히 분석하는 동종요법적 전략이 요구된다. 이러한 전략은 각 환자의 불균형 활력 에너지 특징과 가장 잘 공명하는 특정한 의약 물질의 활력 에너지 특징을 식별하는 데 중요하다.

여기서 중요한 점은, 우리의 활력체는 훈련(조건 형성)의 특정한 역사를 통해서 (많은 생애를 통해서일 수도 있다) 개별화된 것이다. 활력 움직임이 고장 나면 물질적 수준에서 병이 되고, 유사하게 활력 에너지 불균형에 대한 개별화된 특징이 반드시 있다.

동종요법 시술자들이 가끔 진단을 위해 묻는 개인적인 질문에 대한 경험을 말하겠다. 내가 어떤 병에 걸렸는데(오래되어 병의 성격은 기억이 안 난다), 나를 많이 괴롭혔다. 동종요법 의사가 면담 중에 했던 기억나는 질문이 있다. "걸을 때 의도하지 않았는데 양 발이 종종 서로 부딪칩니까?"라는 것이었다. 비록 내가 병과 이런 증상을 절대 연결시키지는 않았지만, 그것은 사실이었다. 하여간 그 훌륭한 의사는 나에게 약을 주었고, 효과는 좋았다.

헤링(Hering)의 치유 법칙

의학은 물리학이나 화학과는 달리 인과관계가 더 미묘하기 때문에 어려운 과학이다. 예를 들면, 감기 바이러스가 유행할 때 어떤 사람은 감기에 걸리고, 어떤 사람은 걸리지 않는다. 세균 감염도 마찬가지다. 쉽게 병에 걸리는 사람과 그렇지 않은 사람이 있다.

대증요법은 사람에 따라 다른 이 차이를 그 사람이 가진 면역력의 차이로 보는데, 물론 정량화할 수도 입증할 수도 없는 것이다. 하네만이 시작하고, 미국 동종요법의 아버지라고도 불리는 콘스탄틴 헤링(Constantine Hering)[102]에 의해 강조된 동종요법에서는 생각하는 방향이 다르다. 동종요법에서의 질병은 활력체에서 기인한다.

우리가 면역력이라고 부르는 것은 실제로는 어떤 활력 에너지가 기능하는지에 대한 균형의 측정이다. 만일 이 균형 상태가 고장 나면 불균형에 의한 증상이 나타난다. 이는 질병이 분명해질 정도로 악화되기 전에 보이는 전구 증상이라고 할 수 있다.

대증요법은 나중에 악화된 상태의 물리적 신체만을 치료한다. 이렇게 될 때, 동종요법의 주장에 의하면, 초기 증상은 건강에 대해 잘못된 인식을 주며 배경으로 물러나게 된다. 그래서 전통적 동종요법은 대증요법과 함께 동종요법 치료를 함께하는 것을 권하지 않는다. 동종요법을 받으면, 좀 느리기는 하지만 악화된 증상이 분명히 사라지게 된다. 악화된 증상이 사라진 후에는 초기 증상도 점차 사라질 것이다. 증상은 나타날 때와 역순으로 사라진다. 이것이 헤링의 치료 법칙이다.

이 법칙이 사실인가? 헤링은 이것이 정당하다는 이유를 제시했는데, 이는 우리의 새로운 모델인 의식의 과학 측면에서도 타당하다. 동종요법 치료에서는 치유가 생물체의 '심부(深部)의' 부분에서 시작해 더 '표면적인' 곳으로 이동한다. 여기서 '심부의'는 활력체의 의미로 해석되고, '표면적인'은 물리적 신체로 해석된다. 표면적인 부분은 - 표현 - 활력체 불균형보다 빨리 치유되므로, 표면적 증상이 심부의 증상보다 빨리 없어지는 것이다.

---

102) 독일 출신 의사. 미국에서 처음으로 동종요법 학교를 창립했다. 위에서 아래로, 안에서 밖으로, 중요한 장기에서 덜 중요한 장기로, 최근 증상에서 옛 증상으로의 치유의 진행을 정리했다.

대중요법이 환자에게 해롭다는 것은 무슨 근거가 있는 것인가? 정말로 표면적 증상의 치료와 함께 심부의 증상이 뒤로 숨는가? 답은 둘 다 '그렇다'이다. 대중요법 치료는 표현 형성 기구를 포함한 물리적 신체에 큰 손상을 주면서 물리적, 표면적 증상만 치료할 뿐이다. 그래서 물리적 신체는 지속되는 활력체의 불균형으로 적절한 표현을 만들 수 없게 되며, 활력체 청사진과 물리적 신체 표현 사이에 만성적인 불일치가 발생하게 된다. 이런 불일치가 만성질환의 핵심 부분인 통증으로 느껴지게 된다(14장 참조).

전통적 대 현대적 동종요법

나는 이 장을 프랑스 학파의 성과인 '현대적' 동종요법에 대해 간단히 말하고 마치겠다. 동종요법이 프랑스에서 공식적으로 인정되었을 때, 감사한 마음의 동종요법 시술자들은 많은 철학적 양보를 했다(현대 아유르베다 시술자들같이). 그 중 중요한 것이 '활력'에 대해 더 이상 이야기하지 않는 것이었다. 또한 현대의 동종요법은 대중요법과 동종요법을 함께 사용하는 것에도 동의한다. 그리고 몇 개의 치료법을 조합해 제공함으로써, 질병을 가진 한 개인에 맞는 동종요법 치료의 개념도 포기했다. 이 변화들은 동종요법을 대중요법 비슷하게 만듦으로써, 대중요법 시술자들의 저항을 줄인 셈이다.

나는 지금 당신이 여기에서 그 시작을 보고 있는 동종요법이 원래의 고유한 과학으로 유지된다면, 근본적인 것을 양보하는 동종요법의 현대 버전은 그 매력을 잃을 것이다. 동종요법은 활력체 의학이다. 그렇지 않으면 아무것도 아니고, 이해할 수도 없다. 이것은 누구에게나 분명한 것이다. 과학 내에서, 특히 의학의 형이상학에서 활력의 중요성이 인식될 때, 동종요법은 과거의 영광을 되찾을 수 있다. 대중요법이 침습적이라는 것은 분명하다. 항생제로 치료하는 세균 감염처럼, 그 효과가 명백한 간단한 치료라도 손상을 준다. 우리가 대중요법의 침습적인 처치를 피할 수 있다면, 그렇게 해야 한다, 이것은 생명을 위협하는 응급의 경우를 제외하고는 가능한 일이다. 그 대신 보다 부드럽고 근본적인 동종요법을 받아들이면, 치유가 훨씬 잘될 것이다.

몰리에르(Moliere)의 극중 인물인 한 의사가 "원칙을 버리고 명예를 되찾느니, 원칙을 따르다 죽겠다"라고 말한다. 내가 동종요법의 과학적인 모델이 '원리를 위반하는' 것이 아니라는 타당한 근거를 많이 보여주었기를 바란다. 아마 지금 동종요법 마니아들은 안심할 것이다. 물론 우리가 지금 하고 있는 옳은 진단과 옳은 치료보다 나은 방법이 필요하고, 완벽한 동종요법을 위해서는 아직 할 일이 많다. 그러나 근본적인 것들이 있는 그대로 이해된다면, 세부적인 것들도 그리 멀지 않았다.

결론

나는 동종요법에 대해서 다음과 같은 결론을 얻었다. 당신도 동의해주기 바란다.

- 동종요법은 활력체 의학이다. 만일 당신이 활력체를 받아들이지 않으면, 동종요법의 '적은 것이 더 낫다'라는 철학에 당황하게 될 것이다. 당신이 활력체를 수용하면, '적은 것이 낫다'는 것을 이해할 뿐 아니라, 의학 체계로서의 동종요법의 뛰어남에 감탄할 것이다.
- 의심의 여지없이 동종요법은 양자의학이다. 비국소성 상관관계의 양자 원리는 동종요법을 어떻게 준비하고 시행해야 하는지에 필수적이다.

- 아유르베다와 전통 중국의학과 마찬가지로 동종요법은 개별화된 의학이다. 그런데 운용 철학에 큰 차이가 하나 있다. 아유르베다나 전통 중국의학과는 달리, 동종요법은 그 창시자인 하네만(Hahnemann)을 좇아 엄격하게 실증적이다. 변함없이 질병은 원인에 따라 분류될 수 없고, 오직 증상을 통해서만 이해될 수 있다고 믿는다.
- 어떤 사상가들(코울터(Coulter) 1973, 같은)은 이 같은 실증주의의 엄격함이 장점이라고 믿으며, 이 때문에 동종요법이 모든 의학 체계 중에서 가장 과학적이라고 믿는다.
- 아인슈타인이 하이젠버그에게 말했듯이, 우리는 우리의 관찰을 해석하는 데 사용하는 이론에 따라 사물을 본다. 그리고 엄격한 실증주의는 신기루이고, 우리는 과학을 하기 위한 이론을 개발해야 한다. 그러나 나는 활력체에 대한 경험을 얻으면, 지금 아유르베다나 전통 중국의학이 하는 것보다 개별화에 대해 더 잘 이해할 수 있다고 믿는다. 그러면 지금의 '흔하지 않은' 증상을 고려하는 데 근거를 둔 개별화된 치료를 발견하면서 얻은 동종요법의 눈부신 성공이 이론적으로 더 잘 이해될 것이다.

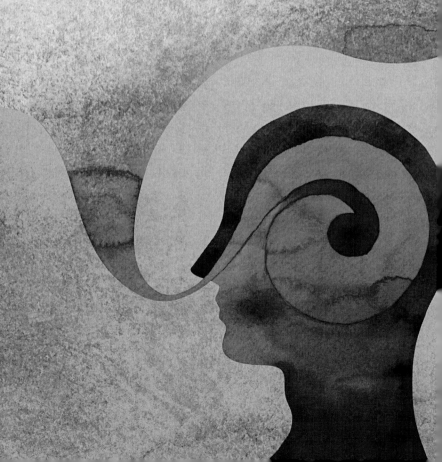

제3부

심신의학

13장

양자 마음,
의미와 의학

심신의학이란 증상이 신체의 우위에 있는 마음의 결과가 아니라, 신체의 우위에 있는 의식의 결과라는 것을 깨닫기 전에는 이해하기 힘들다. 신체와 마음은 의식의 양자 가능성이다.

가능성의 파동이 붕괴되면, 의식은 붕괴된 물질적 실체의 일부에 의미를 주기 위해 마음을 이용한다. 붕괴된 물질적 실체의 일부(뇌) 또한 정신적 의미의 표현을 만든다. 만일 마음이 의미 중립적인 자극에 부여한 의미가 부조화되면, 편안함이 사라지므로 조심해야 한다. 그러나 의식 또한 정신적 의미를 변화시킬 능력을 가지고 있어, 그 범위 내에서 치유를 할 수 있다. 이것을 마음 - 몸 치유라고 한다.

이것이 이 책 나머지 내용의 요약이다. 세부사항을 보면 아주 흥미롭다. 예를 들어, 마음의 양자적 본성에 대해 생각해 보자. 마음이 양자체라는 증거가 있는가? 증거를 위해서 마음의 움직임의 방식, 바로 생각을 살펴보자.

2차 세계대전 후 양자역학에 대한 첫 번째 저서를 낸 물리학자 데이비드 봄(David Bohm)[103]은 양자 불확정성 원리에 대한 쉬운 예가 필요했다. 불확정성 원리가 다음과 같다는 것을 상기하자. 즉 물질적 양자체는, 우리가 위치나 운동량 중 하나를 정확히 측정할 수 있지만, 둘 다 동시에 측정할 수는 없다. 봄이 제시한 예를 생각의 움직임에 대한 불확정성 원리로서 활용할 수 있다. 생각에

---

103) 미국의 이론물리학자로 양자 이론, 신경심리학, 마음의 철학에 큰 공헌을 했다. 뇌의 작용인 생각에도 비국소성(non - locality)을 도입했다. 데카르트의 이원론에 대한 보충으로 드러난 질서와 감춰진 질서(implicate and explicate order)라는 수학적, 물리적 이론을 개발했다.

대해서, 우리는 그 내용(특징)과 생각의 방향(연상) 중 하나만 결정할 수 있다. 한 번 시도해 보자.

만일 특성에만 집중하면(예를 들면, 당신이 만트라 같은 것을 마음으로 암송한다면), 당신은 당신의 생각이 가는 방향을 잃을 것이다. 만일 자유 연상을 한다면, 나중에 당신이 생각했던 내용을 기억하지 못할 것이다. 정신과 의사들은 생각의 불확정성 원리에 대해 분명히 알고 있음에 틀림없다.

그래서 생각에서는 특성과 연상이 불확정성 원리를 만족시키는 상호 보완적인 변수이다. 이는 생각의 기원에 대한 양자역학을 암시한다.

왜 물질적 세계는 외적인 것으로, 정신적 세계는 내적인 것으로 경험하게 되는가? 마음과 신체 사이에 이것보다 더 극적인 차이는 없다. 이제 우리는 이 차이를 마음의 양자적 본성에 근거해서 이해할 수 있다. 이에 대한 논거는 내가 활력체에 대해서 한 것과 똑같다(8장 참조). 다시 한 번 정리해 보자.

중요한 점은, 데카르트(Descartes[104])가 말한 대로 물리적 신체는 연장 실체(res extensa)이고, 연장 가능한 신체라는 점, 그래서 신체는 나눌 수 있다는 것을 인식하는 것이다. 다르게 말하면, 물질적 세계는 미소와 거시로 구분 가능하고, 거시적인 것은 미소적인 것이 모여서 이루어진다.

물질적 세계에서는 우리가 미시적인 것을 직접 의식할 수 없고, 거시적인 측정 보조도구를 통해서만 확대하여 볼 수 있다. 그러나 여기에는 보상이 있다. 일단 측정을 하고, 수많은 거시적 가능성 중에서 측정 도구를 읽는 특정한 지표가 선택되면, 그 지표는 없어지지 않고, 양자 불확정성의 기차에 도약해 오른다. 그것의 가능성 파동은 많은 관찰자들이 공유할 수 있는 확실성의 정도로 아주 느리다. 그 결과 물질적 객체는 공유된 현실의 일부로 경험되고, 인식에서 외부적인 현실로 경험하게 된다.

---

104) 프랑스의 철학자 수학자·물리학자. 근대철학의 아버지로 불리는 데카르트의 형이상학적 사색은 방법적 회의에서 출발한다. '나는 생각한다, 고로 나는 존재한다'라는 근본 원리가 「방법서설」에서 확립되었고, 그 외 「성찰」, 「철학의 원리」 등이 있다.

그러나 마음, 사유하는 것(res cogitans)은 연장되지 않는다. 이것은 파동이 존재할 수 있는, 물리학자가 생각하는 무한한 매체와 같은데, 생각은 그런 파동이다. 그러나 정신적 세계에는 미소와 거시의 구분이 없다. 그래서 우리는 생각을 확대하는 도구 의 매개 없이 직접 경험할 수 있으나, 대가를 지불해야 한다. 대가의 하나는, 한 사람의 경험하는 사고 객체는 불확정성의 원리로 인해 사고 객체에 영향을 미친다. 그래서 (일반적으로는) 다른 사람과 같은 사고 객체에 대해 똑같은 생각을 하는 것은 불가능하다. 생각은 개인적이고, 그래서 내적인 것으로 인식하게 된다.

생각의 영역에서 미소/거시의 구분이 없어서 지불하는 또 다른 대가(代價)는 얽힌 계층적 양자측정 장치를 개발할 수 없다는 것이다. 그래서 마음은 뇌에 대해 독립적으로 존재할 수 있으나, 그 움직임은 물질적 뇌와 관련될 때만 의식에 기록되고 경험된다.

생각의 양자적 본성에 대한 또 다른 증거는 정신적 텔레파시에서 볼 수 있다. 이는 두 가지 (거의) 동일한 생각이 두 사람 사이에 국소적인 연결 없이 국소적으로 분리되어 있지만, 관련된 두 사람에서 동시에 붕괴되는 것을 말한다. 예를 들면 원격 보기 실험에서, 한 심령술사는 도시의 동상을 보고 있고, 다른 관련된 심령술사는 벽장 안에 앉아서 동상을 그린다. 이것은 유명한 일이다.

생각의 양자 본성의 증거 중 아주 중요한 것은 창의성 현상에서 보이는 비연속성이다. 창의성은 치유에서 중요한 측면이므로 창의성에 대해 한 걸음 더 상세히 살펴보자.

양자 창의성

창의성이란 무엇인가? 이를 심각하게 시험해 보면, 창의성은 어떤 가치 있는 새로운 것을 찾는 것임을 금세 알게 된다. 그러나 한 문제가 당혹스럽게 한다. 새로운 것을 어떻게 정의할 것인가? 창의성에서 새로운 것은 새로운 맥락에서의 새로운 의미이거나, 기존 맥락에서의 또는 맥락들의 조합에서의 새로운 의미를 말한다. 맥락과 의미의 차이를 생각해 보자. "만일 당신이 밖에 있는 것의 의미를 보지 못하면 당신은 맹인이다." 또는 "헬렌 켈러는 시각장애인이다, 그래서 보지 못한다." 이런 문장에서 맥락은 단어의 의미를 정의한다.

창의성은 의식을 필요로 한다, 그렇지 않으면 창의성의 산물의 의미나 가치를 누가 감지할 것인가(고스와미 1996)?

물질이 의미를 처리할 수 있을까? 피카소의 작품 〈게르니카(Guernica)〉나 다른 그림을 보자. 물질의 관점에서 볼 때 당신이 보는 모든 것, 캔버스, 그림, 분자 등은 아무 의미도 없다. 마치 생물학자 로저 스페리(Roger Sperry)[105]가 물리학자들에게 지적했던 것처럼, 당신이 당신의 마음으로 의미를 부여하는 것이다.

컴퓨터에 비유해서 이를 이해할 수 있다. 비유하면, 컴퓨터 학자는 뇌를 컴퓨터의 하드웨어, 그리고 마음을 소프트웨어와 같다고 생각한다. 컴퓨터에서는 소프트웨어를 쉽게 하드웨어에 추가할 수 있고, 그러면 하드웨어는 소프트웨어가 되기 때문에 분리된 마음을 고려할 필요가 없다. 그러나 '하드웨어는 소프트웨어이고, 뇌는 마음이다'라고 생각하는 것에는 중대한 결함이 있다.

앞 장에서 논의했지만, 컴퓨터는 상징처리 기계이고, 상징이 상징에 작용하는 것 이외에 아무것도 아니다. 상징의 의미적 내용; 소프트웨어 작동의 의미는 프로그래머의 마음에 있다. 당신은 왜 일부 상징들은 상징들의 의미를 우리에게 말해 줄 수 있도록 따로 남겨두지 않느냐고 생각할지 모른다. 그러나 의미의

---

105) 미국의 신경생물학자. 눈을 통하여 외부세계의 정보가 뇌에 도달하는 비밀을 밝혀 낸 업적으로 노벨상을 수상했다. 주요 저서로는 『과학과 도덕적 우위』가 있다.

상징을 의미하려면 또 더 많은 상징이 필요하고…, 등등 무한정 지속된다. 당신은 위대한 수학자인 커트 괴델(Kurt Goedel)이 발견한 정리의 결과를 보는 것이다. 충분히 정교한 수학적 체계는 모두, 그것들이 논리적으로 일관된 것이라고 주장한다면, 불완전한 것이다(바네르지(Banerji) 1994).

그러므로 의미를 처리하기 위해서는 물질에 더해 마음이 필요하며, 그것은 단순히 정신적 의미를 표현하는 것이다. 조각가의 손이 소석고 작업을 하지만, 그녀의 움직임은 그녀가 조각하고자 하는 것의 정신적 그림을 따르는 것이다.

그러면 우리가 조각, 그림, 악보, 과학의 탐구를 하는 시도는 언제 창의적일까? 일상적으로, 생각은 훈련(조건화)된 패턴, 단계별로 알고리즘을 따르는 패턴, 우리가 아는 맥락으로부터 지속적인 방법, 비슷한 생각과 계산을 갖게 하는 패턴을 따른다. 그러나 그렇게 단계별로 진행하는 생각은 새로운 맥락에서 새로운 의미를 발견하는 창의적인 행동으로 이어지지는 않는다.

아르키메데스(Archimedes)[106]는 금관이 정말 금으로 되었는지 확인해 달라는 부탁을 받았다. 그는 무게는 잴 수 있었다. 부피만 재면 무게를 부피로 나누어 금의 고유한 밀도인지 확인할 수 있었던 것이다. 아르키메데스는 이 같은 사실을 알고 있었다. 그러나 아르키메데스가 가지고 있던 창의적인 문제는, 당시 아무도 훼손하지 않고는 불규칙한 고체의 부피를 정확하게 계산할 수 없었다는 점이다. 하루는 그가 목욕하기 위해 탕으로 들어갔는데 물이 넘쳐흘렀다. 이것이 그에게 왕관의 부피는 물속에 넣었을 때 넘쳐흐르는 물의 양을 재면 된다는 새로운 개념을 가져다주었다. 그는 그 발견으로 기쁨에 들떠 벌거벗은 채로 시라큐스 거리를 달리며, "유레카!, 유레카!" - "알았어! 바로 이거야!" - 라고 외쳤다.

이것은 신체를 받치는 액체의 부력과 신체가 평형을 이룬다는 새로운 맥락의 발견이었다. 아르키메데스의 생각에서 이 발견은 갑자기 일어난, 말 그대로 양자도약이었다. 거기에는 발견에 이르는 중간 단계가 없고, 잠시 전만 해도 그런

---

106) 고대 그리스 최대의 수학자·물리학자. '아르키메데스의 원리', '구에 외접하는 원기둥의 부피는 그 구 부피의 1.5배이다'라는 정리를 발견했다.

생각을 할 수 없었으나, 지금은 아니다.

발견이 어려운 이유는, 새로운 맥락에의 도약에는 완전히 다른 패턴의 생각이 필요하기 때문이다. 하나의 새로운 생각은 저절로 시작되지 않는다. 의미의 새로운 형태와 형태를 이해하는 새로운 맥락을 볼 수 있어야 한다. 그래서 무의식적 처리 과정붕괴가 없는 처리 과정과 주체·객체 분리가 없는 인식이 중요하다.

오직 무의식적인 처리 과정 - 의식 안에서 모든 새로운 생각에 대한 붕괴가 없는 처리 과정 - 만이 새로운 맥락적 생각을 위한 가능성의 확산으로 이어질 수 있다(어찌됐든 한 가지 생각은 단독적으로 이치에 맞지 않다). 오직 새로운 초정신적 맥락 내에서 새로운 생각의 전체 패턴이 가능성 내에 모일 때만, 그 패턴을 인지하고 마음과 함께 양자도약을 받아들일 기회가 생긴다. 동시에 새로운 정신적 맥락의 지도(地圖), 즉 표현을 만들 뇌 안에서 상태가 붕괴된다.

창의성의 예로, 전에 말한 창의적 양자도약이 생물학적 진화에서 어떻게 일어나는가를 말하겠다. 개념은 단순하다. 유전적 다양성(돌연변이)은 양자 처리 과정이다(엘새서[Elsasser] 1981, 1982). 이들은 실제의 사건은 아나나 가능성의 중첩, 즉 가능성 파동의 중첩을 야기한다. 만일 의식이 각 양자 돌연변이의 가능성 파동을 붕괴시켜 실재로 만들면, 결과로 나타나는 다양성은 거의 확실하게 불리한 것이 선택될 것이다. 왜냐하면 개개의 돌연변이는 거의 유익하지 않기 때문이다. 그 대신, 의식은 많은 가능성이 축적될 때까지 기다리고, 의식이 인지하는 형태를 만든다.

어떻게 인지하나? 형태가 청사진 내의 암호화된, 의식의 목적을 가진 형태형성 개념 - 루퍼트 셸드레이크(1981)가 형태형성장이라고 부른 것 - 과 공명할 때이다. 인지로부터 선택과 실재의 붕괴가 일어나는데, 이는 진화론적으로 유익한 대진화와 일치한다(고스와미 1997, 2000).

일단 생각의 뇌 표현이 있으면, 결과적인 활성화로 관련된 생각을 야기한다. 이것이 우리의 자아를 정의하는 학습된 맥락의 목록이 발전하는 방법이다.

새로운 맥락에서 새로운 의미의 발견은 근본적인 창의성이라고 하는데, 이것이 창의성의 모든 것이기 때문이다. 그렇지만 우리는 또한 창의성의 복제에도 관여하게 되는데, 이를 상황적 창의성 또는 발명이라고 한다. 상황적 창의성은 낡은 맥락 또는 낡은 맥락의 조합에서 새로운 의미를 발견하는 것이다. 이는 우리가 상황적 문제해결을 다룰 때 아주 유용하다. 생물학적 진화에서, 한 종(種)이 환경 변화를 만났을 때 어떻게 대처할 것인가? 적응을 통해 비축되어 있는 이미 학습된 맥락을, 즉 유전자 풀을 이용하여 새로운 특성을 개발하는 것이다. 여기서 다윈의 이론을 인지할 수 있다. 다윈의 이론은 진화 이론이 아니라, 적응 이론이다.

상황적 창의성을 위해서는 의식이 필요하다(그렇지 않으면 누가 새로운 의미를 볼 수 있는가?). 그러나 비연속성 양자도약이 꼭 필요하지는 않다.

상상할 때 우리는 이미 알려진 생각의 맥락적 한계에서 벗어나려 노력하기 때문에, 상상은 이 두 창의성 모두에서 중요한 역할을 한다. 상상은 새로운 생각이고, 그 생각의 뇌 표현을 만든다. 그러나 이것은 비연속성을 수반하지 않기 때문에 근본적 창의성은 아니다. 그러나 창의성을 향한 단계가 될 수는 있다.

의미와 의학

나는 여자친구와 성차별을 주제로 다투던 청년의 이야기를 들은 적 있다. 어느 날 둘이 다시 논쟁을 벌이고 있을 때, 감정이 북받쳐오른 여자친구가 그에게 돼지라고 했다. 그는 씩씩거리며 떠나 양쪽에 목초더미가 쌓여 있는 도로를 운전하여 가고 있었다. 그때 어떤 여성이 운전하는 차가 그를 지나쳐 갔다. 막 그녀가 그를 지나갈 때, 이상하게도 그녀가 돼지라고 말하는 것을 들을 수 있었다. 그는 기분 나쁘게 받아들이고 화가 나서, 길 한쪽의 관목으로 돌진해 들이 받았다. 그런데 거기서 그는 돼지가 평화롭게 쉬고 있는 것을 발견했다. 분명히 여자친구와의 싸움이 '돼지'라는 단어에 대해 그에게 어쩔 도리가 없는 의미를 주는 맥락을 만든 것이다.

물질적 세계에는 내적 의미를 가지고 있는 것이 없다. 우리가 보고, 듣고, 만지고, 맛보고, 냄새 맡는 모든 것에 내재되어 있는 의미는 없다. 지나가는 사람이 실제 돼지를 보고 악의 없이 '돼지'라고 말했는데, 다른 사람은 그 단어가 '남성 우월자 돼지'의 의미로 해석하고, 격분해서 차를 몰다가 사고를 냈다.

물질세계와는 달리 활력 세계에는 느낌이 있다. 느낌에는 - 활력 에너지의 움직임에는 - 내재하는 의미가 있는가? 무엇이 우리의 느낌에 의미를 주는가? 마음이 준다. 오직 마음만이 우리에게 의미를 처리할 수 있다. 그것은 마음의 임무이다.

당신이 화난, 즉 그의 세 번째 차크라의 활력 에너지 불균형을 가진 남자친구를 달래는 중이라고 하자. 갑자기 당신은 그가 당신을 화나게 만들고 있다는 것을 알게 된다. 무슨 일이 생겼나? 그의 배꼽 차크라와 당신의 배꼽 차크라 사이에 활력 에너지의 교환이, 물론 비국소적 전이가 일어난 것이다. 당신의 마음은 자동적으로 이 결과로 일어나는 불균형을 화난 것으로 느끼고 화난 상태가 된다.

마음이 의학에서 역할을 가지고 있는가? 당연히 있다. 우리가 우리를 둘러싸고 있는 물질적·활력적 세계를 우리가 상호작용하는 자극에 부여하는 정신적 의미에 따라 어떻게 소통하고 해석하는가? 그 의미는 가끔 우리의 건강에 위험한 결과를 초래하기도 한다.

증례: 나는 지금은 방글라데시라고 불리는, 세계에서도 뱀이 들끓는 지역에서 자랐다. 한번은 내가 깜깜할 때 방 문지방을 넘고 있는데, 공격 태세에 있는 코브라를 보았다. 아드레날린이 내 몸에서 갑자기 증가했음에 틀림없고, 나는 뛰어올라 도망쳤다. 나중에 보니 코브라는 없었고, 내가 줄을 잘못 본 것 같다고 수색대는 말했다. 그러나 나는 수일 동안 잠을 잘 수 없었고, 수년 동안 뱀을 무서워했다. 그 결과가 나의 정신뿐 아니라 신체적 건강도 옮아맸다.

증례: 성경에 유명한 이야기가 있다. 베드로(Peter)와 제자(사도, Apostles)가 복음을 전파하고 그리스도 교회를 건축하고 있을 때, 많은 사람들이 이를 위해 좋은 뜻으로 집을 팔려고 내놓고 돈을 기부했다. 아 이런! 유감스럽게도 그 중 두 사람, 아나니아(Ananius)와 그의 아내 삽비라(Sapphira)가 속임수를 쓰고 있었다. 베드로가 이를 찾아내서 아나니아를 꾸짖었다. "어떻게 이런 짓을 마음속에 꾸밀 수가 있느냐? 너는 사람이 아니라 신을 속인 것이다." 아나니아는 그 말을 듣고 죽었다. 베드로가 그의 아내와 대면했을 때, 그녀에게도 같은 일이 일어났다.

증례: 의학 논문에 실린 이야기이다. 존(John)은 한동안 일을 할 수 없게 만든, 우측 가슴의 냄새나는 농양 때문에 유방 절제술을 받았다. 수술은 성공적이었다. 하지만 존의 심장에는 원래 별 문제가 없었는데, 수술 후 심장마비가 왔다. 그는 살아서 집에 돌아왔다. 그러나 그의 부인에 의하면, 그는 여전히 직장에 복귀할 수 없을 정도로 불편해 했다.

할로윈 개구쟁이들이 그가 만든 우편물 통과 나무를 훼손시켰을 때, 상태는 악화되었다. 존이 그것을 발견했을 때, 그는 우울해 했다. 그는 무력하게 그가 좋아하는 나무를 바라보고 있었고, 몸이 아주 안 좋다고 말하고는 집으로 돌아가려 했다. 20야드도 못 걸었을 때 그는 주저앉았고, 5분 후 사망했다.

사망 원인은 심방 세동이었다. 그러나 존의 예를 세밀히 살펴본 연구자에 의하면, 심방 세동을 일으키게 한 것은 얼마 전부터 커지기 시작한 무력감과 절망감이었다. 이것이 우리가 삶에서 의미를 발견할 수 없을 때 오는 느낌이다. '의미가 없으면 죽는다'라고 의사 래리 도시(Larry Dossey, 1991)가 이 이야기에 관련된 부분에 소제목을 붙였다. 칼 융은 무의미는 질병과 같다고 말했다. 우리가 삶에서 사건에 어떤 의미를 주고 어떤 의미를 주지 않는 것이 건강에 영향을 미친다.

건강과 질병에 의미가 중요한 다른 방식은, 우리가 질병을 어떻게 보느냐이다. 이는 사람마다 약간씩 다르다. 젊은 시절 물리학에서의 경력을 쌓기 위해 항상 압박 받을 때 나는 감기와 독감에 잘 걸렸고, 잦은 업무의 실수에 우울해했다. 나는 이 느낌이 감기의 회복을 방해했다고 생각한다. 내 친구는 감기와 독감에 느긋했는데, 그 덕분에 그에게 주어진 휴일을 즐기곤 했다.

도시(Dossey 1991)는 베트남에서의 경험을 비슷하게 이야기한다. 어떤 사람들에게는 질병에 걸리는 것이 성가시고 우울한 일이었지만, 베트남에서 벗어나기를 원했던 그의 많은 동료들은 심한 질병을 환영했다. 왜냐하면 그것이 집에 돌아갈 기회를 주었기 때문이다.

비슷하게, 통증 연구자 헨리 비처(Henry Beecher)는 2차 대전 동안 심하게 다친 군인들이 통증 완화를 위해 종종 약간의 도움(모르핀 같은)을 필요로 했다는 것을 발견했다. 그 이유는 베트남의 경우와 똑같다. 군인들이 전쟁의 공포를 꼭 마주치지 않아도 될 정도로 안심했기 때문이다. 상처는 그들에게 전쟁으로부터의 자유를 의미했다.

어떻게 마음과 의미가 우리의 물리적 신체에 영향을 미치는가? 연구 결과에 의하면, 사람의 불수의 신경계인 자율신경계를 통해서이다. 마음과 의미는 어떻게 느낌에 영향을 미치는가? 내가 말하는 정신화 과정인가? 자율신경계와 최근 발견된 정신신경 면역학적 연결에 의해서이다. 이는 다음 장에서 논의하자.

14장

살해자
마음

내가 인도 캘커타에서 석사 시험을 볼 때, 나는 시험에 대한 준비가 전혀 안 돼 있다고 느꼈다. 그리고 매우 불안해졌다. 준비할수록, 공부를 더 열심히 할수록 더 불안해졌다. 시험 전날 심장이 고동치더니 멈추지 않았다. 결국 가족들의 동의하에 시험을 포기하기로 했다. 그만두자 한두 시간 내에 심장고동이 기적처럼 멈췄다.

이것이 내가 마음이 신체에 미치는 효과, 가끔 '살해자 마음'이라고도 하는 효과를 처음 경험한 것이었다. 예를 들면, 많은 사람들이 기분이 저하되고 우울할 때 감기 등에 잘 걸린다고 말한다. 우울증이 면역계를 약화시켜서 이런 일이 생긴다고 합리적인 가설을 세울 수 있다. 마음이 건강에 위험한 효과를 줄 수 있을 뿐 아니라, 당신의 신념 체계가 받아들인다면, 다른 사람의 마음이 당신을 죽일 수도 있다. 부두교에서는 이런 기록을 볼 수 있다.

그러나 다행히도 마음으로부터의 보상도 있어서, '치유자 마음'(다음 장에서 설명) 이라고 불리는 마음 - 몸 효과도 있다. '살해자 마음', '치유자 마음'과 같은 현상은 신체에 대한 마음의 우위를 시사한다. 그러나 이는 서양의학에서는 새로운 것이다(펠르티에(Pelletier) 1992). 지금도 주류 서양의학 시술자들은 믿지 않는다.

서양 의학계가 이 마음 - 몸 질병 또는 치유를 받아들이고 이해하는 것을 주저하는 이유는 무엇인가? 한 단어로 요약하면, 이원론 때문이다. 심신의학은 서양의학 시술자들에게는 신체와 분리되어 신체에 작용하는(형체 없는 영혼) 이원론적인 마음을 연상시킨다. 다른 분야의 과학들(물리학, 생물학)은 이원론을 배격하고, 물질에 기반을 둔 일원주의를 - 모든 것은 물질이다(에너지, 힘의 장 등 관련된 것들도) - 인정하기 때문에 마음에 들지 않는 것이다.

그래서 마음을 신체의 일부로, 특히 뇌의 일부로 본다. 이런 관점에서는 신체에 작용하는 마음은 순환적인, 즉 원인 없이 신체가 신체에 작용하는 것이 된다. 마음 - 몸 질병(또는 치유)은 그의 순환성과 논리의 파괴 때문에 받아들일 수 없는 것이다.

여러 번 말했지만, 의식 내에서의 과학의 형이상학적 토대에서는 분리된 마음과 신체가 이원론 없이 통할 수 있다. 얼마 전까지도 "마음이 무엇이냐?"(What's mind?)라고 물으면 과학자들은 "상관없어"(It doesn't matter)라고 대답했다. 또 "물질이 무엇이냐?"(What's matter)라고 물으면 "신경 쓰지 마"(Never mind)라고 대답했다. 그러면서 이러한 것들에 대한 사고의 순환성을 떠올려 주었다. 그러나 더 이상은 아니다.

마음과 신체는 둘 다 의식의 양자 가능성으로부터 선택된 것이다. 새로운 과학자들은 "마음이 무엇이냐?"고 물으면 "마음은 양자 가능성으로 구성되어 있고, 붕괴되면 의미와 생각의 경험을 가져다준다"라고 대답한다. 그리고 "물질이 무엇이냐?"라고 물으면, "물질 역시 의식의 양자 가능성으로 구성되어 있고, 붕괴되면 보기, 만지기, 듣기, 냄새 맡기, 맛보기 등의 물질적 감각을 가져다준다"라고 답한다. 의식은 분명히 그 상호관계 속에서 마음과 신체의 중개자이다. 그런 다음 마음 - 몸 질병과 마음 - 몸 치유의 공간이 만들어진다.

심신의학에 대한 좋은 책들이 상당수 있다(예를 들면 펠르티에 1992, 골먼(Goleman)과 게랭(Gurin) 1993). 그러나 그 중 대부분이 너무 신경과민적인 세계관으로 쓰여 있다. 이 책들은 인과적으로 강력한 의식과 마음이 뇌로부터 분리되어 있고 독립적이라는 개념에 우유부단한 성향이 있다. 여기서 내가 말하는 심신평행론이 이 같은 것을 치료하기를 기대한다.

어떻게 마음이 살해자가 될 수 있나?

마음이 질병의 원인이 될 수 있다는 개념을 지지하는 견고한 증거들에 대해 더 체계적으로 상세히 논의해 보자. 그러면 먼저 마음이 질병의 원인이 된다고 할 때, 그 의미는 무엇인가?

양자적 용어로는, 마음이 의식의 의미처리 과정을 돕는다는 말이다. 그래서 다시 한번 말하지만, 질병은 물리적 신체(대증요법 모델) 내의 잘못된 표현 때문일 수 있다. 심신의학 모델에서 질병은 또한 신체적 사건과 정신화되는 느낌에 잘못된 의미를 주는, 정신적 수준에서의 잘못된 처리과정 때문일 수 있다.

마음 - 몸 질병(정신신체 질환)에 대한 많은 자료들은 이것이 스트레스와 관련 있다고 말한다. 우선 몇 가지 용어의 정의가 필요하다. 스트레스의 요인은 가족의 사망, 수학 문제, 시험, 지루한 직업 등 외부적인 것이다. 스트레스는 그 사람이 스트레스의 요인에 어떻게 행동하고 반응하느냐, 즉 그 사람이 스트레스 요인에 주는 정신적 의미와, 그 스트레스 요인에 대한 반응에 연관된 느낌을 어떻게 정신화하는가에 관련된다.

물론 주어진 문화 내에서 의미는 대개 고정되어 있다. 대다수의 흔한 스트레스 요인은 대부분의 사람들에게서 비슷한 반응을 보이기 때문에, 평균적인 스트레스 반응을 이야기할 수 있다. 리처드 라헤(Richard Rahe, 1975)는 '생활 변화 단위'(life change unit, lcu) - 스트레스 요인에 따른 생활 조정 정도 - 로 평균 스트레스 요인을 측정하는 중요한 연구를 했다. 예를 들면, 라헤의 연구에서 가벼운 질병은 스트레스 수준 25lcu인데, 배우자의 사망은 105lcu이다. 스트레스는 심장 발작을 일으킬 수 있다. 이런 방식으로 시험 같은 간단해 보이는 스트레스로 사망할 수도 있다. 심장 발작으로 사망하는 사람들은 다른 날보다 월요일에 더 많다. '검은 월요일 증후군'이라고 한다. 이에 대한 설명은? 월요일은 편안한 주말로부터, 지겹고 어려운…, 등등의 끔찍한 생각이 드는 업무로 돌아가야 하는 날이기 때문이다.

1991년『뉴잉글랜드 저널 오브 메디신(New England Journal of Medicine)』에 유명한 연구 보고서가 실렸다. 정신적 스트레스와 감기 유병률과의 상관관계에 관한 것이었다. 이 연구에서 카네기멜론 대학의 심리학자 쉘던 코언(Sheldon Cohen)은 자원자들에게 정해진 양의 감기 바이러스 또는 위험 없는 위약(僞藥)을 주사했다. 이들 중 바이러스(5개 중 하나)를 주사 맞은 자원자의 감기에 걸리는 비율은 그 사람이 보인 (자가 측정 수준에 따른) 스트레스 정도와 비례했다.

지금은 스트레스가 위장계 질병의 원인이 될 수도 있다는 예비적인 증거들도 있다. 위궤양이 좋은 예이다. 위궤양이 세균에 의한다는 대중요법 시술자들의 말은 신경 쓰지 말자. 스트레스는 호흡기계 질환(천식 같은), 면역계 질환(자신의 세포를 공격하는 자가 면역질환) 그리고 아마 암까지도 일으킬 수 있다.

암은 신체의 특정 세포가 억제되지 않고 계속 성장하는 것이다. 정상적으로는 면역계가 비정상적으로 기능하는 세포들을 없애야 한다. 그러나 스트레스 하에서는 마음이 면역계의 기능 이상을 유도해 암의 원인이 될 수 있다. 이것이 암에 대한 모든 원인은 아니겠지만, 타당한 모델이다.

뇌와 함께 작용하는 마음이 면역계에 영향을 줄 수 있을까? 이 질문에는 특별한 주의가 필요하다.

정신신경 면역학(Psychoneuroimmunology, NPI)

그리스의 두 위대한 의사인 히포크라테스(Hippocrates)와 갈렌(Galen)은 생각과 감정이 신체의 여러 계통과 접촉하고, 상호작용을 통해 직접 영향을 준다고 믿었다. 현대의 전위적인 연구자들은 그것이 사실이라는 것을 밝혀냈다. 현대의학에서는 정신생물학과 정신신경 면역학이라는 명칭을 즐겨 쓴다.

어떤 자극이 있으면 당신이 매우 화난다고 하자. 당신의 마음은 당신이 받은 자극에 그것이 화를 내게 한다는 의미를 준다. 당신의 뇌가 마음의 지도를 만드는데, 뇌가 그 지도를 당신의 신체, 특히 면역계에게 소통하게 만들 수 있는가? 답은 '그렇다'이다. 뇌는 최근에 발견된 뉴로펩타이드란 분자를 통해서 그 일을 할 수 있다. 새로 얻은 지혜 - 마음이 뇌에 영향을 주고, 뇌가 면역계에 영향을 준다. 이는 정신신경 면역계(NPI)라는 완전히 새로운 분야의 주제가 되고 있다.

우리가 정신신경 면역계를 탐구하기 전에, 왜 NPI 전에는 그것이 뇌로부터 독립적이라고 고려되었는지, 면역계에 대해 조금 소개하는 것이 이해에 도움될 것 같다.

면역계의 기관은 신체에서 면역 반응을 매개하는 아주 중요한 백혈구인 림프구를 만들어 내기 때문에, 림프기관이라고도 한다. 처음에 림프구는 골수에서 만들어진다. 초기 발달 단계에 T세포라고 불리는 림프구는 가슴의 흉골 뒤쪽에 위치한 흉선에 있다. 이것은 나와 내가 아닌 것을 구분하는 역할을 한다. 림프구들은 온몸을 돌며, 림프절과 비장이 경계를 늦추지 않게 하는 작은 군대 같은 중요한 일을 한다. 면역계는 바이러스, 세균, 내가 아닌 외부의 물체 등 침입자에 대해 몸을 방어한다. 이것은 뇌가 하는 일과는 별도라고 생각할 수 있다.

뉴욕 로체스터(Rochester) 대학의 신경과학자가 면역계의 모든 기관에는 전체에 걸쳐 신경이 분포되어 있다는 사실을 발견했을 때 사람들은 놀랐다. 하지만 그래서 면역계가 뇌와 소통한다는 것은 근거 있는 주장이다. 신경과학자 로버트 알더(Robert Alder 1981)는 면역계도 정신계와 마찬가지로 훈련(조건화)될 수 있다는 것을 발견했다.

고전적인 훈련의 예를 - 파블로프(Pavlov)의 기초 연구 - 알 것이다. 개에게 종이 울릴 때마다 먹을 것을 준다. 얼마 후 종이 울리면 음식이 없어도 개는 침을 흘린다. 알더의 실험에서는 개 대신 쥐를 사용했다.

'정신신경 면역학'이라는 단어를 만들어 낸 알더의 고전적 실험을 살펴보자.

알더는 파블로프 식의 훈련 실험으로, 쥐에게 사카린 향이 있는 물을 피하도록 하는 실험을 하고 있었다. 기본 처치는 쥐가 마실 물에 메스꺼움과 구토증을 유발하는 약(psychophosphamide)을 주입하는 것이었다. 쥐는 단물을 마시면 구역질이 난다는 것을 금방 배웠다. 훈련 후 쥐는 약을 주입하지 않아도 단물만 마시면 구토를 했다. 그런데 특이한 부작용이 있었다. 그 쥐들은 단물을 마시고 구토할 뿐만 아니라, 죽는 것도 배우게 되었던 것이다.

알더는 그 약이 면역계를 억제한다는 것을 발견했다. 훈련의 결과로 쥐들은 단물을 마시면 약의 구토 효과뿐 아니라 면역억제 효과도 보였던 것이다. 이 면역억제 효과 때문에 쥐들은 병에 쉽게 걸리고 죽었다.

곧 사람에 대한 실험이 이어졌다. 첫 번째 연구 중의 하나는, 사적인 큰 사건이 있을 때 선원들의 선상 생활과 감염률의 상관관계였다. 사적인 사건의 결과로 가장 불행한 상태에 있던 선원은 선상 생활에서 감염률이 가장 높았다. 인지된 부정적인 의미가 스트레스를 유발하고, 면역계를 억제하여 감염을 일으키는 - 정신신경 면역학의 분명한 증례이다.

스트레스(배우자의 사망 같은)가 킬러 T세포의 살상 기능을 저하시켜 면역계의 기능이 감소된다는 사실이 지금은 잘 알려져 있다. 그리고 슬픔이 여성에게 유방암 발병의 요인이라는 의심이 어느 정도 있다.

스트레스가 면역계에 부정적인 영향을 주는 이 모든 것 때문에 너무 걱정할 필요는 없다. 앞에서 언급했던 테레사 수녀(Mother Teresa)[107]가 가난한 사람, 죽어가는 사람들을 돌보는 영화를 보고 난 후의 연구에서 나타난 테레사 수녀 효과에서, 면역증강 표식자(침에서의 IgA의 증가)를 증가시켜 학생들의 면역계 기능을 증진시켰던 것을 잊지 말자. 이것 역시 정신신경 면역학이다.

---

107) 알바니아계 인도 국적의 가톨릭교회 수녀, 노벨상 수상자. 1928년 수녀가 된 뒤 1948년 인도에서 '사랑의 선교 수녀회'를 창설하여, 평생 가난하고 병든 사람들을 위해 봉사했다.

감정 분자

무엇이 면역계와 뇌의 상호작용을 매개하는가? 1970년대에 캔더시 퍼트 (Candace Pert 1997)[108] 등은 통증과 호르몬 변화, 그리고 스트레스와 그 결과 나타나는 질병에 반응하는 뉴로펩타이드라는 분자가 뇌에서 분비되는 것을 발견했다.

뉴로펩타이드 중에서도 엔도르핀이라는 물질이 가장 잘 알려져 있는데, 뇌의 신체의 특정 수용체에 부착되어 작용한다(자물쇠와 열쇠의 기전같이). 엔도르핀(또는 결핍)이 어떻게 우리의 통증 경험(또는 쾌락)을 변화시키는지는 일반적인 인쇄 매체에 잘 나와 있다.

매운 고추의 예를 들어 보자. 매운 고추의 분자 구성으로 보아서는 통증만 있을 것 같다. 그런데 왜 매운 고추는 기분 좋은 느낌(실제로 통증과 기분 좋은 느낌이 섞여 있는)을 줄까? 엔도르핀 때문이다. 연구자들이 엔도르핀 차단제를 이용해 그것을 증명했다. 엔도르핀 차단제와 매운 고추를 같이 먹으면, 순수한 통증만 느끼게 된다.

1979년 T세포 림프구라는 면역계의 특정 구성 요소가 메티오닌 - 엔케팔린이라는 엔도르핀의 수용체를 가지고 있다는 사실이 발견되었다. 이것은 엔도르핀과 같은 뉴로펩타이드가 뇌와 면역계 사이의 중개자 역할을 한다는 사실을 결정적으로 입증했다. 이와 반대로, 연구자들은 흉선에서 분비되는 타이모신 프랙션 5(Thymosin fraction 5)라는 물질을 발견했는데, 이는 중추신경계에 영향을 미치는 부신 호르몬을 자극한다. 뇌의 엔도르핀이 면역계와 연결되어 있고, 면역계의 타이모신 분자가 뇌와 연결되어 있는 것이다.

뇌와 면역계의 양 방향 정신신경 면역계 연결이 이렇게 확립되었다. 오늘날에는 비슷하게 뇌와 내분비계의 양 방향 연결이 확립되고 있다.

---

108) 미국의 신경과학자, 약리학자. 뇌에서 엔도르핀이 결합하는 장소인 아편 유사 수용체(opiate receptor)를 발견했다. *Molecules Of Emotion, Everything You Need to Know to Feel Go(o)d* 등의 저서가 있다.

행동 혹은 그 이상?

언론인 빌 모이어스(Bill Moyers)가 진행한 심신의학에 관한 TV 프로 시리즈 (1993)에서 낭창(狼瘡)을 앓고 있는 소녀가 알더의 정신신경 면역학(NPI) 개념으로 치료받은 증례를 소개했다. 낭창은 자가 면역질환으로서, 결합 조직(신체의 여러 구조를 연결하고, 이어 주고, 지지해 주는 조직)과 혈액에 영향을 미치는 질환이다. 이 낭창을 치료하는 데에서의 문제는, 이 증상을 치료하는 대중요법 약물을 모르는 것이 아니라, 이 모든 약물들이 위험한 부작용을 가지고 있다는 것이다.

소녀는 약물과 함께 간유의 맛과 장미의 향기로 훈련을 해나갔고, 훈련 효과가 있을 때마다 약물의 용량을 점차 줄여 나갔다. 2년 후 소녀는 약의 용량을 반으로 줄였고, 결국 나중에는 훈련한 물질의 맛과 향만으로 같은 효과를 볼 수 있었다.

그래서 무슨 일이 일어난 것인가? 단지 기억의 거울에 다양한 반영을 할 수 있는 자극 경험의 습관을 활용해서 자극에 대한 훈련(조건화)이 되었다. 일단 훈련(조건 형성)이 되면, 약물을 투여하지 않아도 기억의 거울에 반영된 자극을 통해 저장된 행동을 유발하여 약물의 효과를 나타낼 수 있다.

이는 행동과 뇌 기반의 효과로 생각된다. 그런가? 의문이 남는 것은 '누가 애초에 학습을 시작하는가? 누가 의미를 보는가? 누가 감정을 일으키나? 누가 기억을 생기게 하나? 누가 기억의 거울을 통해서 보나?' 하는 것이다. 자신은 항상 행동의 언어 뒤에 숨어 있다.

누가 당신에게 '바보'라고 말하는 것을 들으면 화가 난다. 분명히 기억의 속임수 때문이다. 당신이 바보라는 단어의 의미를 모른다면, 아무 효과도 없는 것이다. 그러므로 당신의 반응은 원래 단어의 의미를 다루는 의식적 정신처리 과정에 의한 것이다.

기억은 정신 의미의 표현이다. 의식과 마음이 기억을 만들고, 과거 기억의 거울로부터의 반영을 통해 보는 것에 관여한다는 것을 우리가 이해하면, 의식과 마음이 기억의 효과를 무효로 할 수 있다는 것도 인지하게 된다. 이 같은 신체 기억의 무효화는 마사지 요법이나 로플링(Rofling) 요법 같은 기술에 의한 기전과 같다(이에 대해서는 다음 장에서 자세히 설명하겠다).

기계로서의 뇌 - 신체 상호관계가 분명해지면서, 이 '기계'는 의식이 사용하기 위한 도구에 지나지 않는다는 것도 분명해지고 있다. 궁극적으로 기분과 기분의 변화, 감정, 스트레스, 질병, 그리고 치유를 경험하는 것은 의식이다. 우리 의식이 어느 정도 훈련(조건화)된다는 것은 틀림없다. 그러나 항상 창의를 위한 새로운 선택의 영역이 있다. 치유에서의 창의성의 중요한 역할은 16장에서 논의된다.

우리는 치유를 이해할 수 있기 전에 사람이 의미, 특히 감정적 의미를 어떻게 처리하는가, 왜 사람들마다 의미처리 과정이 다른가, 그리고 이것이 어떻게 그들의 건강에 영향을 주는가에 관한 문제를 먼저 해결해야 한다.

정신적 구나(gunas)와 마음이 창조한 신체적 도사(doshas)

심신의학을 지지하는 일반적인 접근법은 먼저 마음이 질병의 원인이 된다는 자료를 보인 후, 정신신경 면역학적 논의를 통해서, 그리고 어떤 기전으로 마음이 신체에 영향을 주는지를 보여주고, 심신의학의 기술로 들어가는 것이다. 나는 더 좋은 방법이 있다고 생각한다.

단순한 접근 방법은, 왜 모든 사람이 마음 - 몸 질병에 걸리지 않고, 왜 스트레스에 대한 반응이 보편적이 아닌지에 대해 설명하지 못한다. 낙천적인 사람들은 그들의 업무를 하고 일들을 조절하며, 스트레스 요인을 극복해야 할 도전으로 본다. 그들은 스트레스로 인한 병을 앓지 않는다는 자료들이 있다(오래간

〔O'Regan〕과 허쉬버그〔Hirshberg〕 1993〕. 우리 중에도 헐리우드 영화 〈포레스트 검프 (Forrest Gump)〉처럼 스트레스를 받지 않고 삶을 수월하게 사는 정신적으로 느린 사람들이 있다.

포레스트 검프가 죽어서 성 베드로에 의해 천국의 문에 멈추었다. "급할 것 없어, 포레스트 검프. 네가 일생을 스트레스로 인한 감정적 고통 때문에 기도할 필요도 없이 잘살았다는 것에 감명이 깊으나, 그것만으로는 충분치 않다. 나는 너의 마음이 적어도 조금은 작동하는지를 확인해 봐야겠다. 너의 정신적 IQ를 증명하기 위해 세 가지 질문에 답해야 한다."

"알았습니다."

포레스트 검프가 말했다.

"첫 번째 질문은, 1년이 몇 초인가?"

성 베드로가 말했다.

"쉬운데요. 열두 개입니다."

포레스트 검프가 말했다.

성 베드로가 의아해서 물었다.

"어째서지?"

"세어 보죠. 1월 1초, 2월 1초⋯."

포레스트 검프가 계속 세었다.

성 베드로가 제지했다.

"알았어, 알았어. 맞았다 치고. 두 번째 질문은 't'자로 시작하는 요일이 일주일에 몇 개나 되나?"

"네 개입니다."

포레스트 검프가 대답했다.

"어째서 그런가?"

성 베드로가 의아해서 물었다.

"Tuesday, Thursday, today, tomorrow."

포레스트 검프가 대답했다. 성 베드로가 웃었다.

"알았어. 그것도 맞았다고 하지. 이 세 번째 질문은 제대로 맞춰야 해. 신의 이름이 무엇인가?"

"앤디(Andy)."

주저하지 않고 포레스트 검프가 대답했다.

"그건 왜 그렇지?"

짜증난 성 베드로가 물었다.

"아, 예, 교회에서 찬송가 부를 때 배운 건데. Andy[and He] talks with me, Andy[and He] walks with me…."

"그래, 놀랍군. 그것도 맞았다고 하겠네."

성 베드로는 놀라며 이렇게 말하고 문을 열어 주었다.

나는 활력체 의학의 개개인에 따른 연구들이 - 아유르베다, 전통 중국의학, 동종요법 그리고 개인에 따라 복용되는 모든 것들이 - 여기서 중요하다고 생각한다. 스트레스 요인에 대한 우리의 정신적 반응은 개인에 따라 다르다.

질문은 이것이다. 마음을 어떻게 처리하는가? 마음은 양자 체계이기 때문에 우리가 할 수 있는 처리 과정은 오직 세 가지뿐이다. 즉 근본적 창의성(정신적 의미의 알려진 맥락에서의 양자도약의 능력), 상황적 창의성(알려진 맥락의 조합에서 새로운 의미를 창조하는 능력), 훈련(알려진 정신적 의미를 이용). 이것이 우리에게 마음의 세 가지 특성을 준다.

마음의 이 세 가지 특성을 인지하는 것은 인도 철학과 심리학의 심오한 성과였다. 그 특성은 산스크리트어로 구나(gunas)라고 불렸다. 이에 대해서는 앞에서 활력체의 처리 과정 방법과 연결해서 소개한 바 있다(9장 참조). 혼동을 피하기 위해, 정신의 특성을 표현할 때는 정신적 구나라고 하기로 하자. 동양에서는 각각의 특성에 이름을 붙이기도 한다. 근본적 창의성의 특성은 산스크리트어로 사트바(sattva), 상황적 창의성의 특성은 라자스(rajas), 훈련(조건화)은 타마스(tamas)이다.

마음의 양자 특성(정신적 구나) - 근본적 창의성(sattva), 상황적 창의성(rajas), 훈련

(조건화, tamas) - 의 중요성을 이제 이야기할 수 있다. 이들의 불균형한 사용은 물리적 신체에 산스크리트어로 도사라는 어떤 결함을 낳게 한다. 이를 마음 - 뇌 도사라고 하자(활력체 특성의 불균형한 사용에 의해 물리적 신체에서 나타나는, 활력체의 대응관계 결합 또는 도사와의 혼동을 피하기 위해. 9장 참조).

이 마음 - 뇌 도사가 무엇인지를 아는 것은 그리 어렵지 않다. 과도한, 불균형 상태의 정신적 사트바(sattva)는 지적인 것을 창조한다 - 불균형한 생활에서도 조금만 더 생각해서 새로운 맥락을 발견하는 사람의 경우이다. 다른 말로, 지적인 것은 신체와 분리된다. 제임스 조이스(James Joyce)는 그의 한 소설 속의 인물에 대해 수수께끼 같은 글을 적었다. "더피(Duffy) 씨는 그의 신체와 약간 떨어져서 살고 있다." 이는 완전히 지적인 것을 설명한다.

이와 관련하여 나스레딘(Nasruddin)[109] 이야기를 해야겠다. 물라 나스레딘(Mulla Nasruddin)은 이 이야기 속 뱃사공인데, 한 지식인을 태우고 어디를 가게 되었다. 출발하자마자 그 지식인은 나스레딘에게 자신의 지식을 알려주고 싶어서 문법에 대해 말하고자 했다. 그러나 나스레딘은 지루해 했고, 노골적으로 그것을 나타냈다. 그 지식인은 기분 나빠하며 쏘아붙였다. "만일 당신이 문법을 모르면, 당신 인생의 반은 헛되게 보낸 것이다." 나스레딘은 대꾸 않고 가만히 있었다. 얼마 후 보트에 문제가 생겨서 뒤집어지게 되었다. 나스레딘은 지식인에게 수영할 줄 아느냐고 물었다. 그러자 그는 모른다며, 운동은 그를 지루하게 만든다고 했다. 이제 나스레딘 차례였다. 나스레딘 "그러면 당신의 모든 생은 끝난 거다. 보트가 가라앉고 있다."라고 말했다.

정신적 라자스가 과도하면 물질적 뇌 수준에서 활동 과다가 일어난다. 활동이 과다한 사람은 집중 시간이 짧다. 이는 상황적 창의성에 필요한 집중 시간이 근본적 창의성보다 훨씬 짧기 때문이다. 그들은 항상 하자 - 하자 - 하자(do - do - do) 스타일의 삶을 살며 정신적 성취에 초점을 맞춘다.

---

109) 이슬람 우화의 주인공 물라(mullah)는 이슬람 전통과 법에 대한 교육이 있는, 종교적으로 존경하는 현자를 뜻한다.

과도한 정신적 무력감 또는 타마스는 뇌를 정신적으로 느리게 한다. 뇌의 기본적인 무력감이 정신적 학습이나 처리를 방해한다.

활력 - 신체적 도샤와 같이 마음 - 뇌 도샤도 서로 혼합되어 네 가지 형태로 된다. 즉 활동 과다한 지적인 형, 정신적으로 느린 지적인 형(재능을 지닌 지적 장애자), 정신적으로 느린 활동 과다 형, 세 가지의 혼합의 네 가지이다.

비록 마음 - 뇌 도샤는 뇌에 있지만, 그들은 모든 감정에 대한 우리의 태도를 통제한다. 세 가지 도샤 형의 사람들 중, 정신적으로 느린 형의 사람들은 마음과 뇌에서 살지 않고 신체에서 사는데, 하부의 세 차크라뿐 아니라 심장 차크라에도 있게 된다. 다른 두 가지 도샤의 사람들은 그들의 느낌을 정신화한다. 지적 우세인 사람은 감정을 억제하고 그 결과 만성적인 우울증에 빠지기 쉽다. 라자스 우세인 사람활동 과다은 친절하고, 쉽게 짜증을 내고, 스트레스에 대한 반응으로 빨리 화를 내거나 적개심을 나타내기 쉽다.

인도에서는 비행기가 시간을 잘 지키지 않기 때문에 공항에서 기다려야 하는 경우가 많다. 시간을 보내기 위해 나는 가끔 사람들을 관찰하는데, 마음 - 뇌 도샤의 세 가지 형을 쉽게 구분할 수 있다. 어떤 사람들은 차분해 보이지만 기회만 제공하면 즉시 불평하기 시작한다. 지적인 사람들이다. 어떤 사람들은 화를 내며, 참지 못하고 불안해 하고 화를 버럭 내려 한다. 활동 과다인 사람들이다. 또 어떤 사람들은 상황에 만족하고 안정되어 보인다. 이 사람들이 정신적인 평정심에 도달한 사람들이라고 생각할 필요는 없다. 이 사람들은 단지 정신적으로 느리고 처리 과정도 느린 사람들이다.

〈포레스트 검프〉 같은 영화는 단순한 것이 행복이고 다른 사람들에게도 좋다는 개념을 묘사하는 것 같다. 미국같이 쫓기는 사회에서는 어느 정도 사실일 것이다. 왜냐하면 미국에서는 대부분의 사람들이 과도한 사트바 또는 라자스(때로는 둘 다) 형이고, 지적이고 활동 과다의 도샤인 반면, 아주 일부만 뇌 수준에서 타마스의 장점, 정신적 느림을 즐기기 때문이다.

마지막으로, 마음 - 뇌 도샤 교정을 고려할 때는 프라크리티(prakriti)의 개념을 염두에 두어야 한다(9장 참조). 우리는 모두(환생과 발육 초기 성향 때문에), 한두 가지 도사가 우세할 수도 있지만, 세 가지 모든 도사의 자연적인 항상성을 가지고 있다. 이것이 프라크리티이다. 이 프라크리티에서 벗어나면 건강에 문제가 생기고 교정이 필요하게 된다.

어림잡아서, 지적인 면이 우세하면 감정을 억제하는 성향이 있고, 활동 과다이면 감정을 표출하는 성향이 있다. 다음 장에서 자세히 논의해 보자.

감정에 대한 반응

우리는 감정에 대해서 어떻게 반응하나? 서양, 특히 미국에는 감정을 표현하는 데 대한 강한 문화적 훈련이 있다. 감정을 표현하는 것은 약하다는 징후로 여겨지므로, 거의 대부분 서양 남자들은 감정을 억누르도록 배운다. 여성에게는 감정 표현에 대한 훈련이 그렇게 깊지 않다.

그럼에도 불구하고 모든 서양 남자가 감정을 억누르는 것은 아니다. 예를 들면, 너무 거만한 어떤 사람은 자신의 인격을 지키기 위해 일반적인 사회적 제약을 지키지 않고, 감정을 마음대로 표현한다. 그런 사람들을 어디서나 볼 수 있다. 감정적인 스트레스 하에서 이런 사람들은 성미가 급하고 화를 잘 내는 반응을 보이는 것을 잘 알 수 있다. 여기서 마음 - 뇌 도사의 연결을 볼 수 있다. 지적 능력은 거의 보편적으로 감정을 억눌러 조절한다. 그러나 마음 - 뇌 도사로서 활동 과다가 우세한 사람들이 모두 감정을 억제하지는 않는다. 특히 활동 과다가 지나치게 그의 프라크리티가 균형을 벗어나게되었을 때 그렇다. 그러므로 활동 과다인 도사는 과할 경우 감정적 스트레스에 직면했을 때 쉽게 감정을 표현하게 된다.

여기 좀 다른 게 있다. 운이 좋으면, 감정의 표출을 허용하는 다른 사람이 있기 마련이다. 이 다른 사람이 감정 표현의 부정적인 충격을 없애는 데 도움이 된다. 전통사회에서는 이런 상황이 당연한 것이어서, 감정 표현이 건강에 미치는 영향이 미미했다. 그러나 지금은 모든 것이 변했다.

정신적, 감정적 스트레스 하에서 근거 없는 감정 표현은 우리에게 무슨 일을 하는가? 지금은 이에 대해 잘 알려져 있다(골만(Goleman)과 게랭(Gurin), 1993). 스트레스에 대한 반응은 자율신경계의 기능이고, 이 신경계는 교감신경계와 부교감신경계 두 가지로 구성되어 있다. 이름이 의미하듯이, 교감신경계는 우리에게 공감하고 스트레스가 되는 자극에 대해 '생존'에 필요한 생리적 변화를 감내하도록 한다. 부교감신경계는 신체를 다시 평형 상태로 되돌리는 '이완반응'을 조절한다.

그러면 심한 마음 - 몸 도사의 과다 활동에 대한 반응으로 감정 표현을 허용하면, 장기간의 스트레스 자극에의 노출로 인해 우리에게 어떤 일이 일어나는가? 일반적으로, 이러한 표현은 교감과 부교감 신경계의 활동에 불균형을 일으켜, 결국 교감신경계는 지속적인 흥분 상태가 된다.

그러면 어떤 일이 생기는가? 만성적인 자극과 신경계의 긴장은 불면증을 유도한다. 이것은 시작에 지나지 않는다. 성급함으로부터 온 만성 자극은 경쟁심과 합쳐져서 적개심을 가져온다. 전에 뇌의 조절 프로그램을 통해 표현되었던 정신의 활동 과다가 신체기관에서도 나타나게 되어, 모든 기관이 활동 과다 상태가 되고, 이 기관들에 질병을 유발한다. 가끔은 한 기관에만 질병이 생기기도 한다.

이런 식으로 감정반응의 표현에 의한 만성 흥분 상태는 특히 심장 질환, 고혈압과 연관이 있다. 그러나 심장 질환이 이 감정 표현의 유일한 결과는 아니다. 만일 표현이 위장 소화기관을 통해 나타나면 궤양이 된다. 만일 표현이 배설계를 통해 나타나면 과민성 대장증후군 또는 방광 기능 이상이 된다. 만일 표현이 면역계를 통해 일어나 항원에 대한 과도한 면역반응을 일으키면 알레르기증후군이 된다. 만일 표현이 호흡계를 통해 나타나면 천식이 된다.

어째서 표현이 다른 기관보다도 한 기관에서 잘 일어나나? 이것은 백만 불짜리 질문이다. 나는 이것이 그 느낌이 기원한 차크라의 활력체 반응과 관계있다고 믿는다.

각각 다른 형태의 감정이 다른 차크라에서 느껴진다는 것을 상기하자. 예를 들면, 성급하고 화내는 것은 배꼽 차크라에서 느낀다. 우리가 원하는 것을 얻지 못할 때, 우리의 자아가 상처받을 때 이런 일이 생긴다. 마음 - 몸 도사에 대응하는 의미처리 과정을 하는 정신적인 일들은 차크라에서 활력체의 느낌을 증폭한다. 이렇게 해서 만성 자극은 배꼽 차크라의 장기에 자신을 표현하고, 흔히 위궤양이 생기게 한다.

그러나 과도한 마음 - 몸 활동 과다인 사람의 반응이 진행되어 성냄이 적개심으로 변하면, 활력 에너지를 어디서 느끼게 될까? 적개심은 내가 아닌 것, 세상을 적으로 보는 것이다. 이 현상은 심장 차크라의 활력 에너지가 고갈되어 배꼽 차크라로 내려갈 때 나타난다. 적개심에 의한 반응은 필연적으로 심장 차크라의 장기에 병을 일으킨다. 만일 적개심에 의한 반응이 사람을 향하면 심장에 병이 생기게 하고, 환경을 향하면 면역계에 병을 일으킨다.

자극과 경쟁이 심해지면 적개심 대신 욕구불만이 생길 수 있다. 이는 목 차크라에서 느끼게 된다(목 차크라에서 활력 에너지가 고갈되면). 마음이 활동을 시작하면 욕구불만의 느낌은 증폭된다. 욕구불만이 반복되어 증폭되면 목 차크라 질병, 즉 천식으로 표현된다.

만일 표현된 감정이 무서움이거나 불안감이면, 뿌리 차크라가 관련된 것이다. 마음에 의해 증폭되면, 이는 뿌리 차크라의 장기에 질병을 일으켜 설사나 과민성 대장증후군이 된다.

성 차크라 느낌이 관여하면, 불만족스러운 성욕과 같은 마음의 증폭이 성 차크라 장기에 질병을 일으킨다. 많은 60세 이상의 남성에서 나타나는 방광 확장은 이러한 종류의 질병이다.

감정의 억제

마음의 감정적 반응을 억제하면 어떤 일이 일어나나? 프로이드와 정신분석학자들이 이론화시켰듯이, 정신적인 억제는 생리학적 변화 없이도 물리적 증상의 원인이 되는 어떤 뇌의 상태를 표현할 수 있다(정신분석학에서는 이를 '전환(轉換)'이라 부른다). 이를 방어기전(防禦機轉)이라고 하는데, 마음과 뇌가 문화적 관점에서 곤란한 상황으로부터 생물체를 '방어'하기 때문이다. 물론 이것은 원래 생리적 원인이 없는 질환인 정신 신체증으로만 인식됐다(불행히도 많은 사람들이 지금도 모든 마음 - 몸 질병이 생리학적 효과가 없는 것으로 알고 있다).

같은 방식으로 진짜 정신신체증의 모델링을 시도할 수 있다. 예를 들면, 정신과 의사인 존 사노(John Sarno)[110]는 다음과 같이 적었다.

> 내 환자는 전환증과 마음 - 몸 질병이 같은 심리적 바탕에 의한다는 것을 보
> 여준다. 뇌가 전환 증상이 더 이상 질병으로 확신되지 않는다고 결정하면, 명
> 백한 생리학적 반응이 있는 처리 과정을 시작한다. 증상을 나타내는 것은 자
> 율신경계와 면역계를 통해 이루어진다. (사노 1998)

그러나 이 모델에도 의문점이 남으며, 이해가 안 되는 면이 있다. 어떻게 기계로서의 뇌가 정신신체 반응을 나타내는 것을 결정하고 그 위치를 선택할까?

의사결정에서 의식의 역할과 감정의 정신신체 반응의 위치 선택에서의 활력체의 역할을 보면, 이 신비가 풀린다. 모든 감정은 각각 활력체 대응 상대가 있고, 서로 관련된 느낌이 있다. 그 느낌은 특정한 차크라의 활력 - 물리적 신체 움직임과 연결되어 있다. 우리가 느끼는 활력체 움직임의 신체적 표현은 대응하는 장기들과 그 장기가 속해 있는 근육을 포함한다. 마음이 뇌를 중개로 해

---

110) 미국의 재활의학과 교수. 긴장성 근막염 증후군(tension Myositis Syndrome)의 개념을 정립했으며, 통증의 원인을 심신의학으로 찾고 치료했다.

서 감정을 억제하고, 신경과 뉴로펩타이드를 통해서 신체 장기들의 연결을 억제하면, 대응되는 차크라에서의 활력체 움직임이 신체적 표현인 장기들의 기능을 운영하는 프로그램을 따라 억제된다. 그래서 신체적 증상이 보이게 되고, 실제로 생리적 변화가 나타나는 특정한 장기에서 질병을 경험하게 된다.

정신과 의사 빌헬름 라이히(Wilhelm Reich)는 지적 성향으로 인한 억제 문제의 전문가인데, 다음과 같은 증상을 이야기한다.

> … 크게, 두드러지게 웃는 사람, 과장되고 단단한 악수, 불변하고, 따분한 친절함, 얻은 지식을 거만하게 늘어놓는 것, 공허한 놀람 또는 기쁨 등의 잦은 반복, 특정한 관점·계획·목적에의 고집스런 집착, 두드러지게 비굴한 겸손, 말할 때 과장된 몸짓, 다른 사람의 호의를 어린애처럼 원함, 성생활을 뽐냄, 성적 매력의 과시, 난잡한 이성 관계, 가식이 넘치는 우정관계. (그로싱어(Grossinger) 2000)

치료사들은 환자의 이러한 행동을 어떻게 다룰까? 라이히안(Reichian) 치료사들은 정면으로 대치해서 맞선다고 한다. 치료사들의 대답의 예가 여기에 있다.

> 예를 들면, 환자는 그가 과거에 사람들을 경멸했고, 그러한 냉담함이 자신의 단점이라는 것을 알고 있을지도 모른다. 치료사들은 대답한다. "아니다. 당신은 바로 지금도 경멸적으로 대한다. 당신이 이 시간에 참여하는 척하지만, 당신의 표현은 단지 내가 하고 싶은 대로 하게 하여 나에 대한 경멸을 보여준다." 만일 격분하거나 당황한 환자가 이를 부인하면 치료사는 다음과 같이 반응한다. "당신의 입을 느껴 봐라. 당신의 입술이 빈정대며 굳어 있다. 거기에 더 이상의 감각을 느끼지 못한다." 환자가 이를 알고 놀랄 때 검사해 보면, 이는 사실이다. 그는 자동적으로 바보처럼 웃는다. 느낌이 다시 오도록 입술을 마사지하는 것이 치료 방법의 하나가 될 수 있다. (그로싱어(Grossinger) 2000)

정신화에 의한, 마음에 의한 이 감정적 표현은 - 느낌에 의미를 주는데, 이 경우에는 피하고 싶은 어떤 것에 의미를 준다 - 만성적일 때는 그 느낌에 대응하는 차크라에서 장기의 기능을 억제하게 된다. 이 처리 과정에서 중요한 것은 신경계와 뉴로펩타이드를 통한 뇌와 각 장기들과의 연결이다(정신신경 면역학처럼).

특히 면역계 기능이 억제되면, 우리는 여러 자가 면역질환에 걸릴 수 있다. 암도 면역계 활성의 감소에 의한 것일 수 있다. 이마 차크라의 억제는 긴장성 두통과 편두통의 원인이 된다. 왕관 차크라의 억제는 심리학적 수준에서 우울증이 될 수 있고(페이지(Page) 1992), 만성피로 증후군을 일으킬 수 있다.

하지만 억제가 가장 많이 기억되는 곳은 근육이다. 왜냐하면 우리가 방어적이 될 때, 근육을 긴장시키는 경향이 있기 때문이다. 정신 - 감정을 억제할 때, 근육 또한 긴장시키게 되어 근육이 충분히 이완되지 못한다. 이런 식으로 마음의 억제는 근육 활동의 억제로 번역된다. 근육은 '신체의 기억', 다시 말하면 억제된 감정적 외상을 유지하고 있다. 근육이 한 위치에서 경직되었을 때, 근육은 그 기억을 가지고 그 위치에서는 이완될 수 없다고 생각한다.

물리학자 프레드 알란 울프(1986)는 근육이 기억을 유지하는 메커니즘을 명확히 밝혔다. 각 근육은 1피트 정도 길이로 된 긴 세포의 배열이고, 다수의 세포핵과 근원섬유들로 이루어진다. 근원섬유는 근육 원통 모양의 축을 따라 반복되는 근절 단위로 구성된다. 근육의 생물 에너지는 칼슘 이온의 자유로운 흐름에 의한다. 근육이 긴장되면(정서적인 외상이 방어되고 억제되어 있으면), 근육의 근절에 칼슘 이온이 많아진다. 외상이 좀 지난 후에도, 근절에 칼슘의 과다가 어느 정도 남아 있다. 이렇게 남아 있는 근육 긴장의 지속이 억제된 외상으로 기억된다.

근육 긴장 기억에서 감정 반응의 반복된 억제는 무엇을 의미하는가? 양자역학적으로 말하자면, 같은 자극의 지속된 경험에서는 마음이 감정 반응을 인식하는 어떤 정신 상태를 붕괴하는 것이 용납되지 않아, 특정 근육의 기억이 전혀 붕괴되지 않는다. 그래서 이 특정 근육은 정신적 방어기제가 항상 깨어 있지 않으면, 이후의 감정 경험에 의해 재활성화되지 않는 것이다.

전신의 억제된 감정은 광범위한 근육통증 상태인, 섬유 근육통 같은 심각한 질병을 야기한다. 관련된 질병으로 만성피로 증후군이 있는데, 주된 신체 증상은 전신적인 피로이다. 만일 신체의 모든 차크라가 억제되면, 실제로 모든 대응 활력체 움직임이 억제될 것이다. 이는 만성피로로 설명되는 전반적인 활력의 결핍으로 나타나게 된다. 만일 느낌의 억제가 장기 자체가 아니라 장기가 속해 있는 구조적 부분에 침범하면, 활력 에너지의 결핍이 섬유 근육통같이 전신의 통증으로 느껴질 수 있다.

통증에 관해 말하자면, 『뉴스위크(Newsweek)』 지난 호 표지 머리기사에 통증의 이해에 관해 돌파구를 약속하는 주제가 실려 있었다. 그러나 기사를 들여다보니 내용은 실망스러웠다. 그 기사에는 진실로 돌파구라고 할 만한 내용이 없었다. 그 기사에 의하면, 섬유 근육통은 실제라고 한다. 왜냐하면 새로운 MRI 기법으로 환자가 통증으로 비명을 지를 때, 뇌의 특정 부분이 활성화되기 때문이다. 거기까지는 괜찮다. 그러나 그 다음에는 섬유 근육통이 유전자적 연관성이 있는 것 같다는 말 외에 더 이상의 언급이 없었다.

통증은 활력 에너지와 분명히 연결되어 있기 때문에 흥미롭다. 하지만 신경을 무디게 하면(국소 마취) 통증도 무뎌지므로, 아직 신경의 역할은 부정할 수 없다. 그러므로 통증은 정신화된 느낌이고, 어느 신체의 구조적 부분에서 일어나는 활력 에너지의 억제와 연결된 느낌이다. 이것은 바람직하지 않은 것이기 때문에 마음에 의해 통증으로 해석된다. 이것은 분명히 수백만 년 이상 된, 앞으로도 계속 지속될 가치가 높은, 끊임없는 정신화이다.

질병에 취약한 성격

성격에 따라 특별한 마음 - 몸 질병에 잘 걸릴 수 있을까? 예를 들면, 관상동맥 질환은 스트레스가 발생하는 상황에서 금방 화내고 적개심을 가지는 A형 성격과 관계있다. 이러한 연관성은 마음이 관여하는 다른 질병과도 연결이 있을까?

한 주장에 의하면, 암이 B형 성격과 관계있다는 많은 문헌이 있으며, 감정 표현을 못 하고 비단정적인 성격, 심지어 절망과 관계가 있다고도 한다. 그러나 이러한 연관에 대한 임상적인 입증에는 항상 논란이 있어 왔다.

그러므로 전형적으로 암에 취약한 성격은 없는 셈이다. 이는 이해할 만하다. B형 성격이 그들 본성의 프라크리티(prikriti)에 가깝다고 해서, 모든 B형 성격이 암에 걸리는 것은 아니다. 또 A형 성격도 적개심을 부적절하게 표출하면 면역계가 고장 나고 암에 걸릴 수 있는 것이다.

역으로, 모든 암이 지금까지 말한 대로 정신적 수준에서 기원하는 것도 아니다. 어떤 암은 활력 수준에서 시작하는데, 심장 차크라에서의 활력 에너지 불균형에 의한다. 어떤 암은 유전적 원인에 의하듯이, 신체적·활력적·정신적 수준의 불균형이 복합되어 암이 발생할 수 있다.

질병에 취약한 성격의 개념을 지지하는 임상적인 연구들이 있다(프리드만[Freedman]과 부스켈리[Booth - kewley] 1987). 프리드만과 부스켈리는 천식, 관상동맥 질환, 궤양, 두통, 관절염 등과 성격형의 관련성에 대해 연구했다. 그들의 연구 결과는 성격 형보다는 우울·성냄·적개심·불안 등의 특성에 동반해서 질병에 취약해질 수 있다는 것을 보여준다.

이 결과는 마음 - 뇌 도사의 개념과 완전히 일치한다고 생각한다. 앞에서 말했듯이, 어떤 사람들은 성격을 나타내는 마음 - 뇌 도사에, 감정에 대해 하나의 우세한 기질을 가지기보다는, 감정의 억제(우울증), 표현(성냄, 적개심 등)이 모두 혼합되어 있다. 이러한 사람들은 질병에 취약하다고 할 수밖에 없다.

질문이 하나 있다. 만일 내가 질병에 취약한 성격이라면, 내가 나의 질병에 책임이 있는 것일까? 나는 죄의식을 느껴야 할까?

많은 뉴에이지 스승들은 당신의 질병에 대해 당신에게 책임이 있다고 할 것이다(왜 당신은 당신의 심장 질환 뒤에 숨어 있는가?). 그러나 우리는 병이 활력이나 신체가 아니라 사실은 마음에서 기인했다는 것을 알고 있는가? 더군다나 당신이 어찌할 수 없는 훈련[조건화]된 마음으로부터 말이다. 실은 우리는 대개 이에 대해 모르고 있고, 심원한 통찰 없이는 알 수 없는 부분이다.

동시에 내가 치유되기를 원할 때, 스스로를 치유하는 것에 대한 책임으로부터 나를 방해하는 것은 무엇인가? 내가 그런 책임감을 가질 때, 그럴 때만 심신 치유의 발전된 기법을 수행할 수 있게 된다(15 - 17장 참조).

느낌의 불필요한 정신화는 우리의 건강에 해로울 수 있는가?

느낌을 느끼는 것은 느낌이다. 본질적으로 좋고 나쁜 것은 없다. 우리가 느낌에 매기는 가치, 즉 좋고 싫음은 처리 과정을 할 수 있는 모든 것에 의미를 주는 마음의 '업무'를 통해서 마음이 창조한 것이다. 이것이 우리의 가치 중립인 느낌을 정신화하는 한 방법이다.

인류학자들은 어떤 에스키모 원주민들에게는 분노라는 단어가 없다는 것을 발견했다. 이것은 분노라는 감정적인 표현은 이 에스키모 사회의 부분이 아니라는 의미임에 틀림없다. 물론 미국 인류학자들을 만나면서 그들은 변하기 시작했다. 그들은 인류학자들의 행동을 보고 성냄과 욕구불만을 묘사하기 위해 새로운 단어를 만들어야 했다.

두려움 같은 느낌을 생각해 보자. 호랑이가 접근하면 활력 에너지가 뿌리 차크라와 배꼽 차크라에서 빠져나가, 두려움이 물리적으로 아드레날린을 증가시켜서, 내 영역에 들어오는 호랑이에 대해 '도망'이나 '싸움'(이 경우는 아니겠지만)을 할 수 있게 도움을 준다. 이것은 필요한 느낌이고, 우리 종의 보존에 필요하다. 의심의 여지없이 다윈의 진화에서는 이것을 본능이라고 했다. 그러나 만일 내가 호랑이가 거실에 있는 것을 상상하고, 내 상상의 결과로 무서워하면 어떤가? 그 상상으로 인해 나는 온몸을 떨고 복통을 일으키며 아드레날린이 상승될 것이다, 그러나 이는 마음이 활력체를 넘어선 경우로, 다른 때는 유용할 수도 있는 자연적 느낌의 불필요한 정신화에 해당된다.

뉴욕에서 9월 11일에 있었던 세계무역센터 쌍둥이 빌딩 파괴 같은 경우, 두려움은 실제로 뉴욕 시민에게 즉각적인 자연스러운 반응이다. 그것은 그 사건이 더 이상의 다른 테러리스트의 공격을 의미할 수도 있는 즉각적인 위험으로부터 그들을 보호하기도 한다. 그러나 그 다음 언론매체의 반응, 정치인의 반응, TV에서 반복되는 사건의 보도로, 미국인들의 정서에는 어떤 일이 일어났는가? 뉴욕의 많은 어린이들, 미국 전역의 국민들은 계속해서 9월 11일로 인한 두려움을 느끼며, 수개월 이상 잠들 수가 없었다. 이것은 뉴스 매체나 정치가 주도한, 대규모의 두려움에 대한 불필요한 정신화였다.

요점

요점은 이렇다. 마음은 신체적, 활력적 수준 모두에게 의미를 준다. 마음이 의미를 처리하는 과정은 우리가 가지고 있는(전생으로부터 올 수도 있는) 세 가지 특성에 근거한다. 즉 사트바(근본적 창의성), 라자스(상황적 창의성), 타마스(훈련(조건화))가 그것이다. 이들은 세 가지 마음 - 뇌 도사를 창조한다. 즉 뇌 처리 과정에서의 주지주의, 과다 활동, 정신적 느림 등이다.

처음 두 가지 도사는 자연적인 항상성 수준인 프라크리티를 넘어서 악화되면, 각각 감정의 억제와 표현의 성향을 보이게 된다. 이 두 성향 모두 신체적 수준에서 질병을 나타낼 수 있다. 게다가 정신적 상상에 의한 느낌에 의미와 가치를 주는, 느낌의 불필요한 정신화 역시 세 가지 마음 - 뇌 도사인 사람들에게 질병을 일으킬 수 있다.

의미를 어떻게 다루어야 하는가?

의미가 우리의 질환과 질병의 원인이 될 수 있다는 것을 알면, 당신이 병에 걸렸을 때, 병에 걸린 것이 당신 때문인지, 당신이 비난받아야 하는지에 대해 생각하게 될 수 있다. 그러나 이는 당신의 상황을 더 악화시킬 뿐이다.

만일 의미가 마음이 일을 처리하는 방법에 관해 내재적인 것이라면, 또 만일 우리가 앓고 있는 질병을 포함하여 세상에서의 우리의 경험에 질환의 원인이 되는 의미를 주는 것에 대해 속수무책이라면, 우리의 마음을 다루는 데 가장 좋은 전략은 무엇인가? 어떤 사람들은 이러한 관점으로만 질병을 객관적으로 생각하는 것이 가장 좋다고 말한다. 그러나 도시(Dossey 2001)가 옳게 지적했듯이, 의미를 부인하는 것은 또한 부정적인 의미에 의미를 부여하는 것이 된다.

우리의 질환에서의 의미를 부정하는 것은 무신론자가 신의 존재를 부정하는 것과 같다. 이제 우리는 불가지론자가 될 수도 있다.

그래서 어떤 것이 좋은 전략인가? 에픽테토스(Epictetus)[111]가 말했듯이, "사물 자체는 항상 중립적이다. 그들을 긍정적 또는 부정적으로 만드는 것은 우리의 지각이다." 만일 우리가 한 사건에 부정적인 정신적 의미를 부여한다면, 그것은 우리의 정상적인 행복한 상태와 조화되지 않게 만드는 것이다. 대신 우리가 모든 것을 조화가 유지되도록 해석한다고 가정해 보는 건 어떨까?

동인도의 신비주의자 스와미 시바난다(Swami Sivananda)는 의미를 주는 마음을 다루는 멋진 전략을 알려주었다. 그것을 함께 나누고자 한다.

한 왕에게 동반자 겸 장관이 있었다. 왕은 그가 끊임없이 왕을 짜증나게 하는 것 한 가지만 제외하고는 그를 아주 좋아했다. 장관은 그의 주위에 좋은 일이 일어나건 나쁜 일이 일어나건 항상 "일어나는 모든 일은 좋은 뜻이 있는 것이다"라고 말하곤 했다. 하루는 왕이 칼을 가지고 놀다가 엄지손가락을 베었는데, 거기에 있던 장관이 즉시 "일어나는 모든 일에는 좋은 뜻이 있는 겁니다"라고 말했다. 그 말에 왕은 화가 나서 장관을 감옥에 넣었다. 스스로를 위로하기 위해서 왕은 혼자 숲속으로 사냥을 나갔다.

왕은 왕국 밖으로 너무 멀리 나가서 어떤 부족 지역을 지나가다가 포로가 되었다. 불행하게도 그 부족은 사람을 신에게 제물로 바치는 종족이었다. 그래서 왕은 제물로 바쳐지게 되어 제사장 앞으로 끌려갔다. 그 제사장은 왕을 씻기는 동안 엄지손가락이 베인 것을 발견하고는, 결함 있는 사람은 신에게 바쳐지면 안 된다며 왕을 거부했다. 왕은 풀려났다.

왕국으로 돌아오는 동안 다시 생각해 보니, 장관의 말이 맞았다는 것을 깨달았다. 실제로 손가락을 다친 것이 그를 구한 것이다. 왕은 돌아오자마자 장관을 풀어주고 말했다, "당신이 맞았다. 나한테 일어난 모든 일이 결국은 좋은 일이었다. 그러나 나는 네가 말한 것을 듣고 너를 지하 감옥에 넣었다. 이것은 너한테

---

111) 그리스의 후기 스토아학파 철학자. 인간의 진정한 자유는 외부 조건이 아닌 인간 내부에 있고, 인간은 신에게서 받은 이해하는 힘과 의지에 따라 살아가는 것을 삶의 목적으로 삼아야 한다고 했다.

는 좋은 일이 아니었던 것 같은데, 이를 어떻게 설명할 것이냐?"

그에 대해 장관은, "위대한 왕이시여, 당신이 저를 감옥에 넣어 또한 제 생명을 구했습니다. 그렇지 않으면 저는 당신의 사냥에 따라갔을 테고, 그러면 상처가 없는 저는 제물로 바쳐졌을 것입니다."

요약

이 장은 마음이 어떻게 질병의 원인이 되는가에 대해서 다루었다. 다음의 요약된 정보를 더 숙고하고 적용해 보자:

- 당신 마음이 스트레스 요인에 대해 어떻게 반응하는지가 스트레스의 효과가 부정적인지 아닌지를 결정한다.
- 당신의 마음이 뇌에 영향을 미치는데, 이는 의식과 연관되어 있다. 당신의 뇌는 뉴로펩타이드의 움직임에 의해 면역계와 연결되어 있다. 이런 식으로 당신의 마음은 뇌를 통해서 면역계에 영향을 준다.
- 자극에 의미를 주는 것도 당신이고, 불쾌한 자극을 무의식에 묻어 버리는 것도 당신이다. 틀림없이 이것은 훈련(조건화)된 당신이다. 그러나 당신이 의도하면 훈련(조건화)된 고치에서 뛰쳐나오는 것을 선택할 수 있다.
- 당신이 감정의 의미를 어떻게 처리하느냐는 당신의 정신적 성향이나 특성, 당신이 근본적 창의성의 성향이 우세한가(사트바), 당신이 상황적 창의성이 우세한가(라자스), 또는 훈련(조건화, 타마스)이 우세한가에 달려 있다. 이 특성, 곧 사트바, 라자스, 타마스 들은 당신이 양자 마음을 처리하는 정신적 구나이다.
- 만일 정신적 처리 과정의 우세한 특성이 근본적 창의성, 사트바라면, 당신

은 결함이 있는 주지주의 또는 지배적인 마음 - 뇌 도사를 발전시킨다. 만일 우세한 정신적 특성이 라자스라면, 당신은 과다 활동에 관한 지배적인 마음 - 뇌 도사를 발전시킨다. 그리고 타마스가 우세한 정신적 특성이라면, 당신은 정신적 느림에 관한 지배적인 마음 - 뇌 도사를 발전시킨다. 만일 당신이 두 가지 정신적 구나를 가지고 있다면, 당신은 두 가지 지배적인 마음 - 뇌 도사의 혼합을 발전시킨다.

- 당신의 우세한 정신적 구나는 무엇인가? 당신의 지배적인 뇌 도사는 무엇인가?
- 모든 건강한 사람들은 산스크리트어로 프라크리티라고 부르는 세 가지 뇌 도사의 자연적 기저 수준(항상성 수준)을 가지고 있다. 당신은 당신 뇌 도사의 자연적 기저 수준인 프라크리티를 그려 볼 수 있겠는가?
- 주지주의(主知主義)의 마음 - 뇌 도사의 과도함은 감정의 억제 및 B형 성격과 연관되어 있고, 아직 논쟁이 많기는 하지만, 때로는 암과도 관련이 있다.
- 과다 활동의 마음 - 뇌 도사의 과도는 A형 성격과 관계가 있고, 과다 활동이 너무 많으면 심장 질환과 관계가 있다는 것은 모든 연구가 동의한다.
- 과다 활동과 주지주의의 두 가지 마음 - 뇌 도사의 과도는 질병에 취약한 성격의 원인일 수 있다.
- 느낌의 정신화, 느낌에 의미를 부여하는 것은 피하는 것이 가장 좋다. 더불어, 건강에는 부정적 감정 - 우리의 마음과 생리에 해로운 느낌 - 을 유도하는 상상은 적을수록 좋다.
- 건강한 마음 - 몸 관계를 위한 가장 좋은 전략은 모든 것의 긍정적인 면을 보는 것이다. 이 능력을 개발시키자. 그것은 자아를 굴복시키고 양자 자신에 공간을 내어 주는 것을 돕는다.

15장

심신의학의 기법에 대한
양자적 설명

마음 - 몸 질병이 어떻게 생기는지를 알게 되면, 질병을 피하는 기본 개념은 아주 분명해진다. 이것은 현재 유행하는 시술의 효능을 이해하는 데에 도움이 된다.

여기서 논의하는 기술은 적어도 수십 년 된 것이고, 어떤 것은 아주 오래되어 천년 이상 시행된 것도 있다. 이것이 문제가 되기도 한다. 너무 친숙하고, 경험적으로 효과를 보여주었기 때문에, 우리(신봉자)에게는 이 기술의 이론적인 효능도 당연하게 인정되고 있다. 물론 반대 진영 사람들은 자신들의 정당성을 기준으로 그 효능의 입증에 동의하지 않는다. 하지만 사실 그들의 정당성은 이론적인 측면에서 충분한 효능을 보인 적이 한 번도 없었다. 이 장에서는 양자적, 의식 위주의 사고를 첨가하면 이 기술의 경험적인 효능이 이론적인 정당성에 의해서도 증폭되는 것을 보여주겠다.

표면적인 수준에서 우리는 그 질병과 가장 가까운 마음의 증상을 치료한다. 이것은 마음을 치료하기보다는 신체의 증상을 치료하는 대중요법 치료와 비슷하다. 당신이 심장병의 원인이 되는(또는 추후 원인이 될) 적개심을 가지고 있고, 그것이 당신의 행동을 변화시킨다고 하자. 당신의 신체적 질환은 부정적 성향에 기인하므로, 긍정적 사고의 힘을 통해 부정적 성향을 변화시켜야 한다.

물론 당신의 신념 체계가 기본적으로 물질주의라면, 당신 의식의 인과적 효력에 대해 믿지 않을 것이고, 당신에게 마음은 뇌의 부분에 지나지 않을 것이다. 그리고 행동 자체가 문제가 되고, 행동의 수정이 마음 - 몸 치유의 유일한 방법일 것이다.

행동의 수정이 효과 있을까? 예를 들면, 마음의 재 프로그래밍을 통해 적대적 마음이 변화될까? 좋은 사고가 우리를 폭력적 사고로부터 멀리하게 할 수 있을까? 당신은 스스로 적개심에서 벗어나 사고할 수 있을까? 사람들은 이런 방법으로 수천 년 동안 폭력적인 행동을 변화시키려고 노력했지만, 뚜렷한 효과는 없었다. 폭력적인 행동은 바뀌지 않았다. 현실을 직면해라. 기껏해야 행동수정 기법은 사람들에게 대응기제를 제공했을 뿐이다. 그들은 가벼운 혼란 상황에 대한 대응에만 도움을 주었다. 안 하는 것보다는 낫고 시간을 벌어 주었지만, 그게 다였다.

당신은 행동수정과 긍정적 사고를 넘어서야 한다. 당신의 마음을 뇌로부터 분리해서 인정한다고 하자. 당신의 마음을 열고 의식의 인과적 효력 - 하향 인과 - 을 조금만 용인해 보자. 그러면 당신의 의식과 마음이 뇌에 아직 그려지지 않은, 당신이 상상하고 시각화(당신이 시각화에 능하다면)할 수 있는 당신의 건강 상태가 포함된, 새로운 상태를 탐험하게 할 수 있다. 최면과 바이오피드백이 당신을 도울 수 있는 치료방법이다.

최면과 바이오피드백

최면이란 무엇인가? 이것은 마음의 상태에 주의를 기울여 우리의 정체성을 이동하는 의식의 힘이다. 이 방법으로 우리의 물질적 세계가 요구하는 특정한 일상적인 자아를 피할 수 있다. 자아의 개성은 실재가 아니고 의식이 부여한 정체성이므로, 의식은 본성적으로 이 정체성을 이동할 능력이 있다. 그러므로 최면의 효력은 쉽게 의식의 과학에 수용된다.

가장 흔히 인정되는 최면술은 다른 사람(최면술사)이 우리의 일상적 자아를 포함한 일상적인 경험 상태보다 우선적으로 다른 정신 상태에 도달하도록 우리를 돕는 것이다. 그러나 자기최면은 스스로 이런 최면 상태가 되는 것인데, 실제로 흔히 있는 일이다. 실제로 영적인 스승들은, 우리가 어떻게 자기최면을 통해, 우리 기억의 거울의 반영을 통해 모든 것이 처리되는 습관인, 훈련(조건화)에 의해 만들어진 현실을 피하는가에 대해 수천 년 동안 말해 왔다.

어떤 사람 또는 어떤 자극이 당신에게 적개심을 유발한다고 하자. 좋은 생각을 하는 것보다 자기최면을 써서 더 깊은 휴식 상태를 취한다면, 그것이 적대적인 행동을 변화시키는 데에 더 좋은 전략인가? 답은 전적으로 '그렇다'이다. 이런 방식의 최면은 다른 사람의 도움을 받은 자기최면이든, 부정적인 행동을 조절하는 데 활용될 수 있다.

최면을 마음 - 몸 질병에 있어서는 어떤 질병이든 치료요법으로 활용할 수 있을까? 다시 한번, 대답은 '그렇다'이다. 연구에 의하면, 규칙적인 자기최면의 연습은 특히 보완적인 기법과 함께하면, 통증을 조절하고, 혈압을 조절하고, 자율신경계에 의해 조절되는 기능을 안정시키고, 당뇨의 혈당을 안정시키고, 심지어 천식의 급성 증상도 완화시킨다고 한다(골먼(Goleman)과 귀랭(Gurin) 1993). 이는 자기최면에 대한 아주 좋은 학술자료이다.

부정적인 면으로는, 만일 그 사람이 자신의 상상력의 효력을 인정하는 데 주저하면, 최면은 효과가 적어진다.

다행히도 다른 기법, 바이오피드백은 동기만 있으면 누구에게나 효과가 있다. 개념은 단순하다. 기계에 의해 추적 관찰하고 증폭될 수 있는 많은 신경생리학적, 생물학적 기능들이 있는데, 그 자료를 오감 중의 하나를 통해서 그 사람에게 다시 돌려준다. 피드백 연구와 당신 경험의 의식 상태가 어떻게 신경생리에 영향을 주는지를 보면(피드백되는 내용), 점차 자율신경계 기능의 일부를 수의적으로 조절하는 법을 배울 수 있다. 결국 당신은 쉽게 자율신경계를 조절하고 통제할 수 있는 깊은 휴식을 취하는 방법을 배우게 된다. 처음에는 피드백 기계를 통해서 하지만, 점차 기계 없이도 할 수 있게 된다.

기본적인 개념은, 물론 정신 상태에 작용하는 의식이 생리학적 상태에 영향을 주고 역으로도 성립한다는 것이다. 생리학적인 변화는 의식의 정신 상태에도 변화를 가져올 것이다. 이 개념을 물질주의자들은 절대 반대할 것이나, 이는 정신과 신체가 의식의 가능성으로 인지되는 의식의 과학에 있어 핵심적인 부분이다. 하나를 바꾸면 자연적으로 다른 것이 바뀐다. 최면술과 마찬가지로 피드백도 두통 같은 만성질환 상태나 문제에 도움되는 치료로 사용되어 왔다.

기억 해제(解除)

일단 의식 우위를 받아들이면, 다른 종류의 마음 - 몸 치유에 대해 생각하는 것은 어렵지 않다. 정신분석 이론에서는, 사람은 흔히 어린 시절 상처의 기억을 무의식 속에 억누른다고 가정한다. 그래서 나중에 건강치 못한 행동이 무의식의 처리 과정에서 나오게 된다. 그러나 문제는 그의 행동이 어디서부터 나오는 것인지 모르기 때문에, 할 수 있는 일이 없다는 것이다.

마음 - 몸 치유에서 정신분석사가 하는 업무는 치료를 통해 그런 무의식의 기억을 의식으로 나오게 하는 것이다. 더 현대적인 정신분석은 - 예를 들면 정신역동학현재의 감정적 반응(적개심 같은)을 과거의 기억에서 탐구하기 위해 특별히 고안된 것이다.

정신분석학은 효과가 있나? 행동주의 심리학자들은 정신분석학 자체가 암암리에 의식의 인과적 효력을 인정하는 것이고, 또 행동 · 인지학적 세계관에서는 의식과 무의식이 구분할 수 없는 것이기 때문에 경시하는 경향이 있다. 양자역학은 심리학자들이 무의식과 의식이라고 부르는 것들 사이의 차이를 이해할 수 있게 해준다(6장 참조).

무의식은 양자 붕괴가 일어나지 않아 인식되지 않은 의식이다. 의식은 통증이 따르기 때문에 외상 기억을 붕괴하기를 거부한다. 치료가 통증의 두려움을 이완시키는 데 도움을 주기 때문에, 외상 기억이 떠오르면 의식이 이를 인지하고 기억하게 하여, 인식할 수 있게 해준다. 그러한 인식의 치유 효력은 대단한 것이다(사노(Sarno) 1998).

앞 장에서 붕괴되지 않은 형태의 골격근의 자극 형태로 되어 있는 억제된 신체의 외상 기억에 대해 말했다. 동인도의 하타 요가(Hatha yoga) 기법은, 요가 자세가 붕괴되지 않은 근육의 긴장을 인식해서 이완시킬 수 있도록 고안되어, 통증을 해소한다. 롤핑(Rolfing)[112] 같은 근래의 기술도 같은 식으로 작용하게 고안되었다.

차크라 심리학

다음은 차크라 심리학이다. 차크라 심리학은 각 차크라에서 활력 에너지가 막혔거나 불균형일 때 심리요법을 사용한다.

어떤 심리학자들은 너무 앞서 나가서, 모든 질병들은 궁극적으로 하나의 원인에 의한다고 제시한다. 그래서 우리 의도의 혼란으로 병이 생긴다고 한다. 그러나 그렇지는 않은 것이, 우리의 자아에는 우리에게 그런 의도나 하향 인과의 힘이 없다. 대신 우리의 훈련(조건화)된 사고가 부적절하게 차크라에서 들어오고 나가는 활력 에너지의 움직임을 증폭시켜, 이미 차크라에 있던 부조화에 추가

---

112) 인체에 미치는 수직적인 중력을 잘 다스려야 건강을 유지할 수 있다는 원리에 근거하여, 근육이나 뼈를 둘러싸고 있는 근막을 치료하는 방법으로, 롤핑 자세 조정법 또는 롤핑 치료라고도 한다.

하는 일이 일어난다. 아래에 치유를 위해 차크라 심리학이 어떤 일을 하는지를 차크라 별로 서술하기로 한다(페이지(Page) 1992).

만일 질병이 뿌리 차크라(배설계)를 침범하면, 건강하지 못할 정도의 불안함이 문제가 된다. 우리 문화에서 우리는 TV로 성교나 폭력 장면을 보면서 자신을 집에 가두어 두는데, 이는 건강하게 집에 있는 방법이 되지 못한다. 건강하게 집에 있는 방법은 무엇인가? 정원 가꾸기나 맨발로 땅을 걷기 등의 단순한 일이 우리에게 도움이 된다, 그러나 이것은 활력 수준에서 활력 에너지와 함께 하는 일이다. 마음을 통한 활력 에너지 불균형의 상태에서 일을 하기 위해서는 상상과 시각화를 사용해야 한다. 예를 들면, 눈을 감고 당신의 뿌리 차크라로부터 뿌리들이 나와 사방으로 퍼져서 지구 가운데로 뻗치는 것을 상상해 보라.

두 번째 차크라에서는, 활력 에너지 불균형을 바로잡기 위해 성적 관계를 사용할 수 있다. 칼 융이 아니마(anima)[113]와 아니무스(animus)[114]라고 불렀던, 당신의 여성적인 측면(남자라면)이나 남성적인 측면(여성이라면)을 무시한 적이 있는가? 남녀 결합 시에 당신 안에 있는 남성성과 여성성을 통합하기 위해서(성의 균형을 맞추기 위해서), 당신 자신을 남성과 여성 둘 다로 시각화해 보라. 이는 성교 없이도 시도할 수 있다.

배꼽 차크라를 위한 작업은 성나거나 짜증나는 것이 증폭되어 만성화되는 것을 어떻게 다루는가? 자세히 살펴보면, 정신적 서두름과 급함이 어떻게 주된 요인이 되는지를 알게 될 것이다. 그래서 이 경우 심리학적 작업은 천천히 하는 것이다(추후 논의).

적개심은 심장에서의 에너지 수축이므로, 이 차크라에서 정신치료의 기본적인 목적은 심장을 확장시키는 것이다. 지난 세기에 살았던 인도의 영적 인도자

---

113) 스위스의 정신의학자 융이 분석심리학에서 사용한 말로, 『꿈의 분석』에서 남성 환자의 꿈에 특징적인 여성상이 많이 출현하는데, 이를 남성들의 보편적 무의식 내에 존재하는 여성상이라고 하여 아니마라고 이름 붙였다.

114) 『꿈의 분석』에서 여성 환자의 꿈에 특징적인 남성상이 많이 출현하는데, 이를 여성들의 보편적 무의식 내에 존재하는 남성상이라고 하여 아니무스라고 이름 붙였다.

스와미 시바난다(Swami Sivananda)는 "좋은 사람이 되고, 좋은 일을 해라"라고 충고하곤 했다. 이것은 심장을 확장시킨다. 자신을 사랑하면 자신을 자유롭게 하여, 다른 사람을 사랑하게 하고 적개심을 없앤다.

전통적으로 심장 차크라는 상징적으로 연꽃이 피는 것으로 묘사되었다. 연꽃은 진흙 속에서 자라므로 부정적인 것을 변환하는 좋은 상징이 되고, 이것은 심장 차크라 작업의 잠재력이 된다.

가끔 다른 사람들의 활력 에너지(비국소성의)가 우리의 심장 차크라에 닿는데, 특히 동정심을 느낄 때 그렇다. 그럴 때 우리는 다른 사람의 문제에 대해 객관적이 되어야 하고, 거기에 동일화(공감) 되어서는 안 된다. 추가로, 다른 부정적 에너지와 상호작용할 때마다, 받은 모든 활력 에너지를 다시 반사하기 위해, 우리 신체의 주위에 반사면을 두는 것을 시각화할 수도 있다.

시각화는 면역계의 억제를 다루는 데 큰 도움이 된다. 예를 들면, 당신은 활동적인 킬러 T 세포가 당신의 신체에 들어온 침입자와 싸워 전쟁에서 이기는 것을 시각화할 수 있다. 때로는 당신의 두통을 시각화해서 점점 작게 만들 수 있다. 실제로 어떤 사람들은 두통을 말 그대로 시각화하여 점점 사라지게 한다. 유도된 상상은 주로 만성 통증을 경감시키고 치유를 빠르게 하며, 상처로부터 오는 불편을 가볍게 하는 데 사용된다(애춰터버그(Achterberg) 1985). 일반적으로 시각화는 차크라와 함께 작업하는 데 유용하다.

목 차크라의 활력 에너지 불균형에 대해서는 표현의 욕구불만을 다루는데, 심리학적 과제는 창의성을 위한 길을 찾는 것이다. 만일 길이 공공 지역에 있어서 공개하기 힘들면 (모든 사람들이 가지고 태어나는 재능이 아니므로) 창의성을 위한 사적인 조그만 공간도 괜찮다. 예를 들면 정원을 가꾸며, 요리를 하며, 사교를 하며, 소그룹으로 노래하며, 나가서 춤추며, 일기를 쓰며, 과학적인 개념을 이해하며 창의적이 되는 것이다.

억제와 관계있는 이마 차크라의 활력 에너지 폐색을 다루기 위해서는, 가져야 될 질문이 있다. 즉 이 막힌 것이 나에게 무엇을 못 하게 하나? 답은 물론 집중 기능을 부정하여 당신의 가능성을 충분히 표현하지 못하게 한다는 것이다(두통이 있을 때 우리는 집중하기 힘들다). 정신적으로 당신은 자신에 대해, 전문 기술의 학습된 레퍼토리에 대해, 너무 심각하게 생각하고 있다. 가볍게 생각하라. 탐험해야 할 가능성은 많이 있다. 그러니 그들과 즐기면서 배우자.

나는 요즈음 새로운 과학 컨퍼런스가 주기적인 행사처럼 자주 유머와 웃음이 함께한다고 말할 수 있어 기쁘다. 2000년 이태리 아시시(Assisi)에서 있었던 유럽 초개인(超個人) 심리학 컨퍼런스에서 매일 30분씩 웃음 명상에 참가했다. 그리고 스와미 비얀다난다(Swami Beyondananda)가 앨버커키(Albuquerque)에서 열린 과학과 의식 컨퍼런스에서 뉴에이지 연구자에 대해 농담하는 것을 듣지 않은 사람이 누가 있는가?

우울증을 만드는 왕관 차크라의 막힌 에너지에 대해 가장 좋은 정신치료는 평화롭게 명상(다음 단락 참조)하는 것이다(고스와미 2003).

왕관 차크라의 업무는 아주 중요하다. 〈마이 페어 레이디(My Fair Lady)〉에 나오는 해방의 노래를 기억해 보자. "스페인의 비는 주로 평원에 온다." 같은 선율로 "압박의 통증은 주로 뇌에 온다." 이는 마음에 뇌가 직접적으로 관련되기 때문이다. 그래서 우리는 하타 요가의 훈련, 프라나야마, 태극권(tai chi) 등 평화롭게 명상하는 효과를 증대시킬 수 있도록 활력 에너지 훈련을 해야 한다(11장 참조).

모든 차크라를 치유하는 일반적인 방법은 정기적으로 각 차크라에서의 건강한 활력 에너지를 시각화하는 것이다. 11장에 있는 파트너와의 차크라 명상을 회상해 보라. 많은 시각화를 사용하는 이 명상은 차크라 치유에 사용될 수 있다.

명상

더 고차원적인 수준에서는, 만일 우리가 완고한 물질주의자가 아니라면, 우리는 건강 문제의 원인이 되는 행동의 원인을 살펴볼 수 있다. 이 수준에서 우리는 행동의 원인, 마음 - 뇌 도사의 과도한 주지주의와 과도한 행동 과다 등을 다룰 준비가 되어 있다.

어떻게 과도한 주지주의를 다룰 것인가? 주지주의는 우리를 신체로부터, 감정을 경험하는 것으로부터 멀리 있게 한다. 대신에 감정은 성가신 것, 창피한 것, 무슨 수를 써서라도 억눌러야 할 것이 된다. 치료는 물론 신체에 대해서만 이루어진다. 운동도 좋고, 마사지도 좋고, 사람을 포옹하는 것도 좋다.

포옹은 효과가 있다. 수년 전 나는 주지주의자였다. 1980년대에 내가 강도 높은 정신 작업을 할 때는, 마음 - 뇌 도사의 주지주의자였을 때는, 아직 건강에 문제가 없었음에도 불구하고 정신적인 개방에 대해 문제가 있었다. 워크숍에 갔는데, 워크숍 지도자가(의사인 리처드 모스) 워크숍에 참석한 동료들과 포옹하라는 '재미있는 물질적 처방'을 해주었는데, 효과가 있었다.

보완적인 기법으로는, 방어기제 또는 합리화로 느낌을 억제하지 않고, 그것을 인식하는 것을 목적으로 하는 명상이 있다. 주지주의는 전념하거나 집중하는 활동을 잘한다. 그래서 집중 명상은(예를 들면 만트라를 정신적으로 반복하는 것) 주지주의자들에게 매우 자연스럽다. 그들의 마음 - 뇌 도사 형을 인식하기 위해서는, 반드시 추가적으로 이완된 상태에서 관찰하는 수련을 판단 없이 모든 것을 내적 인식에 들어올 수 있게 허용하는, 마치 배심원이 법정 증거를 대하는 것처럼 - 해야 한다.

과도한 활동 과다에 대해서는 어떻게 해야 하나? 여기서 기본적인 목적은 천천히 하는 것이다. 무엇이 '천천히 하는 것'을 성공하게 할까?

실험을 해보자. 이 책을 읽는 동안 잠깐 휴식시간을 갖자. 서두르지 말자, 책이 어디로 가는 것은 아니니까. 정식으로 커피(차)를 만드는데, 각 단계마다 주의를 기울이자. 커피가 준비되면, 컵을 들고 앉는다. 천천히 커피 잔을 들고 입으로 갖다 대고 조금씩 마시자. 반응을 살펴보자. "아…" 당신은 느긋해지고, 행복을 느끼게 된다.

커피를 좋아하는 것과 동일시하면서 행복을 확인하는 것은 쉬운 일이다. 그러나 이 작은 실험이 당신에게, 이 행복은 커피에 내재되어 있는 것이 아니라, 당신 의식의 순간적인 확장에서 오는 것임을 쉽게 확신시켜 준다. 천천히 하는 것이 다른 무엇보다도 행복과 지복을 가져오는 의식 확장의 방법이다.

이제 당신은 활동 과다가 당신의 지복을 빼앗는다는 것을 알 수 있을 것이다. 활동 과다에 빠질수록 더 지복을 박탈해 간다. 처음에는 불면증이 온다. 수면은 지복이고 파괴되지 않은 의식이다. 다음에 관계의 문제가 오는데, 더 고독해지고 덜 행복해진다. 마지막으로, 질병이 생긴다. 고독이 최대로 된다. 그러나 천천히 하는 것 자체만으로도 고독을 해소할 여지를 준다.

1991년 나는 인도의 요가 컨퍼런스에 가서 의식과 양자물리학에 대해 초청 강연을 했는데, 스스로 너무 심각한 상태였다. 그 다음 한 교수가 나에게 "당신은 혼자 있을 때 무엇을 하십니까?"라고 물었는데, 심리적으로 부풀어 있던 내가 무너져 내렸다. 혼자 있을 때 나는 초조하고, 지루해 하고, 무엇인가 할 것을 찾는다는 사실을 받아들이지 않을 수 없었다. 나에게 천천히 하는 것이 필요하다는 사실을 깨달았다.

어떻게 천천히 하는가? 하루에 휴식을 많이 가짐으로써 할 수 있다. 또 하나의 중요한 답은 명상이다, 그러나 명상에의 접근 방법은 좀 다르다.

미국에선 어린이의 과다 활동이 요즈음 흔하게 나타나는데, 그런 아이들은 자주 주의력 결핍을 동반한다. 이는 이미 병리적인 과다 활동이지만, 주의력 결핍은 때로는 어른에서도 과다 활동과 흔히 동반된다. 그래서 과다 활동인 사람들은 주의력을 집중하는 법을 배워야 한다. 그것이 집중 명상이라고 불리는 일반적인 명상의 목적으로, 초월 명상(Transcendental meditation)에서와 같이 정신적으로 만트라를 계속하여 반복하는 것도 그 중의 하나이다. 처음에는 촛불이나 호흡 등과 같은 다른 객체에 집중하는 법을 배우는 것이 도움이 된다. 이러한 집중형의 명상은 허버트 벤슨(Herbert Benson)[115]의 선구자적인 연구로 인해 '이완 반응'을 일으키는 것으로 유명해졌다.

집중 명상을 한 후에 당신은 장시간 집중을 유지하는 것이 불가능하지는 않지만, 상당히 어렵다는 것을 깨닫게 될 것이다.

잠깐 연습을 하고, 편하게 앉아서, 눈을 감고, 고르게 숨쉬고, 마음속으로 산스크리트어 단어인 '옴(Om)[116]' 같은 만트라를 반복하자. 물론 마음이 산만해질 수 있는데, 즉시 그 산만함을 발견하여 마음을 다시 만트라로 가져온다. 5분 동안 해보자.

이제 눈을 뜨자. 몇 번이나 만트라에 집중하지 못했나? 다섯 번? 스물다섯 번? 어렵지 않은가? 많은 노력이 필요하다. 한동안 충분히 집중하고 마음을 평안히 하기 위해서는 많은 수련을 요한다.

그래서 집중 - 이완을 유지하는 더 나은 방법, 자각명상을 발견하게 된다. 이 자각명상은 내가 과도한 주지주의에 대한 해독제로서 기술한 것과 동일한 것이다.

요가

마음 - 신체 도사의 뿌리, 즉 정신적 구나 자체를 다루는 정교하고 미묘한 기법이 있다. 마음 - 뇌 도사는 우리가 가지고 태어난 정신적 특성인 정신적 구나의 불균형적인 적용에 의해서 생긴다는 것을 기억하자. 주지주의는 근본적 창

---

115) 미국의 심장내과 의사로, 하버드 의대의 심신의학 교수. 초월 명상에 대한 연구를 했고, 명상을 하여 근육과 기관을 이완시키는 '이완반응(relaxation response)'이라는 용어를 사용했다.
116) 일반적으로 만트라나 기도 문구 전, 또는 요가 전에 제창하는 a, u, m의 3음으로 이루어지는 성음(聖音). 이 성음은 우주의 근원, 중성 원리로서의 명상의 수단으로도 이용되었다.

의성인 사트바(sattva)의 불균형적인 사용에 의한 노폐물이다. 과다 활동은 상황적 창의성과 문제해결을 하는 라자스(rajas)의 불균형적인 사용의 결과이다. 만일 우리가 사트바와 라자스(또한 타마스도 - 무력감 - 왜냐하면 사트바나 라자스가 페르소나에서 우세할 때 타마스는 충분히 사용하지 않기 때문이다)의 특성을 균형 있게 하면, 마음 - 뇌 도사는 더 이상 우리를 사로잡지 않을 것이다.

원리는 아주 쉽다. 사트바인 사람들은 일상의 세계의 문제나 일상의 삶에 좀더 관여해야 한다. 여기에는 라자식(rajasic) 기술이 필요하다. 라자스인 사람들은 자체를 사유하는 맥락에서 사랑·미·정의의 원형적인 영역에 관해 근본적인 창의성에 조금 더 관심을 가져야 한다. 사트바와 라자스 두 가지 모두인 사람은 삶에서의 휴식, 균형감 있는 타마스를 가질 수 있게 연습해야 한다.

실제로 이 균형을 맞추는 기술이 인도 요가의 핵심이다. 산스크리트어로 요가(yoga)는 '연합' 또는 '통합'을 의미한다. 요가의 목적은 분리된 자신, 즉 자아를 양자 자신이라고 불리는 보편적인 통일성에 통합하는 것이다. 그러면 왜 양자 자신이 치유에 관여하는가?

만일 당신이 물질주의자가 아니라면, 당신은 마음 - 몸 치유를 위해 마음(의식을 의미)의 힘을 사용하곤 할 것이다. 의식은 자신의 목적을 세계에서 구현하는 방법으로 오직 하나의 방법과 힘만 가지고 있다. 그리고 그 한 방법이 양자 가능성 중에서 분명한 경험의 유일한 실재를 선택하는 선택의 자유, 자유의지(自由意志)이다. 그러나 이 자유 선택은 양자 자신의 영역이다. 우리는 우리의 양자 자신 - 의식으로부터 행동할 수 있는 영역까지만, 자신을 치유하는 자유의지를 가지고 있다. 그래서 요가가 중요한 것이다.

사트바 또는 근본적 창의성은 우리를 마음 너머로 데리고 가기 때문에, 사트바의 특성을 사용하는 것은 이미 요가라고 할 수 있다. 이를 즈나나(jnana, 지혜라는 의미) 요가라고 한다. 한편 라자스는 세력 확장이나 상황적 창의성의 이용과 문제해결 기술 등의 세속적인 목적으로 사트바의 발견을 이용하는 경향이 있다. 라자스는 자아에 봉사하는 개인적인 자기 확대에 이용될 수도 있다. 그러나 만일 라자스의 활동이 사심 없이 세계의 선의를 위해서 이루어진다면, 이 또한 요가가 된다. 이를 카르마(karma, 행동의 의미) 요가라고 한다. 사실 (카르마) 요가는 사랑의 봉사에서 더 잘 이루어진다. 사랑을 일구는 요가는 박티(bhakti, 사랑이라는 의미) 요가라고 한다.

그러므로 사트바가 과도한 사람을 균형 잡게 하려면, 즈나나 요가를 약간의 카르마 요가, 그리고 박티 요가와 함께 지속적으로 연습하는 것이다. 그리고 라자스가 과도한 사람을 균형 있게 하려면, 카르마 요가를 즈나나, 박티 요가와 함께 지속적으로 수련하는 것이다.

다른 종류의 균형도 이루어져야 한다. 즉 마음, 활력체, 물리적 신체의 균형이다. 이를 라자(raja) 요가라고 하는데, 위대한 요기인 파탄잘리(Taimi 1961)에 의해 완성되었다. 라자 요가는 하타 요가(신체 자세)와 프라나야마(호흡 연습)를 포함한다. 말할 필요도 없이 서양에서는 하타 요가와 프라나야마의 혼합을 요가라고 부른다. 그러나 라자 요가의 목적은 물리적 신체, 에너지체, 정신체의 행동을 통합하여 자아가 양자 자신과 통합되는 것이다. 그래서 하타 요가와 프라나야마를 시작할 때는 명상 수련을 통해 보완할 수 있다.

만일 당신이 하타요가를 수련해 보았다면, 단지 스트레칭 체조 같다는 첫 인상이 들것이다. 그러나 당신은 중요한 한두 가지를 놓친 것이다. 먼저, 하타 요가의 자세는 천천히 이루어지므로, 스트레칭하는 동안 의식을 확장시킨다. 두 번째는 하타 요가에서는 내적인 움직임 즉 활력 에너지의 흐름에 주의해야 한다. 하타 요가의 두 번째 목적은 프라나야마의 호흡 수련에서 더 직접적으로 다루어진다. 호흡에 집중하면 활력 에너지의 움직임을 인식할 수 있다. 호흡에 집중하면 호흡을 더 천천히 하는 효과를 가져오고, 다음에 우리의 내적인 장기의 활동도 천천히 할 수 있음을 주목하라(고스와미 2003).

천천히 하는 것과 의식의 확장은 무엇을 달성하는가? 천천히 한다는 것은, 양자 붕괴 사이에 양자가 덜 붕괴되는 것을 의미한다. 그러면 무의식 처리 과정의 기회와 양자 가능성의 확산의 기회가 생긴다. 이것이 새로운 맥락에서의 창의적인 양자도약을 할 수 있게 한다. 의식의 확장은 우리의 정체성을 자아 너머로 이동시켜, 양자 자신이 등장할 여지를 제공하는 데에 도움이 된다.

기독교 과학과 신앙요법

우리는 또한 마음이 의미를 부여하고, 잘못된 마음은 잘못된 의미를 부여한다는 것을 인식할 수 있다. 잘못된 의미는 결국 질병을 일으킨다. 그러면 잘못된 의미를 주는 마음의 성향을 교정하는 것이 어떨까?

흥미롭게도, 유명한 메리 베이커 에디(Mary Baker Eddy)는 마음으로 정확하게 이런 목적을 가지고 질병을 치유하는 기독교 과학 전통을 수립했다. 기독교 과학자들은 질병은 환상이고(이것은 베단타의 궁극적인 의미에서도 사실이다), 질병이 환상이라는 것을 깨달으면 마음(의식을 의미)이 어떤 질병도 치유할 힘을 가진다고 배운다. 또한 성경의 길을 따라 신앙요법을 믿는 독실한 기독교인들도 있다. 불행히도, 의심의 여지없이 기독교 과학과 신앙요법이 성공적이라는 증거가 있지만, 이 방법들이 효과가 없는 경우도 많다는 것 또한 의심할 수 없는 사실이다. 그래서 어떻다는 것인가?

또한 위에서 논의한 행동수정, 명상, 요가 등의 기법들이 마음 - 몸 질병의 예방과 스트레스 관리의 기법으로서 가장 효과가 있다. 그러나 그들은 실제로 심각한 질병을 치유하는 데는 상당한 제한이 있다. 또 어떻게 된 일인가?

지금까지 마음의 양자적 본성인 비연속적 양자도약의 근본적 측면을 필요로 하는 양자치유로서의 마음 - 몸 치유인, 가장 극적인 마음 - 몸 치유를 얘기하지 않았다. 이것이 다음 장의 주제이다.

제4부

초정신(超精神) 지적 능력으로 가는 치유의 길

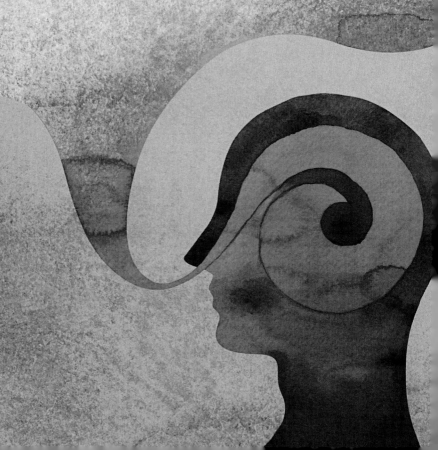

16장

양자치유

앞에서 말한 바 있지만, 마음 - 몸 치유에서 가장 잘 알려진 현상은 위약 효과이다. 진짜 약이라고 생각하고 의사에게서 받은 설탕정제를 복용한 환자들이, 그 약을 가짜로 알고 복용한 대조군보다, 상당한 차이로 치유 효과가 높게 나왔다. 그러므로 약과 의사에 대한 환자의 정신적 믿음(또는 신념)은 신체 치유에 아주 중요하다(벤슨 1996).

위약 효과는 과학에서 비교적 최근에 연구되었으나, 이에 대한 일화는 아주 오래전부터 있었다. 나는 치유를 할 수 있는 인도의 현자들에 관한 이야기를 자주 들곤 했다. 그런데 이상하게도 그들은 환자에게 복용하라고 무엇을 주며, "이것을 복용하면 다 나을 것이다"라고 말한다. 그러나 그것은 과일 조각이거나 그 질병과 관계없는 것이 대부분이다. 그런데도 치유 효과가 있다. 위약 효과일까?

많은 주류 의사들은 대체의학에서 치유에 사용하는 기법이 위약 효과에 의한다고 생각한다. 생물학에서도 의식, 윤리적 행동 또는 미학 등 생물학적으로 설명하기 힘든 많은 인간의 특성이 존재한다. 생물학자들은 즉각 그 같은 특성들에 어디나 적용되는 원인인 '생존 이익' 때문이라고 설명한다. 그러나 그들은 물리적인 성질이나 화학적인 성질로부터 온 것이 아닌, 생존의 특권이 어디에서 온 것인지에 대해서는 설명하지 못한다. 비슷하게 대중요법 의사들도 위약 효과가 어디서 오는 것인지에 대해 의문을 갖지 않는다. 또한 신비스럽게도, 위약 효과에 의한 치료는 실제적이지만 흔히 일시적이다. 왜 그런가? 아무도 묻지 않는다.

그리고 또 다양한 자극, 의학적 처치, 때로는 평범한 의도와 믿음 등에 의해 이루어지는 자연치유에 대한 사례도 많이 보고되어 있다(슐리츠(Schlitz)와 루이스 (Lewis) 1997). 과학에서는 이상한 현상이 우리가 다루는 체계에 대해 단서를 알려주는 일이 가끔 있다. 그러면 이 특이한 이상 현상은 어떻게 설명해야 하나?

시각화는 신체에 강한 효과를 가지고 있다(15장 참조). 실제로 시각화가 암 환자 치료에 성공적으로 이용되곤 했다(사이먼튼(Simonton)[117] 등 1978). 그러나 시각화는 어떤 사람에게는 효과가 있지만, 또 더 많은 사람에게는 시각화를 잘하는데도 효과가 없다. 왜 그런가?

사랑이 넘치는 환경이 치유를 유도할 수 있다는 것은 주류의학자들까지 포함해 공감대가 형성되어 있다. 비슷하게, 환자의 치유를 위한 기도자 그룹의 기도가 분명한 효과가 있다는 것이 입증되어 왔고, 주류의 건강 시술자들도 기도의 인과 효과에 대해서는 납득하고 있다. 그래서 주류의학의 치료에 기반을 두는 병원에서조차도 사랑이 넘치는 환경과 기도하는 분위기를 만들려는 노력을 기울인다. 그러나 주류의학자들은 의문을 가지려고 하지는 않는다. 사랑이 넘치는 것이 어떻게 치유를 하나? 기도의 인과 효과는 어디에서 온 것인가?

마지막으로, 주류의학의 전문가들도 의사와 환자 간의 좋은 관계가 치유를 향상시킨다는 사실을 인정한다. 만일 치유가 물질적인 현상이고 객관적인 것이라면, 이는 이해하기 힘든 것이다.

우리는 이 예들 중에서 사용되는 치유의 중요한 재료를 놓치고 있다. 양자적인 측면을 놓치고 있는 것이다. 마음 - 몸 치유에는 적지 않은 분명한 양자 측면들이 있는데(6장 참조), 양자도약, 양자 비국소성, 하향 인과, 그리고 얽힌 계층 등이다. 심신의학에 양자역학을 포함시키지 않으면, 이들의 성공에 대한 이해는 불완전한 것이다.

---

117) 미국의 방사선 - 암 전문의. 암 환자에 대한 심리치료로 이미지트레이닝을 병행하여 생존 기간이 2배로 늘었고, 장기 생존자 수가 증가했으며, 삶의 질이 향상되는 것을 발표했다.

마음 - 몸 질병은, 활력체와 물리적 신체에서 정신적 의미가 구성한 부조화가 개입된, 신체적 질환이다. 그러므로 마음 - 몸 질환의 치유에는, 마음이 활력체와 물리적 신체의 기능 이상을 구성한, 의미 맥락에서의 변화가 수반되어야 한다. 가끔은 마음에 의한 의미 처리 과정에서의 이 변화가 단순한 기존 맥락의 개편에서 이루어지기도 한다. 이는 심신의학의 지속적인 방법들로 인한자기 최면, 시각화, 명상, 등의 - 효과이다. 하지만 때로는 앞에서 말한 사례일부 위약 효과의 경우, 자연치유, 시각화를 통한 치유 - 등에서는 맥락의 변화가 마음 자체의 수준에서 일어날 수 없다. 이러한 경우에는 마음 - 몸 치유는 잘못 붙여진 이름이다.

정신적 사고의 맥락은 의식의 초정신 영역에서 온다. 맥락을 새로운 것으로 바꾸기 위해서는, 우리 정신적 존재가 초정신으로 도약해야 한다. 이 도약은 비연속성 양자도약이고, 그래서 이런 치유를 양자치유라고 한다.

'양자치유'란 말은 비록 초보적인 형태이지만, 적어도 래리 도시(Larry Dossey)와 디팩 초프라(Deepak Chopra)라는 두 의사에 의해서 이미 창의적으로 직관되어 왔다. 도시(1989)는 양자 비국소성의 증거로서, 기도자를 통한 치료 같은 다른 것(때때로 다른 치유라고 불리는)에 의한 환자의 치유가 양자 본성을 가진다는 것을 강조했다. 초프라(1989)는 자가치유의 양자 본성을 정확하게 직관하고 있었다. 즉 이는 양자도약으로 이루어진다는 것이다. 이미 5장에서 이들의 업적을 소개했지만, 여기서는 상세한 몇 가지를 추가하기로 한다. 자, 초프라의 업적부터 살펴보자.

초프라의 양자도약

1980년 의사 디팩 초프라는 자가치유를 설명할 길을 찾고 있었다. 누구나 암을 치료할 수 있느냐고 누가 물으면, "환자가 내적으로 치유 과정을 향상시키면, 그것이 암의 치료이다"라고 답했다.

이것이 모든 질병이 환상임을 발견한다면 치유는 저절로 따라온다고 주장한 메리 베이커 에디(Mary Baker Eddy)의 말과 비슷하게 들린다면, 이것은 우연이 아니다. 초프라와 베이커 에디는 모두 자가 발견으로서의 치유의 개념을 소개하고 있는 것이다. 그러나 초프라는 중요한 한 발자국을 더 나아갔다. 그는 『양자치유(Quantum Healing)』라는 책에서 "신비로운 기원을 공유하는 많은 치료들 - 신앙치유 자연치유, 위약 효과 또는 '모조 약품' - 역시 양자도약을 향한다. 왜일까? 이 모든 예들은 내적 인식의 능력이 치유 기전에서 극적인 도약양자도약을 촉진하기 때문이다"라고 말한다.

초프라는 자가치유의 새로운 과학적 모델의 시작을 시도하면서, 자가치유를 설명할 수 없는 고전물리학, 화학, 생물학 등을 넘어 마음 - 몸 치유에 의식과 양자물리학을 도입했다. 이 중요한 책 『양자치유』에서 초프라는 심신 치유의 마음 - 몸 상호작용은 '양자역학체'를 통해 일어나고 '지복', 즉 의식에 의해 매개된다고 제시했다.

다시 한번 강조하는데, 마음 - 몸 치유는 뇌 - 신체 치유가 아니다. 마음 - 몸 치유의 기본은 하향 인과이다. 생각, 감정, 믿음 등이 치유 과정을 시작한다. 그러나 하향 인과에 대한 뇌의 능력은 확실치 않다. 그래서 마음 - 몸 치유를 암시적으로 또는 명시적으로 연구하는 과학자들은 이원적인 마음 - 몸 상호작용의 모델을 도입하게 된다. 그러나 불행하게도 이 모델 역시 어려움 투성이다.

만일 마음과 신체가 서로 분리된 것이라면, 어떻게 중개자 없이 상호작용할 수 있나? 어떻게 그런 상호작용이 물질세계에서 에너지 보존의 법칙에 맞게 일어날까? 그래서 초프라는 훌륭하게 제시한다. 마음 - 뇌 상호작용에서의 중개자는 의식이다. 어떻게 의식이 마음과 신체를 중개할 수 있나? 초프라는 "양자역학체를 통해서"라고 말하며, 약간 모호하게, "마음 - 몸 치유는 양자치유이다"라고 말한다.

초프라의 개념의 모호함은 우리가 의식이 마음과 신체의 '양자' 본성을 통해 마음 - 몸 상호작용을 중개한다는 사실을 깨달으면 사라지게 된다. 만일 마음과 신체가 고전물리학의 뉴턴적 객체라면, 알려진 물리학의 대대적인 개정 없이는 그들의 상호작용을 매개할 방법이 없다. 그러나 만일 신체적, 정신적 객체가 의식 내에서의 양자 가능성이라면, 의식이 동시에 그리고 비국소적으로 상호 관련된 마음과 신체를 붕괴하여 경험의 실제 사건으로 창조할 수 있다.

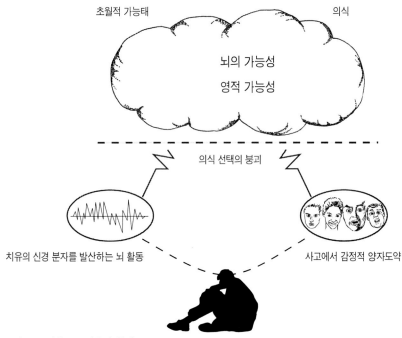

그림 17. 마음 - 몸 치유의 원리.

마음 - 몸 치유의 수수께끼는 어떻게 생각 같은 비물질적 객체가 뇌에서 뉴로펩타이드 같은 물질적 객체를 만들 수 있게 하느냐이다. 예를 들면, 뉴로펩타이드 분자가 면역계 또는 내분비계와의 소통을 시작하여, 결국 치유에 이를 수 있게 하느냐이다. 이러한 새로운 심신평행론의 관점에서 보면, 의식이 새로운 뉴로펩타이드를 가지고 있는 뇌의 상태를 따라, 동시에 맥락이 변화하는 자가 치유의 생각을 (당신의 마음과 초정신이 제공하는 모든 양자 가능성 중에서) 인지하고 선택하게 된다(그림 17).

물론 여기서 초정신을 향한 창의성의 양자도약은 치유를 위해 아주 중요하다. 이것이 양자치유를 그럴듯한 개념에서 타당하고 자명한 원리로 발전시키는 개념이다.

치유의 비국소성에 관한 도시의 이론

도시(Dossey 1989)는 치유에서의 양자와 의식의 명백한 징후로서 비국소성을 강조했다(리차드 파인만(Richard Feynman 1981)은 얼마 전 전형적인 컴퓨터는 비국소성을 시뮬레이션할 수 없다는 것을 보여주었다). 앞에서 논의한 심장 전문의인 랜돌프 버드(Randolph Byrd 1988)의 연구는 치유의 양자 비국소성을 보여주는 가장 좋은 예의 하나이다. 버드의 연구는 샌프란시스코 종합병원 심장병 센터 393명의 환자들을 대상으로 했다. 이는 여러 집에서 기도하는 여러 기도자 그룹에 의해 멀리서 시행된 기도의 효과를 보는 것이었다.

393명의 환자들은 4명에서 7명까지의 서로 다른 기도자에 의해 기도를 받는 192명의 그룹과, 전혀 기도를 받지 않는 201명의 그룹으로 나뉘었다. 의사도 환자도 누가 어떤 그룹에 속하는지를 모르게 했다. 버드는 기도의 효과를 확인했고, 비국소적으로도 놀라운 효과가 있었다. 예를 들면, 기도를 받은 사람은 항생제를 쓸 일이 1/5로 줄었고, 폐에 물이 고이는 것이(폐부종) 1/3로 줄었다. 모두 통계적인 의미가 있었다.

어떻게 기도자가 효과를 내는가? 우리는 쉽게 도시의 타자 치유의 양자 비국소성과 초프라의 자가치유의 양자도약을 한 모델로 통합할 수 있다. 어떤 사람이 멀리서 당신을 위해 순수한 의도로 기도할 때, 의식은 비국소적이고 통합적이 되면서, 동시에 당신 마음에 있는 치유 의도를 정신적 텔레파시에서처럼 붕괴시킨다(비록 당신은 평상시에는 소음 때문에 인식할 수 없을지 모르지만 말이다 - 2차적 인식 사건 - 마음 - 뇌 복합체 내). 그런 다음 같은 과정인 양자치유가 자가치유에서처럼 작동된다.

다시 말하면, 이런 종류의 타자 치유 또한 자가치유에 관여한다. 이것은 영적인 타자 치유의 경우에도 전부는 아닐지라도 대부분 사실이다. 다른 사람(치유자)이 선택과 양자 붕괴가 일어나는 수준에서, 즉 양자 자신 또는 통합된 의식 수준에서 비국소적으로 의도를 이전시킨다.

창의성: 치유의 하향 인과

많은 의사들이 자연치유의 예를 인용했는데, 어떤 것은 하룻밤 만에 악성 종양이 없어지는 것처럼 아주 극적이다(초프라 1989, 웨일(Weil) 1995, 모스 1984). 앞에서 두 가지 일화를 인용했었다.

앞에서도 이야기했지만, 주류의학의 전문가들은 질병의 자연치유를 위약 효과의 범주에 넣어 무시해 버리거나, 위약 효과의 개념이 적용되지 않으면 그런 예에 대해 침묵을 지킨다. 어느 쪽이건 그들은 새로운 통찰에의 큰 기회를 놓치는 것이다. 그러나 점차적으로 새로운 가설이 의료계에서도 받아들여지고 있는 중인데 - 우리의 신체는 질환의 많은 경우에서, 이미 필요한 지혜와 치료의 기전을 가지고 있고, 우리는 그것을 발견하고 나타나게만 하면 된다(오레간(O'Regan) 1987, 웨일 1995)는 것이다. 이 개념에도 제한은 있는데, 오직 의식(창의성과 하향 인과의 힘)에 바탕을 둔 치유만이 인과적으로 무력한 하드웨어에 불과한 물리적 신체에서 이루어기 때문이다.

그러나 우리는 분명히 의식의 치유 능력을 인식했다고 생각한다. 의식은 치료를 위해 필요한 지혜(초정신 영역에서의), 메커니즘(감정의 의미에 대한 정신적 의미처리 과정을 위한 새로운 맥락의 선택)을 가지고 있다. 의식은 또한 필요한 것(통찰의 양자도약을 일으키는 힘)을 발견하는 힘이 있고, 적절한 차크라에서 활력 느낌의 차단을 해제하고, 활력 프로그램의 차단을 해제하고, 또 관련된 신체 장기의 차단을 해제함으로써 통찰을 나타내는 힘을 가지고 있다. 그래서 고유의 장기 기능을 회복시킨다.

사실은 위약 효과와 같이, 의사의 말에 대한 신뢰는 환자에게 그 자신의 치유 능력을 겨우 조금 나타나게 할 뿐이다. 정말로 이 능력을 나타내기 위해서는, 창의적인 처리 과정의 모든 단계를 지나는, 바로 자신의 삶의 맥락의 변화로 끝나는 창의성의 전체 프로그램이 필수적이다.

중요한 질문이 있다. 만일 양자치유가 마음의 창의성에 관여한다면, 우리는 이 개념에 근거한 우리 자신의 치유를 위한 활동 프로그램을 개발할 수 있을까? 창의성이 비 인과적이라는 것은 사실이다. 우리는 창의적 통찰을 신의 은총이라고 부르곤 한다. 그러나 창의적 처리 과정의 네 가지 단계(준비, 배양, 통찰, 이해와 구현)에 관여하는 것이 창의적 행동을 돕는 것도 사실이다. 심신 치유의 경우 이것은 무엇을 필요로 하는 것인가?

위약 효과같이, 사람들이 어떤 종류의 치료법을 가지고 있다는 믿음 대신에, 그들이 이미 치유 메커니즘을 가지고 있어서 발견하고 표현할 필요가 있다는 확신(급한 상황으로 인해 '갈망하는' 경우) 하에 움직인다는 가정을 해보자. 이러한 창의적인 질문의 첫 단계는 준비이다.

환자는 질병에 대해 연구하고(물론 의사로부터 많은 도움을 받으며) 그것에 대해 명상하도록 격려 받을 것이다. 그러한 명상은 정신적 스트레스를 어떻게 다루는지, 그리고 감정 정신화의 습관, 감정의 억제 또는 표현이 어떻게 질병에 영향을 미치는지, 사례를 통해 마음 - 뇌 도사의 역할을 쉽게 보여줄 것이다.

정신적 스트레스 축적의 근본 원인(원하는 것을 성취하기 위한 추구를 증대시키는 정신적 속도 - 급하고 서두름 - 불안, 백일몽 등)들도 명백해질 것이다. 그러므로 준비 단계의 목적은 마음의 속도를 낮추고 수용적인 열린 마음을 창조하는 것이다. 이들은 어느 창의성과 관련해서도 필수적인 첫 단계이다.

다음 단계는, 환자와 의사가 심신의학의 다양한 새로운(환자에게) 기법을 시도해 보는 것이다. 이것이 마음과 초정신의 붕괴되지 않은 가능성 파동을 발생시키기 위해 배우지 않은 자극을 사용하는 창의성의 단계이다. 그러나 우리는 가능성 중에서 선택하지는 않는다. 선택만이 의식적 인식 사건을 창조할 수 있기 때문이다(고스와미 1993). 지금 나는 무의식적 처리 과정 - 인식 없는 처리 과정 - 을 이야기하고 있는 것이다.

사람들이 아름다움이나 정신적 예술에 묻혀서 자신을 치료하는 예술 치료의 잘 알려진 사례들이 있다. 예술 치료는 모든 사람에게 효과가 있지는 않으나, 어떤 사람들에게는 효과가 있다. 예술에 의해 영감을 받는 치유의 정신적 상상은 즉시 무의식적 처리 과정에 길을 내주고, 가능성의 새로운 전망을 열어준다. 얼마 있다가, 보기에는 별로 중요하지 않은 계기가 통찰의 양자도약을 일으키게 한다. 동시에 그것을 나타내는 새로운 초정신적 맥락과 정신적 형태가 의식적 인식에서 나타난다. 통찰은 마음이 감정을 다스리는 방법에서 올바른 맥락적 전환으로 이어진다.

통찰의 구현은 즉시 시작한다. 즉 정신화의 족쇄에서 벗어나고, 느낌과 활력 청사진이 다시 한번 기능하여 관련된 장기의 치유로 인도하는데, 때로는 극적으로 일어난다.

이미 앞의 시나리오가 적용되는 창의적 시각화를 사용해서 암환자를 성공적으로 치료한 사례를 들었다(Simonton et al. 1979). 여기 시각화를 통하여 양자치유를 한 한 사람의 특별히 가슴 아픈 내용이 있다.

내가 멕시코에 있을 때, 가슴에 통증을 느끼기 시작했다. 나는 국경을 넘어가서 MRI 사진을 찍었는데, 사진에 대동맥과 연결된 흉선 종양이 있었다. 그냥 기다려 보기로 했다. 그러나 6개월 후 다시 찍은 사진에서 종양은 그대로 있었다.

나는 캘리포니아의 칼 사이먼턴(Carl Simonton) 치유센터에서 일주일을 보내기로 했다. 나는 그들이 권고한 대로 '상어가 암세포를 먹는' 상상을 했다. 그 주의 마지막 날에 프로그램에는 없었던 아주 생생하고 즉흥적인 형상을 보았다. 내 흉선의 종양이 얼음조각으로 보이더니, 녹기 시작하며 놀라운 물방울로 변했다. 내 일생에 저절로 내 앞에 이렇게 선명한 상이 생긴 것은 본 적이 없었다. 그리고 나는 즉시 그 방울이 눈물방울이라는 것을 알았다. 내 전생애에서 모든 실패를 당할 때도 나는 울 수 있었던 적이 별로 없다. 지금 죽음, 어린 시절의 학대, 전남편과의 정리되지 않은 관계 등, 내가 느꼈던 압박이 녹아 없어지고 있었다. 감정이 다시 살아나고 힘 있게 느껴졌다. 4개월 후 MRI 사진에서 종양은 없어졌고 흔적도 보이지 않았다. 새로운 치료는 받지 않았다. 이 종양이 무엇이었든 간에, 그들은 오직 전에 한두 번의 검사에서는 거기에 있었다는 말밖에는 할 수 없었다(『치유의 길(The Healing Path)』(바라쉬〔Barasch〕, 1993, pp.273 - 274).

분명히 이 경험에서 평생 축적된 우울증의 감정이 해소되었다. 그리고 이 경험이 갑자기, 예기치 않게 생겼고, 진정한 양자도약이었다는 데에 의심의 여지가 없다.

이렇게 사물을 바라보는 자연치유는, 우리가 무의식 처리 과정에 의해 생기는 수많은 가능성 중에서 '치유 경로'를 선택할 수 있을 때, 창의적인 통찰과 상응한다. 이 선택은 양자 자신의 통합된 의식의 작업이다.

어떻게 이 치유 통찰의 선택과 양자 자신 경험을 경험하는가? 경험은 다양하다. 앞에서는 시각화였다. 의사 리처드 모스(1981, 1984)는 자신의 워크숍에 참석한 암환자 이야기를 했는데, 앞에서도 말한 적이 있다. 워크숍 중에 그녀는 반항적이었고, 모스가 독려하는 일에도 반응을 보이지 않았다. 어떤 시점에 모스는 그녀의 껍질을 깨, 그녀는 즉흥적인 춤에 참여하게 되었으며, 놀라운 '아하!' 경험을 하게 되었다. 다음날 아침 그녀는 훨씬 기분 좋게 일어났고, 모스는 가서 검사를 해보라고 했다. 기적이 일어났다, 그녀의 암이 사라졌다.

모스의 일화에 나오는 환자는 창의적 통찰의 '아하' 경험을 했다. 그러나 어떤 환자는 또한 순수한 치유 의도가 구체화될 때 선택 자체의 경험을 했음을 보고했다. 한 예로, 의사 디팩 초프라의 돌발적인 통찰을 통한 암환자의 치유에 대해 들어 보자.

약 10년 전 50대의 차분한 여자 환자가 심한 복통과 황달을 호소하며 내원했다. 환자가 담석증을 앓고 있는 것으로 판단한 나는 즉시 입원시키고 수술을 받도록 했다. 그러나 복부를 열었을 때 큰 악성 종양이 있었고, 간에도 전이되어 있었으며, 복강 전체에 작은 암 덩어리들이 퍼져 있었다. 수술이 불가능하다고 판단되어 집도의는 수술을 더 이상 진행하지 않고 복부를 닫았다. 환자의 딸이 환자에게는 사실을 말하지 말아달라고 부탁했다. 그래서 나는 환자에게 담석이 있었는데 성공적으로 제거했다고 말했다. 그녀의 가족이 나중에라도 환자에게 사실대로 전해주기를 바라면서….

8개월 후 그 환자가 내 진료실에 다시 온 것을 보고는 깜짝 놀랐다. 그녀는 일반 검진을 받기 위해 온 것이었다. 검사 결과 황달, 통증이 없었으며, 그 어떤 암의 흔적도 찾아볼 수 없었다. 1년 후 만났을 때 그녀는 아무렇지도 않다고 했다. 그녀는 "선생님, 2년 전에는 제가 암에 걸렸다고 확신했는데, 그것이 단지 담석이라고 밝혀졌어요. 저는 제 자신에게 이제는 절대로 더 이상 아프지 않겠다고 다짐했어요"라고 말했다. 암은 재발하지 않았다.

이 환자는 아무 치료도 받지 않았고, 그녀 자신의 깊은 어딘가에 있는 결의를 통해 건강해진 것으로 보인다. 나는 이것을 장기, 조직, 세포 심지어는 DNA 보다도 깊은 곳으로 도달한 근본적인 변화이기 때문에, 시공간의 신체의 존재 원천으로 직접적으로 일어난 양자 사건이라고 부를 수밖에 없다.

— 초프라 1989, pp.102 - 103

나는 암의 자연치유의 예를 인용했고, 각 예의 원인은 양자 통찰이라고 주장했다. 통찰이 하는 역동적인 역할을 분명히 보기 위해서는, 이러한 암 치료의 사례에 관여한 것을 좀 더 깊이 조사하는 것이 도움이 될 것이다(웨일 1995).

우리 신체의 세포들은 항상 악성이 되려는 압력을 받고 있다. 이는 예정된 시간에 죽지 않고 한 곳에 머물러 있지 않는, 그리고 일반적으로 세포의 규칙적인 행동 법칙을 따르지 않는 상태이다. 그러나 악성세포는 암의 씨앗이 되기는 하지만 암 덩어리는 아니다.

그 이유는 악성세포는 표면 세포막에 정상이 아닌 항원('내가 아닌')을 표현해 자신을 차별화한다. 그래서 '나와 내가 아닌 것'을 구분하는 역할을 하는 면역계가 악성세포들을 구분하여 제거할 수 있다. 이러한 방식으로 암은, 어떤 이유로 이러한 정상 면역계가 기능을 못 하거나(신체적 또는 활력적 결함으로) 억압을 받을 때(마음 - 뇌 도사에 기인하는), 현실이 된다. 예를 들면, 과도한 정신화나 주지주의는 심장 차크라에서 느낌을 억제하고, 이것은 또 느낌과 관련된 면역계의 프로그램을 억제하게 된다(14장 참조).

그래서 암의 자연치유는 분명 암의 성장을 수일, 때로는 수 시간 내에 제거하는 면역계 활성의 역동적인 상승이 돌발적으로 시작돼서일 것이다. 면역계의 부적절성 또는 억제가, 잘못된 정신적 처리 과정 - 과도한 정신화와 주지주의가 치르는 대가에 의한다고 가정해 보자. 초정신으로의 양자도약은 정신 의미처리 과정의 변동을 동반하게 되고, 이것은 심장 차크라에서의 느낌이 막힌 것을 풀어 준다. 이는 아주 빠른 치유의 힘으로 암세포를 제거하는 활력 프로그램을 재 활성화하는 형태로 면역계에 원하는 역동적인 효과를 갖게 된다.

자료들이 암세포의 자연치유에 대해 어떤 것들을 말해 주는가? 노에틱 과학 연구소(Institute of Noetic Science)의 연구자 브랜던 오레간(Brendan O'Regan)은 이 주제에 대해 가장 광범위한 연구를 한 사람이다(오레간과 허쉬버그((Hirshberg) 1993). 그에 따르면 자연치유에는 세 가지 종류가 있다고 한다. (1) 순수 치유 - 진단받은 후에 대중요법 치료를 받지 않은 경우 (2) 진단 후 치료를 받기는 했으나 성공하지 못한 경우 (3) 가장 드문 경우로, 영적인 치료로 "의학적 치료 없이 치유가 갑자기, 완전히 된 경우"이다.

이 세 번째 종류가 명백한 비연속성의 '영적인' 경험(통찰)을 통한 양자치유에 해당된다. 다른 두 종류는 새로운 상황과 치유에 적응하게 하는, 이미 알려진 마음의 프로그램을 상황에 맞게 재편함으로써 얻어지는 것 같다. 그러나 참가자가 창의적 치유 순간의 특수성을 충분히 알아차릴 수 있는 관찰자가 아닌 경우를 제외하고, 세 번째 경우에 해당되는 환자들과 같이, 치유는 같은 종류의 비연속적 양자도약에 의한 것일 수도 있다. 나는 이는 준비 부족 때문이라고 생각한다. 즉 통찰이 그들에게 특별한 의미가 없었기 때문에 알아채지 못했다고 생각한다.

창의적 처리 과정의 마지막 단계인(고스와미 1996, 1999) 구현 역시 양자치유의 창의성 모델에서 중요하게 논의되어야 한다. 관련된 장기의 정상 기능에 필요한 활력 청사진의 재활성화만으로는 구현이 완전하지 못하다. 치유된 다음에는, 치유가 안정되고 영구적이기 위해서 환자는 느낌의 정신처리 과정 맥락의 변화와 상응하는, 어떤 생활방식 변화의 구현을 가져와야 한다. 예를 들면, 과도한 주지주의나 방어적 반응을 낳는 생활방식은 조금 더 균형 잡힌 생활방식으로 바꾸어야 한다.

어째서 대부분의 위약 효과는 일시적으로만 치유 효과가 나타날까? 나는 그런 위약 효과는 진정한 의미의 양자치유 자체가 아니라고 생각한다. 그 대신 '내가 신뢰하는 의사로부터 약물을 받고 있다'라는 믿음이, 일시적으로 마음의 적응을 허용하는, 알고 있는 마음의 의미 맥락을 재편할 수 있게 인도하는 것이다. 다시 말하면, 이들은 의식 자체의 참여 없이 상황적 창의성이 자연스럽게 일어남으로써 치유되는 예이다.

앞의 『새터데이 리뷰(Saturday Review)』의 편집인 노먼 커즌(Norman Cousin 1989)에 대해 다시 논의해 보자. 그는 척추의 결합조직에 문제가 생기는 퇴행성 질환인 강직성 척추염으로부터 자가치유에 대해 글을 썼다. 전문가는 그가 치료될 확률이 1/500 정도라고 예측했다. 그는 의사와의 상담 하에 정규적인 치료를 중지하고 고용량 비타민 C 복용으로 방법을 바꿨다. 그가 동종요법도 받았을 것이라는 소문도 있었다. 또 중요한 것은 재미있는 영화를 보았고(예를 들면 W.C. 필즈 [W.C. Fields]의 옛 영화나, <막스 형제들(Marx brothers)>의 코메디 등), 그가 좋아하는 만화책을 읽었다. 그리고 기적적으로, 커즌은 완전히 치료되어 다시 생산적인 삶을 누리게 되었다.

나는 커즌이 창의적 처리 과정의 단계들을 따라 심각한 질병에서 치유로 갔다고 생각한다. 첫 단계는 정규적인 치료를 받은 것인데, 이는 준비에 해당된다. 두 번째 단계는 영화를 보고 만화를 읽은 것인데, 아주 중요한 휴식인 '있는(being)' 방식과, 비타민 C를 복용하는 '하는(doing)' 방식을 교대로 할 수 있게('do - be - do - be - do') 허용한 것이다. 결국 그는 양자도약을 했고, 모든 상태로부터 회복되었으며, 생활방식을 변경했다.

아주 중요한 것은, 창의적 치유가 의학적으로 시험할 수 있는 개념이라는 것이다. 치유율을 비교하기 위해 환자를 세 군으로 나눌 수 있다.

1. 일반적인 위약 군인데, 의사가 환자들에게 설탕시럽이나 위약을 주어 믿음을 가지게 한다.
2. 창의적 치유 군인데, 준비 단계에서 의사와 긴밀한 협력 하에 자신의 창의적 처리 과정을 인식하고 수행하게 한다(커즌이 한 것처럼). 이 군은 창의적 치유가 일어나면 구현 단계도 수행한다.
3. 대조 군으로, 위약을 알면서 복용하게 하고, 창의적 치유 과정은 참여하지 않는다.

얽힌 계층

한 의사(물론 주류의학의)가 천국으로 가다가 천국의 문 앞에서 기다리는 사람들이 길게 줄을 서서 기다리는 것을 보았다. 줄을 서서 기다려 본 일이 별로 없었던 그 의사는 곧장 출입 관계 책임자로 있는 성 베드로(Saint Peter)에게 갔다. 성 베드로는 그의 불평을 듣고, "미안합니다, 선생님. 천국에서는 의사도 기다려야 합니다."라고 말했다. 바로 그때 의사 가운을 입은 한 사람이 선을 무시하고 그냥 들어가고 있었다.

의사는 "저 의사는 기다리지 않고 그냥 들어가는데요. 이건 어떻게 된 것입니까?"라고 말했다.

성 베드로는 빙그레 웃으며, "그분은 신(神)이십니다. 때로 자신이 의사라고 생각하십니다"라고 대답했다.

내가 말하고자 하는 요점은, 창의적 치유에서 의사의 역할은 완전히 바뀌어야 한다는 것이다. 주류의학에서 의사가 만들어 내는 의사 - 환자의 관계는 단순 계층이다. 의사는 자신이 신이라고 생각한다. 건강과 치유에 대해 알지 못하는 환자보다 서열상 우위에 있다고 생각한다. 오레곤 대학에서 있었던(에반스

(Evans) 2003)는 건강 철학에 대한 최근의 컨퍼런스에서, 한 가정의학과 의사가 "전형적인 의사 - 환자 관계는 의사가 '안녕하세요?'라고 물으면 환자는 '저한테 그렇게 묻기를 바라고 있었습니다'라고 말하는 관계"라고 했다.

그러나 이러한 태도는 신체의 물질적 수준을 제외하고는 분명히 타당하지 않다. 그들의 미묘체에 대해서는 환자 자신들이 가장 잘 알고 있다.

실제로 의사 - 환자 관계의 계층은 단순 계층이 아니라, 신뢰를 넘어선 얽힌 계층이다. 일화 하나를 다시 반복하겠다(로크(Locke)와 콜리건(Colligan) 1986). 한 의사가 호흡이 곤란한 천식 환자를 치료하고 있었다. 자연스럽게 의사가 신약에 관한 정보를 듣고, 제약회사에 샘플을 보내달라고 해서 그 약을 환자에게 투여했다. 그의 기관지는 아직 가늘어져 있는 것 같았는데도 수분 내에 증상이 호전되었다.

그 약의 효과를 검사하기 위해서 환자에게 위약을 투여했다. 그러자 호흡곤란 증상이 다시 나타났다. 그래서 의사는 그 약의 효과를 확신하게 되었고, 제약회사에 좀 더 많은 샘플을 요청했다. 제약회사로부터 처음의 약이 실수로 위약을 보낸 것이라는 연락을 받았을 때, 그 의사가 얼마나 놀랐을지 상상해 보라. 그러면 처음 약의 효과는 무엇이라고 설명할 수 있나? 명백하게, 그 약에 대한 의사의 신뢰이다.

단순 계층은 창의성에 유해하다. 만일 그 의사가 권위주의적이라면, 환자들은 자신의 상황에 대해 창의적으로 생각하도록 독려된다는 느낌을 갖지 못할 것이다. 그러므로 창의적 의학에서는, 지금 만연해 있는 의사 - 환자 관계의 단순 계층이 서로 배워 가는 관계인 얽힌 계층에 자리를 내어주어야만 한다.

더구나 주류의학 의사들은 치유를 객관적인 과학으로 보는 습관을 발전시켜 왔다. 그러나 치유는 과학이면서 예술이고, 객관적이면서 주관적이다. 당신은 기타 줄의 정상파를 모두 배워야 하고, 그리고 그 악기의 나머지 물리적인 면을 배울 수 있다. 그러나 그 지식은 기타 연주를 대신할 수는 없다. 연주에는 연주자의 창의성이 요구된다. 창의적인 치유에는 무엇보다도, 의사 - 환자 관계의 창의성이 요구되고, 그 창의성은 얽힌 계층 - 각 수준에서 서로 영향을 주어 무한히 순환관계에 있는 - 과 함께 시작한다.

우리가 의학에서 목격하는 패러다임 전환의 가장 바람직한 측면은 의사 - 환자 관계가 단순 계층에서 얽힌 계층으로 변환되는 것이 이미 일어나고 있다는 점이다. 심리학자 아놀드 민델(Arnold Mindell)[118]이 말기 위암 환자를 치료할 때, 어떻게 꿈의 신체의 개념을 - 다른 채널에서 구현되는 한 사람의 전체적인 진실한 인격체를 - 발견했는지 예로 들어 이를 설명하겠다.

서로 대화하는 시간에, 환자가 전에 없던 자기표현의 폭발을 원하는 창의적 통찰을 갖게 되었다. 환자는 병원에 가기 직전 민델과 같은 꿈을 꾸었다. 꿈속에서 그는 불치병을 가진 환자였는데, 폭탄같이 작용하는 약으로만 고칠 수 있었다. 갑자기 민델에게 통찰이 생겼다. 그는 환자의 암 덩어리, 꿈속에 나타난 폭탄, 그리고 그의 표현의 폭발의 필요에 대한 꿈의 신체 개념의 근원적인 통합을 보았다.

의사와 환자의 창의적 경험은 깨달음이었을 뿐만 아니라, 둘 다 구현 단계로도 완성되었다. 환자는 살아서 병원을 떠났고, 새롭게 발견한 표현 능력과 함께 생활방식의 변화를 실천하면서 수년 이상 살아 있었다. 그리고 민델은 환자와의 성공적인 꿈속 신체(dream body) 업적으로 유명해졌다.

---

118) 미국의 초개인심리학자. 융의 꿈의 분석을 신체 증상으로 확장했으며, 물리학과 수학적 개념을 심리학적으로 해석했다. 도 사상과 샤머니즘, 물리학에 영향받은 프로세스 워크(Process Work) 창시자이다.

17장

초정신 지능을 깨우는 기회로서의
질병과 치유

지능은 상황에 적절히 반응할 수 있는 능력이다. 예를 들면, IQ 검사는 정신적이고 알고리즘적, 논리적이고 정량화할 수 있다는 가정 하에 우리의 문제해결 능력을 측정하는 것이다. 이 정신 지능 외에 다른 지능이 있을까?

요즈음 추천되는 다른 종류의 지능에 감성 지능이란 게 있다. 이는 다니엘 골먼(Daniel Goleman 1995)[119] 덕에 대중들에게 알려졌다. 우리가 감성적인 상황에 부딪치면 정신의 문제해결 능력은 그다지 도움이 되지 않는다.

그러면 감성 지능은 무엇인가? 심리학자 피터 살로베이(Peter Salovey)[120]는 각각 다른 다섯 가지 경험 영역에서의 능력이라고 정의했다(살로베이와 메이어(Mayer) 1990). 즉 자신을 아는 것(자신의 감성적 본성의 인식), 감정 관리, 목적을 향한 동기를 제공하는 감정의 조절, 감정이입(자신의 객관성을 유지하면서 다른 사람의 감정과 교류하는 능력), 그리고 감정적인 관계를 다루는 것 등이다.

통찰력이 있는 독자들은 앞 장에서(15장 참조) 언급한 심신의학의 여러 기법들이 감성 지능의 성장에 도움이 되도록 고안된 것들이라는 것을 이미 알아차렸을 것이다. 예를 들면 인식과 공감 훈련, 차크라 심리학 등 - 그러므로 감성 지능은 좋은 건강 유지와 질병 조절에 필수적인 요소이다.

---

119) 미국의 심리학자이자 경영 사상가. 감성 지능(EQ : Emotion Intelligent)이라는 개념을 만들어 "IQ보다 EQ가 중요하며, EQ는 학습을 통해 계발할 수 있다"라는 주장을 펼쳐 교육의 패러다임을 바꾸었다.

120) 미국의 사회심리학자이자 예일대학교 총장. 감정을 지각하고 생각을 돕기 위해 감정을 평가하고 생성하며, 감정과 정서 지식을 이해하고, 정서적 및 지적 성장을 촉진하기 위하여 감정을 절제하는 능력을 감성 지능이라고 정의.

어떻게 감성 지능이 인식과 차크라 심리학과 함께 성장할 수 있을까? 인식 훈련을 통해서 우리는 자신의 감정을 느끼는 것을 배우고, 차크라를 발견하고, 상상과 활력 에너지 마사지 등을 사용해 활력 에너지가 차크라에 들어가고 나가게 하는 능력을 개발할 수 있다(11, 15장 참조). 감정이입 훈련을 통해서 우리는 감성적으로 장애가 있는 사람들과 상호작용하는(비국소적으로) 것을 통해 생기는 감정을 동일시하지 않고도 경험할 수 있다. 차크라 심리학을 통해서, 활력체의 활력 에너지 표현을 정신적으로 증폭하는 것을 중지하는 법을 배운다. 이러한 훈련은 우리에게 목적에 대한 동기를 주고 다른 사람과 공감하게 할 뿐 아니라, 많은 관계를 맺는 기술을 발휘하게 해준다.

우리는 또 왜 감성 지능이 정신 지능만 있을 때보다도 마음 - 몸 질병을 더 잘 다루게 돕는지를 알게 될 것이다. 정신 지능은 우리를 정신화와 감정의 정신적 창조로 이끄는 데 반해, 감성 지능은 정신화와 감정의 정신적 창의성의 해로운 점들을 제거하는 데 도움을 준다.

이미 정신 지능과 감성 지능이 개발되어 있고, 지속적인 방법론으로 적용되고 있기는 하다. 그러나 이들이 마음이 심각한 맥락적 위기에 빠졌을 때는 치유를 할 수 없고, 느낌을 정신화하는 버릇이 먼저 활력 에너지 불균형을 야기해, 결국 신체적 질병을 일으킨다. 사실을 직시하자. 심신의학의 기법은 근본적으로 방어기제이다. 그들은 당신이 나쁜 상황을 조절할 수 있게 해준다. 그러나 마음을 변환시킬 수는 없다. 느낌을 정신화하고 환상화하는 마음의 습관을 바꾸지는 못한다.

심장 질환의 예를 들어 보자. 환경적인 스트레스와 생활방식의 환경 때문에 배꼽 차크라에서 느낌이 일어나고, 당신이 그들을 정신화시킨다. 그러면 이제 당신은 화냄과 조급함의 감정을 갖게 된다. 정신적 습관이 만성으로 되고, 심장 차크라로부터 배꼽 차크라로 가는 에너지가 고갈되면 적개심을 품게 된다. 친지들에 대한 만성적인 적개심은 물질적 심장과 관련된 활력 에너지의 운동에 혼돈을 가져온다. 잘못된 활력 청사진은 신체적 수준에 잘못된 표현을 가져오고,

결국에는 심장 질환이 된다.

이제 명상에 들어가면, 명상은 당신에게 휴식을 준다. 당신은 감정적인 지능을 배우는 중이므로, 적개심을 보상할 평화를 시각화한다. 그리고 이러한 일들은 당신 심장의 문제를 조절할 수 있게 해준다. 그러나 치료도 할 수 있을까? 아니다. 자극이 충분히 강해지면 언제나 정신화의 습관이 다시 차지하여 결국 심장마비를 일으킬 것이다.

다른 예를 들면, 당신은 심장 차크라의 낭만적 느낌에, 정신화의 시작 시기에 불안해진다. 당신은 낭만적 느낌에 어떻게 할 줄 몰라서 억제하기 시작한다. 그러면 당신의 면역계와 연관된 활력 에너지도 따라서 억제되고, 결과적으로 이것이 신체 수준에서의 면역계를 억제하게 된다. 이 면역계가 비정상적으로 자라는 세포들을 제거하지 못하면 암이 된다.

이제 당신은 심신의학의 기법을 수행하고 - 건강한 면역계의 시각화 등을 모두 시행한다. 그러나 치유하지는 못한다. 그러면 무엇을 해야 하나?

또 다른 예를 들어 보자. 많은 남성들이 나이가 들면 전립선이 비대해진다. 이것은 밤에 소변을 여러 번 보게 만들고, 수면을 방해해 귀찮은 일이다. 이것이 마음 - 몸 질병이다. 어떻게 그런가? 나이 들면 어떤 사람들은 성에 대해 너무 많은 상상을 하고 성행위를 생각한다. 이것이 성 차크라에 활력 에너지를 너무 많이 생성하고, 테스토스테론이라는 호르몬을 너무 많이 만들어, 전립선 비대가 가속화되는 것이다.

자, 이 남자들이 정신 지능과 감성 지능으로 욕정의 환상을 조절하려 노력한다고 하자. 그렇게 할 수 있을까? 그들이 노력한다면, 대부분은 그럴 수 있다. 그러나 쉽지는 않다. 왜 그런가? 문제의 해법은 흔히 문제 수준의 너머에 있다. 여기서의 문제는 - 적개심, 사랑의 결핍, 욕정 - 오직 사랑, 조건 없는 사랑만이 해법이다.

친구가 하나 있는데, 그가 60세 되었을 때 그의 작업용 책상에 『플레이보이』 잡지 사진들을 전시하기 시작했다. 그의 방문자들이 이의를 제기하자, 그는 다른 문구도 전시했다. 지저분한 노인도 사랑이 필요하다. 그도 그것을 잘 알고 있었다.

그러나 조건 없는 사랑은 정신적인 일도 감정 에너지도 아니다. 대신, 사랑은 우리의 많은 사고와 느낌의 바탕이 되는 맥락이고 원형이다.

사랑은 어디에 있는가? 활력체와 마음 너머에 있는 초정신체의 요소이다. 조건 없는 사랑을 개발하려면 활력 - 정신체로부터 초정신체로의 양자도약이 필요하다. 사랑은 초정신 지능의 가장 중요한 징후이다.

그러면 초정신 지능이란 무엇인가? 의식의 초정신 영역은 신체적, 활력적, 정신적 움직임의 법칙과 원형적 맥락을 포함한다. 정신의 움직임이 불균형해지고, 너무 오래되어 이미 아는 맥락의 재편이 정신적 습관을 변화시키지 못할 때가, 마음을 뛰어넘어 초정신으로 도약할 시간이다. 마찬가지로, 활력 에너지 움직임이 불균형되고 활력 청사진이 잘못되었을 때가, 초정신으로 도약하여 원하는 활력 기능의 새로운 청사진을 창조할 시간이다. 초정신은 그런 원형을 가지고 있다. 초정신 지능은 필요에 따라 우리가 초정신으로 가끔씩 시도하게 하는 능력이 있는 지능이다.

과거에 우리는 많은 오해를 했다. 예를 들면, 의사 월터 캐논(Walter Cannon)이 '신체의 지혜'를 말했을 때, 나는 그가 지금 소개하는 초정신 지능을 의미하는 것이라고 생각한다. 앤드류 웨일도 신체의 치유 체계를 "건강을 유지하고 질환을 극복하는 내재된 잠재력"이라고 말했다. 건강을 유지하는 것은 우리의, 신체 - 에너지 신체 - 마음의 트리오, 훈련(조건화)된 체계의 특징이나, 질환을 극복하는 것은 또 다른 문제이다. 여기에는 훈련(조건화)된 체계에서 벗어나는 것이 필요하다. 이것은 초정신 지능을 필요로 한다.

앞 장에서 논의한 양자치유는 초정신 지능으로의 출입구이다. 보고되어 온 자연치유의 예들은 대부분 예상 밖 양자도약의 경우들이다. 이들은 그들 뒤의 어떤 처리 과정 없이 일어난다. 내가 그들을 열린 출입구라고 부르는 이유이다. 어떤 사람이 창의적 처리 과정에 참여하거나, 초정신으로의 양자도약을 시도하기 위해 얽힌 계층 관계 내에서의 사랑의 탐구에 참여하면, 그는 더 이상 출입구에 있는 것이 아니다. 그때는 이미 초정신 지능의 영역에 들어와 있는 것이다. 그리고 별다른 노력 없이 무난하고 적절하게 양자도약이 일어나면, 그는 초정신 지능에 자리 잡은 것이다.

기회로서의 질병

앞에서 이미 많은 마음 - 몸 치유자들이 질병을 환자가 창조한 것이라고 생각한다는 것을 말했다. "당신의 질병을 만들어서 무엇을 얻었습니까?"가 그들이 환자에게 흔히 하는 질문이다. 이런 질문은 환자들을 혼란스럽게 만들고 죄책감을 갖게 할 뿐이다.

그러나 마음 - 몸 치유자들은 환자들이 준비가 되면 알아야 하는 것에 대해 기회를 보고 있는 중이다. 올바른 질문은 이렇다. 자, 당신은 병에 걸렸다, 그것에 부정적인 의미를 주는 대신에, 긍정적인 의미를 줄 수 있겠는가? 당신이 질병에 책임이 있다고 가정하고 물어보자. 왜 내가 자신의 병을 만들었을까? 나는 이것으로부터 무엇을 배우기를 원하나?

중국에서 위기를 나타내는 표의문자는 위험과 기회 두 가지를 모두 의미한다. 질병에서는 우리 대부분이 위험 - 고통의 위험, 심지어는 죽음의 위험을 본다. 그러나 이렇게 보는 대신에 당신 자신의 깊은 곳을, 의식의 초정신 영역을 탐사하는 기회라고 가정해 보자.

질병은 수많은 부조화의 표현이다. 만일 질병이 신체적 수준의 상처 같은 것이라면, 상처받은 장기의 신체적 표현은 그의 활력 청사진과 부조화를 이루고, 그 장기에서의 활력의 느낌을 부정하는 것이다. 이것이 우리가 질환으로 경험하는 부조화를 창조하는 것이다. 만일 질병이 느낌의 정신화로 인한 정신 수준에서 기원한다면, 부조화는 정신적, 활력적, 신체적 모든 수준에서 있게 될 것이다. 우리는 어떤 것을 생각하고, 어떤 다른 것을 느끼고, 또 다르게 행동하게 된다.

수년 전 한 신문 리포터가 간디에 대해 기사를 쓰기 위해 그의 강연에 수차례 참석했다. 그 신문기자는 강연할 때 종이를 전혀 보지 않는 것에 깊은 인상을 받고, 그것에 대해 부인에게 물었다. 부인은 "우리 일반인들은 한 가지를 생각하고, 다른 것을 말하고, 또 다른 것을 행하지만, 간디지(Gandhiji)는 모든 것이 똑같습니다"라고 말했다. 간디는 생각과, 말과, 행동이 일치한다.

우리는 어떻게 조화를 다시 재건하여, 마음과 활력 에너지와 신체적 표현이 조화롭게 행동할 수 있을까? 답은 초정신 지능이다.

마음 - 몸 질병은 환상적인 기회이다. 우리의 초정신 지능을 깨우는 아주 큰 소리의 알람이다. 이것은 2×4인치 각목으로 맞는 것과 같이 고통스럽지만 아주 효과적이다. 지금까지는 아주 소수의 사람들만 이 지능을 성공적으로 사용하고 있다.

우마 고스와미(Uma Goswami)는 가끔 인도에 있는 리시케시(Rishikesh)의 스와미 비쉬누프라카샤난다(Swami Vishnuprakashananda)와 일을 한다. 스와미지(Swamiji)는 위장관 질환에 걸려 29일 동안 아무것도 먹을 수 없었을 때, 신성 실현을 추구하는 것을 포기한 사람이었다. 한 직관이 그에게 남인도의 트라반드람(Trivandram) 시에 있는 아난트 파드마나바(Anant Padmanava) 사원에 가서 누우라고 했을 때, 그는 그대로 했다. 갑자기 그는 환상을 보며 축복 받았고, 초정신으로 양자도약을 했다. 그는 치유되었고, 그의 삶의 맥락은 영원히 변했다. 그의 죽음에 대한 두려움은 영원히 초월되었다.

그는 적어도 삶의 일부분은 위대한 인도의 현자인 스리 오로빈도(Sri Aurobindo)[121]가 '직관적인 마음'이라고 부른 상태로 지낸다. 이것이 당신이 중대

---

121) 인도의 영적 지도자, 요기, 철학자. '통합 요가'라는 종교·국경·인종을 초월한 영성 개혁을 실천했으며, 우주 역사의 변화를 무한한 정신의 퇴화(退化)와 진화의 과정으로 보고 있다.

한 어떤 것을 행동하기 전에 당신의 직관을 듣는 것을 기다리는 곳에서의 초이성적이고 초정신적인 삶의 방식이다(고스와미 2003).

우리가 창의성의 행동에서 초정신 지능에 관여할 때, 우리는 외부 창의성에서 제공되는 창의적 통찰의 양자도약을 사용할 수 있거나, 아니면 내부의 창의성에서 우리 자신을 탐구할 수 있다(고스와미 1999). 같은 방법으로, 만일 우리가 오직 우리의 질병을 치유하는 초정신 지능에만 관심이 있다면, 이것은 외부의 창의성에 참여하는 것과 같다. 이것은 좋기는 하나, 적용에는 한계가 있다.

영적인 성장을 목적으로 활력 - 신체적 영역의 창의성에서 초정신 지능의 탐구를 활용하는 것도 완전히 가능하다. 이때 이것은 내적인 창의성과 같고, 아주 훌륭한 것이다. 이러한 길을 걸어 질병에서부터 치유로 가고, 그리고 완전함으로 간 이례적인 사람들에 대한 많은 일화가 있는, 버니 시겔(Bernie Siegel)의 책 『평화, 사랑 그리고 치유』라는 책을 읽어 보자.

한 마을에 신에게 헌신하는 랍비가 있었다. 그는 항상 신의 은총을 이야기했다. 어느 날 홍수가 나서 그 지역의 강물이 차오르기 시작했다. 랍비의 이웃이 와서 홍수가 일어나고 있다고 경고했다. "랍비여, 우리와 함께 가시지요"라고 애원했다. "염려 마시오. 신의 은총이 나를 구해 줄 거요"라고 랍비는 대답했다. 이웃은 고개를 흔들고 가버렸다.

홍수는 더 가까이 와서 랍비의 베란다까지 차올랐다. 다른 이웃이 보트를 타고 와서 배에 탈것을 권유했다. 랍비는 "신의 은총이 나를 구해 줄 거요"라며 거절했다.

강은 계속 높아져 랍비의 지붕까지 올라왔고, 랍비는 지붕 한쪽으로 피했다. 마을 보안관이 랍비를 구하러 헬리콥터를 보냈지만, 랍비는 "신의 은총이 나를 찾을 거요"라며 완강히 거부했다.

'물질'로부터 생명을, '생명'으로부터 '의식'을 탄생시킨 우주의 진화 과정은 '초의식'으로 이어진다고 했다. 퐁디셰리 근처에 국제적인 영적 공동체 오로빌(Auroville)을 세웠다.

그래서 랍비는 물에 빠졌다. 천국에서 그는 신 앞으로 가서 화가 나서 물었다. "신이시여, 저는 평생 당신을 사랑했습니다. 제가 필요로 했을 때 당신의 은총은 어디에 있었습니까?"

신은 대답했다.

"나는 세 번이나 은총을 보냈다. 한 번은 자동차로, 또 한 번은 보트로, 그리고 다시 한 번 헬리콥터로. 그러나 너는 그것들을 보지 않았다."

이 랍비는 은총을 보기 전에 죽었다. 우리 중에도 은총의 부름을 보기 위해서 아파야하는 사람들이 있다. 만일 그렇다면 우리는 초정신을 탐구하기 위해 질병에서 시작해야 한다. 만일 질병이 정신 수준에서 기원한다면 주류의 심신 의학 기술로는 해결할 수 없고, 우리는 랍비처럼 죽거나, 앞장에서 요약한 것처럼 초정신 치유의 통찰을 탐구하여 마음 - 몸 치유에 참여해야 한다.

앞 장에서 활력 수준에서의 질병의 예를 들었고, 이 수준에서 초정신 지능을 깨우기 위해 어떻게 활용할 수 있는가를 보여주었다.

우리 대부분은 초정신 지능의 부름에 주의를 기울이기 전에 병을 앓을 필요는 없다. 우리는 건강한 상태로 창의적으로 활력 - 신체를 탐구하는 것부터 시작할 수 있다. 인도와 티베트에는 이런 개념을 바탕으로 한 영적 전통이 있다. 물론 탄트라를 말하는 것이다. 중국과 일본에도 비슷한 목적을 가지고 개발된 무술들이 있다(추후 참조).

활력체 질병과 양자치유

일단 활력체 기능이 신체의 하드웨어인 장기에 들어서면, 우리는 초정신적 맥락(활력 기능의 내용)과 프로그램된 장기와 그들을 운영하는 데 필요한 활력 청사진은 잊어버린다. 우리가 살아 있는 장기의 훈련(조건화)되고 프로그램된 움직임을 다룰 때, 우리는 프로그래머의 의식마저 잊을 수 있다. 그러나 프로그램에서 무엇이 잘못될 때, 어떻게 할 것인가? 계속되는 예로, 면역세포 프로그램(복제를 멈추지 않는 비정상 세포를 죽이는)이 잘못되면 암이 생길 수 있다는 사실을 명심하자.

장기의 기능 이상은 세 가지 근본적인 원인이 있다는 것을 알아야 한다. 원인은 정신 수준에 있을 수 있다. 예를 들면, 심장 차크라에서의 느낌에 대한 정신적 억압은 면역계 프로그램을 억제해 암의 원인이 된다. 이에 대해서는 앞에서 논의했다. 또한 신체 수준에서도, 즉 신체의 표현을 형성하는 유전 장치의 결함의 원인이 될 수 있다. 이는 나중에 논의하기로 하자.

세 번째 가능성은, 면역계 프로그램의 활력 청사진이 신체의 맥락적 환경이 변했기 때문에 더 이상 작용하지 않을 수 있다. 여기에는 맥락적 도약이 수반되어야 하기 때문에 활력체 의학의 기술로는 고쳐지지 않는다. 새로운 맥락에 대처하는 것과 동일한 활력 기능을 하기 위한 새로운 활력 청사진을 요청해야 한다. 그러나 이를 위해서는 초정신의 안내가 필요하다.

그래서 우리는 마음 수준을 건너뛰어 활력 수준에서 초정신 수준으로 직접 양자도약을 해야 한다. 초정신 수준은 활력 움직임과 활력 기능들의 법칙의 저장소이다. 거기에는 같은 활력 기능의 표현을 만들기 위해 의식이 사용할 수 있는 많은 활력 청사진이 확률적으로 분포되어 있다. 새로운 맥락에 맞는 형태를 만들 새로운 활력 청사진을 선택하기 위해서는 초정신으로 창의적인 양자도약을 해야 한다. 이 새로운 활력 청사진은 신체 장기 수준에서 운영할 새로운 프로그램을 창조할 수 있거나, 또는 요구되는 활력 기능을 수행하기 위해 장기를 다시 구성할 수도 있다.

자, 중요한 질문이 있다. 만일 양자치유가 활력체의 창의성에 관여한다면, 우리가 이 개념에 근거하여 우리 자신을 치유하는 활동 프로그램을 개발할 수 있는가? 질병으로부터 치유에 이르게 해야 할 병에 걸린 활력체의 창의성의 경우에, 창의적 처리 과정은 무엇을 수반하는가?

한 가지 문제는, 활력 수준에서 초정신 수준으로 양자도약을 하는 것은 고사하고, 오늘 날 적은 수의 사람들만이 그들의 활력체 움직임에 접근한다는 것이다. 그래서 준비가 필요한데, 아마 마음 - 몸 치유보다 더 철저해야 할 것이다.

준비 단계의 목적은 치유 의도(활력 느낌 수준의 중요한 문제)의 순수성을 개발하고, 치유하는 활력체를 느리게 하여, 느낌에 대한 개방성과 수용성을 창조하기 위한 것이다. 활력 에너지 흐름을 느리게 하는 기술이 있다. 예를 들면 인도에서 개발된 프라나야마(pranayama) 운동이나, 중국에서 개발된 태극권(tai chi)[122] 운동 등이다. 우리 존재의 느낌 수준에서 개방하려면 어떻게 해야 하나?

밀접한 관계를 통해서이다. 완전한 정직함으로 관계를 추구하다 보면, 급한 문제가 따를 것이다. 이는 당신의 파트너에게 자유롭게 느낌을 표현하는 것을 포함할 수 있다. 영화 〈스텝포드 와이프(The Stepford Wives, 순종하는 아내들)〉를 기억하자. 영화에서 남편들은 부인들을 훈련(조건화)된 로봇처럼 만들어 놓고 불평한다. 사실 서양적 문화에서는 남성과 여성 모두 그들의 배우자에게 감정적 영역 내에서 이런 일을 한다(여성이 약간 덜하기는 하다). 이와 반대로 하는 것은 도전적이다.

다음 단계에서는, 환자와 의사가 다양한 새로운(환자에게 새로운) 활력체 의학의 기술을 시도하는 것인데, 예를 들면 침술, 차크라 의학, 동종요법 등이다. 이것은 무의식 처리 과정 단계인데, 여기서 우리는 활력 수준과 초정신(활력을 안내하는) 수준에서 붕괴되지 않은 가능성 파동을 만들기 위해 학습되지 않은 자극을 사용한다. 그러나 우리의 자아는 가능성 중에서 선택할 수 있는 능력은 가지고 있지 않다.

그래서 우리는 창의적 통찰이 정신 수준에서 정신적 사고를 위해 하듯이, 초정신 지능이 내려가, 느낌 수준에서 같은 종류의 혁명을 창조해 주기를 기다리는 것이다. 양자도약의 순수 효과, 즉 혁명은 의식이 병든 장기와 프로그램을 다

---

122) 태극권. 중국의 무술. 주로 방어와 건강의 목적으로 하는 무술로서, 수련의 목적에 따라 다양한 형태가 있다. 보통 느린 움직임으로 수련하는 것이 보통이다.

시 세워 활력 기능을 수행할 수 있게 하는 것을 돕기 위해 새로운 활력 청사진으로 나타날 것이다. 우리의 느낌은 장기를 운영하는 프로그램의 기능과 관련있기 때문에, 활력 청사진이 부드럽게 작동하기 시작하면, 한 번 병들었던 장기와 대응하는 적절한 차크라에서 느낌의 차단이 해제될 것이다.

차크라에서의 이러한 느낌 차단 해제는 차크라의 열림이라고 불리는 힘과함께 온다. 예를 들면, 활력 수준에서 암이 이런 식으로 치유되면, 심장 차크라가 열린다. 그리고 실제로 이것은 내부 또는 외부의(정신적) 창의성의 사마디(samadhi) 또는 '아하' 경험과 같은 것이다. 이는 변환적인 것이다. 만일 심장 차크라가 이런 식으로 열리면, 당신의 심장은 낭만적 사랑뿐만 아니라, 보편적인 연민에도 열리게 된다.

창의적 처리 과정의 마지막 단계는 구현이다. 심신 치유에서 구현은 연관된장기의 적절한 기능을 위해 필요한 신체적 표현(소프트웨어)의 재건만으로는 완전한 것이 아니다. 치유가 끝난 다음에는 모두를 향한 보편적 연민으로의 변환의구현을 가져와야한다. 그렇지 않으면 심장 에너지는 재난적인 결과를 초래하면서 다시 수축할 수도 있다. 달리 말하면, 초정신이 당신의 요청에 반응하고 새로운 요령을 가르쳐 주면, 교훈을 신중하게 받아들이고, 가능한 한 그렇게 살려고 노력해야 한다.

비슷하게, 어떤 차크라에서의 질병에 대한 활력 수준 양자치유도 차크라를열어 주고, 느낌의 자기중심적 표현을 보편적 표현으로 변환해 준다(11장 참조). 뿌리 차크라 질병을 창의적으로 치유하면, 경쟁심과 두려움이 자신 있는 친절함과 용기로 변환된다. 성 차크라에서의 질병이 양자치유되면 성욕과 욕정의 에너지가 자신과 타인을 존경하는 에너지로 변환된다. 같은 식으로, 배꼽 차크라에서 양자치유가 되면, 거짓된 자만과 가치 없음이 진정한 자기 존중으로 변환된다.

목 차크라에서는 양자치유가 욕구불만과 자기중심적으로 말하는 자유가 자기표현의 진정한 자유로 변환된다. 이마 차크라에서의 양자치유는 자기중심적 혼돈과 일반적인 명료함을 직관적 초정신의 이해로 변환시켜 준다. 마지막으로, 왕관 차크라 질병이 양자도약에 의해 치유되면, 절망과 만족의 일반적인 왕관 차크라 느낌이 영적인 즐거움으로 변환될 것이다.

건강한 사람의 활력 - 신체적 창의성

건강한 사람의 활력 - 신체적 창의성은 무엇인가? 다시 한 번 차크라는 장기 기관으로서 활력체 계획(형태형성장)이 표현되는 신체에 놓여 있다는 것을 상기해 보자. 이곳은 우리 신체의 중요한 장기들의 기능을 운영하는 프로그램과 연관된 활력 에너지 움직임을 느끼는 장소이다.

물론 우리는 이 운동들을, 그들이 우리의 활력적 존재 내에서 훈련(조건화)되기 시작할 때, 즉 우리에게 활력적 페르소나를 부여할 때 동일시할 수 있다. 혹은 차라리 페르소나를 복수를 사용해 표현하는 것이 낫다. 왜냐하면 우리는 각 차크라에서, 그곳의 느낌의 습관 형태에 연관된 활력적 자아 모습을 가지기 때문이다. 건강한 사람의 활력 - 신체적 창의성은 활력적 - 신체적 자아/모습의 훈련(조건화)된 움직임 너머 활력 에너지의 창의적 움직임이다.

건강한 사람은 어떻게 활력체 - 물리적 신체의 창의성, 창의적 처리 과정을, 수단으로서의 느낌(생각에 대비되는)을 사용하여 초정신 지능을 깨우는 데 관여하게 되는가?

나는 다른 곳에서 초의식, 사마디(samadhi)라고 부르는 초정신 상태(고스와미 2000)를 얻는 데 관여하는 창의적 처리 과정에 대해 서술한 적이 있다. 앞에서 설명했듯이 창의적 처리 과정은 준비, 배양, 통찰, 구현의 네 가지 단계로 되어 있다. 사마디의 준비 과정에는, 우리 삶의 내면화의 중요한 실천을 포함하여, 외적인 활동에서 우리의 모든 노력을 낭비해 버리기보다는, 내면에서 무엇이 일어나는지에 집중하는 마음의 많은 훈련들로 구성되어 있다.

준비의 다음 단계는 특정한 생각에 집중하는 것을(집중 명상, 15장 참조) 배우는 것이다. 물론 우리 생물체가 그렇게 만들어지지는 않았기 때문에, 아주 장시간 집중하기가 불가능하다는 것을 곧 깨닫게 될 것이다. 그래서 우리는 여유를 가지고 집중과 휴식을 교대로 연습하는 것을 배우게 된다. 나는 이를 '하고 - 있고 - 하고 - 있고 - 하고 - 있고(do - be - do - be - do - be)' 명상 접근법이라고 부른다.

그 다음에 우리는 우리의 각 훈련(조건화)된 생각과 연관되어 있는 2차적 인식 경험의 영역인 전의식 영역으로 들어간다. 이 영역에서 우리는 훨씬 더 큰 자유 의지를 가지고, 우리가 원할 때 양자 자신의 경험인 초정신 수준에 속해 있는 새로운 생각을 선택할 수 있다. 이 경험에서는 직접성이 있고, 일상적인 생각과 같이 주체 - 객체의 분리가 뚜렷하지 않다. 아주 약간의 분리가 있기는 하지만 거의 없는 셈이다. 이를 사마디, 보편적 양자 자신 일체의 경험이라고 하고, 동시에 진정한 의식 내에서의 조건 없는 존재인 초정신의 경험이라고 한다.

우리가 생각하지 않고 느낌으로 이 수련을 한다고 하자. 심장 차크라에서의 느낌 - 낭만으로 해보자. 나는 그것에 집중하고 있고, 동시에 내 낭만의 객체가 있건 없건 휴식을 취하고 있다. 탄트라는 '왼손잡이의 길(흑마술, left handed path)'이라는 이름을 얻었는데, 시술자가 종종 낭만적인 동반자와 성적인 포옹을 하면서 수련하기 때문이다. 그러나 보통은 습관적인 성욕의 표현인 오르가즘을 초월하기란 매우 힘들다.

만일 우리가 두 번째 차크라로 향하는 활력 에너지의 하향 움직임에서 벗어나는 데 성공하고 심장의 에너지를 계속해서 살펴본다면, 우리가 전의식에 있을 때가 오게 된다. 우리는 - 보편적 낭만 또는 조건 없는 사랑인 - 낭만의 새로운 창의적 표현에 관한 양자 자신과 함께 춤을 추고 있는 것이다. 한동안 춤을 추고 있으면, 곧 초정신적 통찰의 양자 자신, 조건 없는 사랑의 보편적 느낌에 빠지게 된다.

전에 말한 활력 에너지는 약간만 수련해도 차크라에서 몸 안의 전류나 얼얼한 느낌으로 느낄 수 있다. 이 조건 없는 사랑의 창의적인 느낌은 뿌리 차크라(또는 다른 하부의 차크라)에서 올라오는 전류와 같이 느껴진다. 이 올라오는 에너지를 탄트라에서는 쿤달리니(kundalini)[123) 샥티(shakti)의 상승이라고 하는데, 쿤달리니는 '감겨 있는'이라는 뜻이고, 샥티는 '에너지, 활력 에너지'라는 뜻이다.

우리는 이 에너지가 뿌리 차크라에 사용 가능한 상태를 유지하며 감겨 있다고 생각한다(감겨 있는 용수철의 잠재적 에너지에 비유할 수 있다). 때로는 자연적으로 그 잠재적 에너지가 운동 에너지로 변형되어 여기저기로 움직이기도 하는데, 그러한 운동은 활력 에너지 영역을 가지고 있는 사람들에게 혼돈만 더해 줄 뿐이다(실제로 많은 사람들이 쿤달리니가 그런 우연한 운동으로 표현될 때 시달리는 느낌을 갖는 것 같다. 카슨(Kason) 1994, 그린웰(Greenwell) 1995).

쿤달리니가 상승하는 경험은 한편으로는 방향이 있는 운동이다. 이 과정은 새로운 경로를 창조하는 것으로 보인다. 이 에너지는 척추를 따라 곧게 이어진 이 새로운 경로를 따라 일어나는 것으로 경험된다.

탄트라 문헌에서는 척추를 따라 있는 이 활력 에너지의 경로를 수슘나(sushumna)라고 부르고, 이것이 쿤달리니가 깨어나는 경험 이전에도 존재한다고 생각되기 때문에 혼동이 생길 수 있다. 이것은 전혀 새로운 것은 아니다. 그러나 물론 이것은 고전물리학적인 사고이다. 양자물리학적 사고에서는 수슘나 나디(sushumna nadi)는 쿤달리니의 깨어남이 생길 때까지만 가능성 있는 경로에 지나지 않는다. 그 다음에라야 활성화된다고 말할 수 있다. 이런 식으로, 이 채널은 쿤달리니의 깨어남에 의해 새롭게 창조된다고 말할 수 있다. 이 채널을 통한 에너지의 상승은 수련자에게 변환할 수 있는 가치가 있는, 영원한 보편적 사랑의 깊은 느낌을 준다(즉 창의성의 구현 단계를 통해 에너지의 상승을 지니게 되면, 변환할 수 있는 기회를 가진다).

---

123) 산스크리트어로 '감겨 있다'는 뜻으로, 우주 에너지로서 생명과 영혼의 근원이며, 모든 인간뿐만 아니라 우주 안에 있는 모든 것 속에 잠재된 형태로 존재하는 여성적인 에너지다.

탄트라 전통은 만일 쿤달리니가 뿌리 차크라에서부터 척추를 통해 왕관 차크라까지 올라가는 새로운 채널을 따라 누군가의 경험을 상승시킨다면, 그 쿤달리니는 완전히 깨어 있다고 말한다. 그러면 활력 에너지 움직임의 조절이 노력 없이도 쉬워진다. 이것이 활력 - 신체 영역의 경험을 이용한 초정신 지능의 깨달음이다.

긍정적 건강

이제 심리학자 아브라함 마슬로우(Abraham Maslow)[124]에 의해 소개된 긍정적 정신 건강에 병행적인 긍정적 건강의 개념을 소개하고자 한다. 마슬로우는 정신적으로 건강한 사람들을 연구하다가, 모든 사람의 5%에 해당하는 사람들은 일반인들이 즐기지 못하는 16가지 성격적인 특징이 있다는 것을 발견했다. 이 특성 중 가장 중요한 것은 창의성, 조건 없는 사랑, 환경적 독립성 그리고 유머였다.

이것들은 마음을 초월해 초정신에 도달한 초정신 지능의 특성들이다. 나는 유사한 연구가 신체적으로 건강한 사람들, 특히 활력 에너지로 일하는 사람들, 쿤달리니 경험이 있는 사람들, 중국·일본의 무술에서 기의 상승을 경험한 사람들에게도 적용된다고 생각한다.

심리학자 우마 고스와미는 또 다른 견해를 알려준다. 그녀는 긍정적 정신건강을 가진 사람들은 평화와 같은 긍정적 감정을 발산한다고 말한다. 그녀는 인도의 위대한 현자 라마나 마하르시(Ramana Maharshi)의 예를 들었는데, 그의 주

---

124) 미국의 심리학자·철학자. 인본주의 심리학의 창설을 주도했으며, 기본적인 생리적 욕구에서부터 사랑, 존중 그리고 궁극적으로 자기실현에 이르기까지의 '욕구단계 이론'을 주장했다.

위 사람들은 평화의 깊은 경험을 갖게 된다고 한다. 그녀는 이를 빛나는 정신건강이라고 부른다(고스와미 2003).

나는 그런 빛나는 정신건강을 가진 사람을 경험한 적이 있는데, 미국의 신비주의적 철학자 프랭클린 머렐 - 볼프(Franklin Merrell - Wolff)[125]이다(고스와미 2000). 1984년에 나는 아직 연구 중이었고, "의식이 양자 가능성 파동을 붕괴하는가?"라는 질문에 대한 해답을 어둠 속에서 모색하고 있었다. 나는 개인적 구원에서도 의식이 열쇠라고 직감하고 있었다. 그러나 나는 지쳐 있었고, 행복하지 않았고, 나의 연구에 의구심을 가지고 있었다. 캘리포니아 론 파인(Lone Pine)에 있는 그의 목장에서 나는 프랭클린을 만났다.

그는 97세였는데, "그 생각을 하면 골치 아프다"며 나와 양자역학에 대해 이야기하기를 거절했다. 그래서 그의 정원에서 그와 함께 앉아 있기만 했다. 며칠이 지나 나는 나 자신을 아주 유쾌한 물리학자로 묘사하는 속삭임을 듣고 놀랐다. 나 자신을 살펴보니, 모든 불행이 가버리고 프랭클린의 목장에 있는 내내 영적인 즐거움으로 차 있었다.

나는 긍정적이고 빛나는 건강을 가진 사람들이 우리 사이에 있어, 그들의 존재가 우리에게 활력을 느끼게 하고, 우리 몸에 설명할 수 없는 얼얼함을 느끼게 하며, 빛이 우리 몸에 스며드는 것 같고, 기쁨이 솟아오르게 하는 것으로 생각한다. 이러한 건강 상태는 우리가 모두 도달할 수 있지만, 우리가 의식의 활력 에너지 영역을 창의적으로 추구할 때만 가능하다.

우리의 건강 전문가 중 일부가 활력 - 신체적 창의성의 경로를 사용하는 초정신 지능을 깨달은 사람이라면 좋지 않을까? 만일 우리가 질병에 너무 강박된 상태에서 벗어나 건강한 상태로 가면 얼마나 좋은 일인가? 만일 우리가 컵이 반이 비어 있는 관점 대신에, 컵이 반이나 차 있다는 관점을 배운다면? 중요한 한 가지는, 이것이 질병에 대한 강박으로 우리를 몰아가는 죽음에 대한 공포를 제

---

125) 미국의 철학자, 수학자. 인간 의식의 한계를 초월하는 데에 헌신했으며 신비주의적 가르침과 경로를 탐구했다. 즈나나 요가(jnana yoga)와 샹카라(Shankara) 저술에 헌신했다.

거하는 데 기여한다는 것이다.

죽음과 임종에 대한 건강한 관점

미국에서의 건강관리 비용 상승의 원인에 대한 답으로, 많은 사람들이 삶의 마지막 수개월에 생을 유지하는 데 비용이 많이 들어가기 때문이라고 말한다. 죽음은 고통스럽고 원하지 않는 것일 뿐만 아니라 위대한 공(空), 무, 종말 - 거기에 죽음에 대한 공포의 근원이 있다 - 을 만나기 위해 필수적인 것이다.

그러나 의식 위주의 과학에서는 즉각적으로 우리에게 다른 이야기를 해준다. 의식은 존재의 근거이고, 영원히 죽지 않는다. 게다가 우리는 훈련(조건화)으로 생기는 개인의 성격으로부터 정신적, 활력적 미묘체를 가지고 있다. 정신적, 활력적 훈련(조건화)을 살펴보면, 이것은 양자 가능성과 연관된 확률을 결정하는, 수학적 알고리즘의 수정의 결과라는 것을 발견하게 된다.

이 수정의 '양자' 기억은 국소적인 어딘가에 쓰여 있는 것이 아니다. 그러므로 이는 한 시공간에서 다른 시공간으로 국소적 존재로 살아남을 수 있으며, 우리가 일반적으로 윤회라고 부르는 현상을 만든다. 여기서 살아남는 것은 '신체'가 아니라, 마음과 활력체를 사용하는 '성향'이고, 이 경향을 보통 업이라고 부른다.

그러나 왜 우리는 윤회를 하는가? 초정신 지능을 깨닫는 데에 시간이 걸리기 때문이다. 여기에는 활력과 정신 패턴(동양에서는 업보라고 부르는)의 많은 순열과 조합이 필요하고, 궁극적으로 초정신 지능을 구성하는 맥락을 배우기 위해서는 많은 양자도약이 필요하다.

이것이 우리의 활력체와 정신체에 축적된 업보가 되고, 왜 우리가 특정한 활력적, 정신적 구나를 가지고 태어나는지를 설명해 준다. 또 우리의 성장 과정에서 활력 - 신체 그리고 마음 - 뇌 도사로 인도하게 된다.

그러면 이러한 관점에서 죽음이란 무엇인가? 죽음이란 우리가 진행하는 배우는 여정의 중요한 부분이다(퀴블러 - 로스(Kübler - Ross) 1975). 죽음이란 무의식 처리 과정의 연장된 기간이고, 창조에 있어 두 번째로 가장 중요한 단계이다(고스와미 2001). 근사체험에서 증거를 볼 수 있다.

근사체험(Near - death experience, NDEs)은 얼마 전부터 알려졌다. 예를 들어, 심정지로 인해 임상적으로는 거의 죽은 상태로 있다가, 심폐 소생술에 의해 살아난 일부 사람들은, 신체에서 빠져나와 영적인 주재자(主宰者)를 만나고 터널을 지나는 등의 신비스러운 체험을 이야기한다. 그가 임상적으로 사망했을 때, 주체 - 객체 분리가 필요한 그런 경험을 어떻게 설명할 수 있을까? 무의식의 처리 과정으로 설명될 수 있다.

근사체험을 하는 사람은 '죽어 있는' 동안에 무의식적으로 가능성을 처리하고 있었던 것이며, 그들이 다시 살아난 다음에야 그 가능성 파동이 붕괴되고 경험이 소급되어 나타나는 것이다. 이같이 사건의 모든 경로의 소급된 붕괴가 현재의 사건으로 이어지는 것을 물리학에서는 '지연된 선택'이라고 부른다(고스와미 2000, 헬무트(Helmuth) 등 1986, 슈미트(Schmidt) 1993). 만일 환자가 다시 살아나지 못하면, 그들의 다음 생까지 지속적인 무의식적 처리 과정을 하게 된다.

완전성 회복으로서의 치유

흥미로운 것은 '치유'는 '완전성'과 같은 어원을 가진다. 이는 치유의 궁극적 의미는 완전성을 얻는 것이라는 뜻이다. 이것이 시사하는 것은 무엇인가?

파탄잘리는 우리가 고통받는 것은 궁극적으로 무지에서 나온다고 했다. 궁극적인 질병, 근원적인 질병은 우리가 완전성으로부터 분리되어 있다는 환각적인 생각이고, 그것이 파탄잘리가 말하는 무지이다. 이런 분리의 질병을 치유하기 위해서 우리는 전체이고, 분리된 적이 없으며, 분리감은 환상이라는 것을 깨달아야 한다.

자신을 치유한 사람은 따라서 다른 사람을 치유할 수 있다. 마음의 과학이라는 치유 전통을 설립한 철학자 어네스트 홈즈(Ernest Holmes)는 다른 사람을 치유하는 것은 의지력이 아니라, 진실을 아는 것에 의한다고 했다. "치유는 의지력에 의해 일어나지 않고, 진실을 아는 것에 의해 이루어진다. 이 진실은 영적인 사람(Spiritual Man)은 그의 모습이 어떻든지 간에 이미 완전하다라는 것이다."

그러나 진실을 알면 자동적으로 분리되어(예를 들면 구조되어), 이미 심하게 무력화된 신체의 병적인 상태를 치유한다는 것은 맞지 않다. 깨달음이 하는 일은 신체의 정체성에 대한 환상, 질병과 죽음이든 어떤 고통의 정체성의 환상으로부터 깨달은 자를 자유롭게 해주는 것이다.

긍정적 건강을 위한 전략

지금의 물질주의 문화에서는 좋은 건강을 위한 전략에 좋은 위생, 좋은 영양, 운동, 정기적인 점검 등을 포함한다. 신체를 돌보기 위한 것들을 말하게 된다. 이에 비해 긍정적인 건강은 우리의 활력적, 정신적, 초정신적, 그리고 지복체를 돌보는 것으로 시작한다.

활력체와 정신체를 위한 좋은 위생은 무엇을 의미하나? 신체적 위생이 해로운 신체적 환경을 피하는 것을 말하듯이, 활력적·정신적 위생도 활력적·정신적 오염을 피하는 것이다.

심리학자 우마 고스와미는 "감정이 세균이나 바이러스보다 전염성이 강하다"라고 말할 때, 이 점을 강조한다. 그러므로 우리는 부정적인 감정으로 인한 오염을 피해야 하고, 같은 이유로 미묘체의 좋은 위생을 위해 부정적인 생각을 피해야 한다.

영양 공급도 활력적·정신적 건강을 위해 필수적이다. 신선한 음식(요리가 됐건 안 됐건)은 오래된 음식이나 냉장된 음식보다 활력 에너지를 많이 가지고 있기 때문에, 신선한 음식이 선호된다. 우리의 신체 및 활력체 수준에서 영양을 고려할 때 채식주의가 좋은 예가 될 수 있다. 특히 이 나라에서 육식과 가금류(家禽類)를 가공하는 방법을 고려해 본다면(로빈스(Robbins) 1996), 이 생산품들로부터 얻는 활력 에너지에 대해 걱정해야 한다. 부정적인 활력 에너지를 가진(화난 소) 공포에 질리고 불행한 동물들의 고기를 먹으면, 화남, 욕정, 두려움, 불안, 경쟁심 같은 부정적인 활력 에너지를 받게 된다.

정신적인 영양은 자신에게 좋은 책, 좋은 음악, 시, 예술 등 우리가 '영혼의 양식'이라고 부르는 것들을 공급하는 것이다. 이것은 일반적인 음식만큼 중요하다. 웃고 즐기게 하는 오락은 당신을 '울적하게' 만드는 것보다 선호되어야 한다. 이것들이 정신적 영양의 일반적인 규칙이다.

활력적, 정신적 운동은 어떻게 하는가? 여기 동양 전통이 활력체 운동에 많은 기여를 했다. 인도의 하타 요가의 자세와 호흡법(프라나야마), 중국의 태극권(tai chi), 일본의 합기도(aikido)[126] 들이다. 그러나 우마 고스와미가 강조하듯이, 이 운동들을 할 때는 급한 마음으로 해서는 안 된다. 천천히 활력 에너지를 내면서 공간에 주의를 집중하는 것이 목적이다.

정신체를 위해서는 옴(om) 같은 만트라를 정신적으로 반복하는 등, 집중하는

---

126) 일본의 자기방어 기술. 피하기, 후리기, 누르기 등의 기술을 이용해서 무기를 가지고 있거나 그렇지 않은 상대방을 맨손으로 무력화시키는 쪽으로 유도하면서 위기를 벗어나는 것이 특징이다.

것이 운동이 된다. 작업 중에도 할 수 있고, 그렇지 않으면 앉아서 초월적인 명상 훈련(15장 참조) 같은 집중 명상을 할 수도 있다. 그러나 집중은 부담이 될 수도 있고 하고 - 있고 - 하고 - 있고 - 하고(do - be - do - be - do) 형식의 집중과 휴식을 교대로 하는 법을 발견하기까지는 피로감을 줄 수 있다. 이 방식에서는 신경계를 피로하게 하지 않고 장시간 집중하는 것이 가능하다.

그리고 하고 - 있고 - 하고 - 있고 - 하고(do - be - do - be - do)는 간혹 당신이 양자 자체와 춤을 출 때, 초정신으로의 양자도약이 일어날 수 있는 몰입 경험을 하게 해준다. 이것이 초정신체를 위한 운동이다.

내 워크숍에서 나는 종종 참석자들에게 로렌스 형제(Brother Lawrence)라는 기독교 신비주의자로부터 기원한 개념을 따라 몰입 명상에 참여하게 한다. 로렌스 형제는 단순하고 따뜻한 마음을 가진 요리사였다. 그는 깨우침을 얻기 위해 그가 '신의 존재를 실천하는'이라고 부르는 훈련을 하곤 했다. 내 방법으로는, 일단 편하게 앉는다. 에너지를 몸으로 내려오게 하기 위해 빠른 신체지각 훈련을 하고, 사랑 에너지를 심장으로 가져온다. 이는 다양한 방법으로 할 수 있다.

사랑하는 사람(당신의 1차적 인간관계), 숭배하는 사람들(예를 들면 예수, 석가, 모하메드, 라마나 마하르시(Ramana Maharshi)), 또는 단순히 신의 사랑을 생각해 보자. 일단 심장에 에너지를 느끼게 되면, 당신의 주의를 분산해 보자(집중해서 보다가 눈을 부드럽게 하듯이). 당신 주위의 일부를 - 소리, 풍경, 때로는 하찮은 것들 같은 - 당신 주위에 있는 주변 활동에 보내 보자. 그것을 당신 심장(존재)의 부드러워진 주위와 주변의 사물들 사이에서 흐르게 해보자.

샤워캡을 쓰고 샤워하는 모습을 상상해 보자. 온몸이 젖어도 머리는 젖지 않는다. 비슷하게, 세상의 모든 일들이 모든 차크라로부터 주의를 뺏을 수는 있어도, 심장 차크라로부터는 뺏을 수 없다. 일단 한번 해보면, 당신도 로렌스 형제처럼 평생 흐름 속에서 살 수 있게 된다.

간헐적인 창의적 양자도약 또한 정신체에 중요하다. 오직 그때에만 새로운 맥락이 관여하기 때문에, 마음이 정말로 새로운 의미의 처리 과정을 수행하기 때문이다. 초현실주의 예술가 르네 마그리트(René Magritte)에 관한 일화가 있다. 마그리트가 거리를 따라 걷고 있을 때, 한 제과점에 전시된 케이크가 그의 관심을 끌었다. 그는 안으로 들어가 케이크를 주문했다. 점원이 케이크를 전시대에서 가져왔다. 마그리트는 "나는 다른 것을 주세요"라며 거절했다. 왜 그러느냐고 질문 받았을 때, "사람들이 보았던 것이기 때문에 전시된 케이크를 원치 않습니다"라고 대답했다. 이처럼 모든 사람이 처리하는 사고로만 항상 처리하지 않는 것이 마음에는 더 건강하다. 그래서 창의성이 중요하다.

지복체(bliss body)를 위해서 게으른 사람들의 훈련은 수면이다. 우리는 잠에서 깼을 때 행복을 느끼는데, 주·객체 분리 없는 존재를 즐길 때에도 비슷한 상태를 유지하는 것이다. 이는 오직 우리의 가능성의 습관적 패턴만이 일상적인 수면 동안에 우리에게 무의식적 처리 과정을 가능하게 해주기 때문이다. 이것은 우리가 마음의 창의성을 가지고 잠자는 방법을 배우면 바뀐다. 그러면 수면과 같은 상태에 도달할 수 있다. 그러나 깨어나면 내면의 창의성이 솟아나와 우리가 변환된다. 이러한 '창의적 수면'이 지복체의 가장 좋은 훈련이다.

당신이 긍정적인 건강을 진지하게 생각한다면, 좋은 긍정적 건강을 가진 사람들과의 검진을 잊지 말라. 인도에서는 이를 삿상(satsang)이라고 하는데, 전체와 분리되지 않거나 거의 분리되지 않은 사람들과 함께 있는 것이다. 긍정적 건강에 관심있는 사람들에게는 삿상이 의사의 사무실에서 검진 기계와 만나는 일반적인 검진보다 훨씬 중요하다.

기적적인 치유: 신체적인 창의성?

마지막으로, 논란이 많은 주제에 대해 몇 가지 말하자. 기적적인 치유는 효과가 정말 즉각적이어서, 때로는 물리 법칙에 어긋나는 것처럼 보이는 치유이다.

내가 말하는 기적적인 치유는 가톨릭교회에서 '기적적 치유'라고 이름 붙인 루드레(Lourdre)의 사건과 같은 모든 치유의 예를 말하는 것은 아니다. 일반적으로 가톨릭 교인들은 불치의 병을 가지고 루드레에 가고, 그런 사람들 중 치유된 예가 많다고 한다. 신경과학자 브렌던 오레간(Brendan O'Regan, 1997)은 이런 예들을 엄격하게 연구하고, 자연치유와 같은 범주에 속한다고 결론지었다. 그래서 그들의 대부분은 아마도 마음 - 몸 범주의 양자치유의 예이고, 일부는 활력 - 물리적 신체의 양자치유의 예로 생각된다.

그러나 여전히 소수의 사람들은 이 두 범주에도 속하지 않는 것 같다. 이들이 내가 얘기하고 있는 사례이다. 여기에서도 그들에게는 어떤 종류의 양자치유가 진행되고 있는 것 같다. 그러나 무엇이 관련되어 있는 걸까?

모든 문화에서 이러한 치유를 지지하는 일화적인 증거들이 많이 있다. 예수는 이러한 힘을 가졌다고 한다. 인도에는 서디 사이 바바(Sirdhi Sai Baba)라고 불리던 19세기 현자의 기적에 가까운 치유력에 대한 많은 이야기가 있다. 근래에는 파라마한사 요가난다(Paramahansa Yogananda)[127]가 쓴 바바지(Babaji)라는 현자에 대한 책 『요가난다, 영혼의 자서전(Autobiography of a yogi)』에서, 자신의 믿음을 증명하기 위해 절벽에서 뛰어내린 제자의 몸에서 부러진 모든 뼈들을 회복시켜 준 일화가 있다.

다음은 더 최근의 치유의 예이다.

뉴욕에 사는 11세 소년이 어렸을 때 도롱뇽을 수집하고 있었다. 도롱뇽은 한 다리나 팔이 잘리면 금방 다시 자라는데, 사람은 그럴 수 없다는 것을 소년에게 누구도 말해 주지 않았다. 그리고 잊고 있었다.

11세 때 한 다리의 대퇴부 아래를 잃게 되었는데, 의사는 '모두 끝났다'고 했

---

127) 인도의 요기. 미국에서 주로 활약. 그의 책 『요가난다, 영혼의 자서전(Autobiography of a yogi)』(뜨란)을 통해 서양인들에게 크리야(Kriya) 요가와 명상을 가르쳤다. 그 외에도 『예수 재림(Second Coming of Christ)』 등의 많은 저서가 있다.

다. 그러나 [소년의] 믿음 체계는 그렇게 생각하지 않았고, 바로 다리가 자라기 시작했다. 약 일년의 시간이 흐른 후 다리가 자라고 발이 자라기 시작했다. 마지막으로 발가락들이 자라고 있다는 이야기를 들었다. (그로싱어[Grossinger] 2000)

나는 이 이야기가 사실인지는 모르겠다. 확인해 보지는 못했지만, 그럴 수 있다고 생각한다. 이런 종류의 '기적적인' 치유를 건강에 관한 과학적 사고와 연계시키는 방법이 있을까?

우리는 초정신 지적 능력은 신체적 · 정신적 · 활력적인 모든 움직임에 대한 맥락을 제공해 준다는 사실을 상기해야 한다. 그래서 한번 초정신 지능에 통달하면, 위 세 영역 모두의 움직임에 대해 노력 없이 쉽게 할 수 있는 능력을 획득할 수 있다. 간단히 말하면 이는 신체적 · 정신적 · 활력적 세 가지 모든 영역을 조절하고 바꿀 수 있는 능력을 말한다.

이는 신중하게 생각해야 한다. 물리 법칙이 약간만 변해도 우주의 작동을 바꿀 가능성이 있다. 우리가 물리 법칙에서 우주의 변화를 꾀할 수 없다는 것은 명백하다. 아무도 그런 힘을 가질 수는 없다. 그러나 아무에게도 해롭지 않은 물리 법칙의 국소적인 변화(조작)는 확실히 재난적인 결과를 초래하지는 않는다. 신체적 영역에서 창의성은 오직 아주 국소적인 맥락에서만 고려되어야 한다. 진정한 기적적 치유는 이 범주에 속한다고 나는 생각한다.

18장

건강과 치유를 위한
양자물리학자의 안내

독자 : 그러면 당신은 양자물리학자로서, 우리가 다른 누구로부터도 듣지 못한 건강과 치유에 대해 무엇을 말하려는 것인가? 양자물리학 의학의 특유한 메시지는 무엇인가?

양자물리학자 : 현재 의학에 자리 잡은 패러다임이 있는데, 그것은 주류의학이라고 하며 다소 제한된 타당성을 가지고 있다. 또한 오래된, 또는 새로운, 일반적으로 대체의학 또는 보완의학이라고 불리는 많은 전통과 기술들도 있는데, 이들은 주류의학에 분명히 존재하는 빈 곳을 채우려 노력하고 있다.

주류의학은 물질주의 형이상학을 바탕으로 한다. 모든 질환은 어떤 종류의 신체적 기능 이상으로 환원될 수 있으며, 그래서 치료는 오직 물질적 문제를 고치는 것에만 연관이 있다. 다른 패러다임은 대체 또는 보완 의학으로, 오래된 것과 새로운 것 등 이질적인 수많은 기술들로 구성되어 있다. 오래된 대체의학 기술은 주류의학의 물질주의의 신념과 완전히 배치되는 형이상학적 뒷받침을 가지고 있다. 심지어 새로운 기술들도 물질주의자들의 사고에는 비정상적이고 역설적인 것으로 보인다. 그러나 대체의학의 주요 약점은 주류의학에는 있는 형이상학적 통일성이 없다는 것이다.

의식 위주의 양자적 사고가 모든 대체의학에 형이상학적 기초를 제공하여 통합의학으로 발전하게 할 수 있는 한 가지 방법, 어쩌면 유일한 방법일 수 있다. 이는 통합된 패러다임 내에서 각각의 역할을 명확히 구분하여, 대체의학과 주류의학을 통합하여 종합의학을 만들 수 있다.

독자 : 그러나 나는 당신이 과장하고 있다고 확신한다. 대체의학에 형이상학적 우산을 제공해 주려는 초기의 시도는, 전체는 부분으로 나눌 수 없고 부분의 합보다 크다는, 전체론적 형이상학에 근거를 두고 있다. 전체론 수준에서는, 미묘(활력) 에너지, 마음, 영혼, 정신 등 인과적 효력이 있는 여러 가지 현상들이 있는데, 이것들은 원자, 분자, 세포 그리고 신체의 장기로 나눌 수 없다. 질병은 전체 생물체의 기능 이상이기 때문에 전체 생물체 수준에서 치료되어야 한다. 당신이 주장하는 의식 내에서의 과학이 어떻게 이러한 전체론적 건강 체계보다 우월할 수 있다는 것인가?

양자물리학자 : '전체가 부분의 합보다 크다.' 전체론적 형이상학을 이렇게 정의내리는 것을 원래는 해결책이라고 여겼지만, 지금은 문제를 가지고 있다. 해결책이라고 여겼던 것에 대해 먼저 설명하겠다.

분자생물학의 성공과 함께 대부분의 과학자들이 미묘 에너지, 마음, 영혼, 정신까지도 포함하는 모든 것이 물질에 지나지 않는다는 개념의 기본적인 정확성을 확신하게 되었다. 그러면서 물질주의적 체계가 아주 위대한 것처럼 보이게 되었다. 그러나 극히 일부의 과학자들은 아직도 미묘 에너지, 마음, 영혼, 정신 같은 현상은 아주 중요하고 인과적 효력을 지닌다는 믿음을 가지고 있다. 그래서 전체론의 기본으로서 나온 것이, 전체는 인과적 효력을 가지고, 각 수준에서 새로 나오는 현상들로 인해 부분의 합보다 크고, 부분으로 나눌 수 없다는 것이다. 프리초프 카프라(Fritjof Capra)가 아마도 이 모델의 가장 주목할 만한 옹호자일 것이다.

그러나 당신도 알다시피 비생명체는 전체론을 적용할 필요가 없다. 원자는 소립자의 모임이다. 당신은 소립자로부터 원자가 나오며, 그들의 상호작용 등에 대해서는 실험적으로 알려져 있는 모든 것을 계산할 수 있다. 추가적인 내용은 없는 것 같다. 원자로 이루어진 분자에서도 마찬가지다. 당신은 분자가 원자로부터 이루어진다는 것과 그들의 상호작용을 예측할 수 있다. 이렇게 계속 진행된다.

모든 고체는 기저에 있는 원자와 분자, 그리고 그들의 상호작용 등 계산이 가능하다. 단지 우리가 집합 수준에서 새로운 무엇이 나올 수 있는 것은 생명체에서뿐이다. 만일 그것이 전체는 부분의 합보다 크다는 전체론 때문이라고 생각한다면, 당신은 비생명체에 대해서는 물질주의, 생명체에 대해서는 전체론이라는 이분법적인 철학을 가지고 있는 것이다.

이 이분법에는 문제가 있다. 환원론과 전체론은 두 개의 화해 불가능한 형이상학이다. 이러한 형이상학의 화해 불가능성 때문에, 의학의 두 가지 체계가 존재하는 것이다. 하나는 환원론 또는 주류의학이며, 다른 하나는 전체론 또는 대체의학이다. 그것이 어떻게 전체적인 의학이 될 수 있겠는가? 상식적으로는 오직 하나의 의학이 있어야만 하는 것이다.

독자 : 우리는 심신의학의 선구자 중 하나인 켄 펠티에(Ken Pelletier)로부터 들은 것이 있지 않은가? 그의 저서 『최상의 대체의학』에서 그는 물질주의 의사인 마르시아 에인젤(Marcia Angell)과 제롬 카시어(Jerome Kassier)의 다음과 같은 말을 인용한다.

> 주류의학, 대체의학과 같이 두 종류의 의학이 있을 수는 없다. 오직 적절히 검증된 의학 그리고 검증되지 않은 의학, 효력이 있는 의학 그리고 효력이 없을 수 있거나 없는 의학이 있을 뿐이다. 일단 치료법이 엄격한 검증을 거쳤다면 처음에 대체의학으로 간주되던 것은 문제가 되지 않는다. 만일 합리적으로 안전하고 효과가 있으면 받아들여질 것이다. 그러나 주장, 추측, 추천 등이 증거를 대체할 수는 없다. 대체의학의 치료도 주류의학의 치료와 마찬가지로 과학적 검증의 대상이 되어야 한다. (펠티에 2000, p.50)

사실 펠티에는 의학에 대한 '증거 기반의 접근'의 필요성에 동의하고, 많은 대체 또는 보완 의학이 이 검증을 통과하도록 하기 위해 최선을 다한다. 이런 접근법에 대해서는 어떻게 생각하는가?

양자물리학자 : 그러나 이 같은 임상시험에 의한 검증은 치유의 비주류의학에, 아마 모든 치유의 기법에 해로운 결과를 가져다 줄 것이다. 우선 증거가 무엇으로 구성되는가? 대증요법의 전통에서는 이중맹검으로, 임의로 선택된 환자들에게 동일한 치료를 하고, 나머지는 대조군으로 치료를 받는다. 그리고 치유된 비율을 측정한다.

이 과정이 대체의학의 치료 기술에 공정한가? 많은 어려움이 있다. 많은 대체의학 치료가 개별화되어 있다. 그래서 같은 병으로 진단받았음에도 불구하고, 개인은 각각 다르게 치료받는다, 이 문제가 해결되었다고 하자. 많은 대체의학 치료는 짧은 기간의 효능을 위해 고안되어 있지 않고, 장기간의 효능을 위해 고안되어 있다(단기 효과가 있으면 그것은 보너스이다). 장기간에 걸친 효능에 대한 임상시험은 어려울 수 있다.

더군다나 이런 대체의학 치료들이 근거하고 있는 전통에 따르면, 치유는 신체의 치유만이 아니라 비신체적 에너지체(활력체), 정신체 등을 포함하고 있다. 명백하게, 이런 비신체적인 것을 측정하는 기준은 달라야 한다. 이러한 언급은, 만일 당신이 일부 전체론자들을 따라 에너지체와 마음은 기저의 물질주의적 바탕에서 발생하는 독립체라고 생각한다 하더라도, 마찬가지이다.

또 다른 우려가 초심리학자 마릴린 슐리츠(Marilyn Schlitz 1997)와 동료 와이즈먼(R. Wiseman)의 실험에서 나타난다. 그들은 의식이 관여하는 상황에서 명백한 실험자 효과가 나타나는 것을 보여주었다. 다시 말하면, 측정 결과가 이 실험자의 의도에 의존한다는 것이다. 이제 대체의학 시술자에 의하면 치유는 분명히 참여하는 의식의 현상에 따라 질이 달라진다. 그러면 우리가 어떻게 검증을 평가하나?

의학에 대한 증거 기반의 접근을 가감해서 받아들여야 하는 가장 중요한 이유는 이 접근이 의학을 완전한 경험적인 과학으로 만들어 주기 때문이다. 이는 과학의 일반적인 경향과는 일치하지 않는다. 갈릴레오(Galileo) 이후 과학의 성공은 양면적 접근법에서 나온다. 이론과학과 실험과학은 두 줄기이다. 아인슈타인이 하이젠버그에게 말했듯이, 우리가 보는 것은 우리가 관찰을 해석하는 이론에 달려 있다. 순수한 경험주의에는 그런 면이 없다.

그러나 우리가 창발(創發)적인 전체론과 증거 기반의 의학의 근시안적인 접근법을 포기한다고 가정해 보자. 그 대신, 비주류의학 기술의 전통을 확립한 직관, 즉 미묘체 에너지, 마음, 영혼, 정신 같은 실체에 효능 있는 이러한 치료의 효과를 정의해 주는 직관으로 돌아간다고 가정해 보자. 이것이 내가 이 책에서 의도하는 것이다.

독자 : 당신은 모든 의학을 위한 통합된 형이상학이 주류의학을 포함한 현존하는 의학 시술을 분류하는 유용한 방법을 제공해 준다고 말하고 있다. 이러한 방법이 이미 시도된 다른 분류법보다 어떻게 우수한 것인가? 예를 들면, 한 작가는 켄 윌버(Ken Wilber 1993)[128]의 의식의 4개의 행렬에 따라 서로 다른 모든 의학을 외적·개인적, 외적·집단적, 내적·개인적, 내적·집단적의 네 가지 특성으로 분류했다(애스틴(Astin) 2002). 예를 들면, 대증요법은 외적·집단적 범주인 반면, 아유르베다는 내적 - 개인적이다. 당신은 어떻게 생각하는가?

양자물리학자 : 나는 그런 분류를 좋게 생각한다. 당신이 언급한 것은 내가 이 책에서 제안한 것과 상호보완적이라고 생각한다.

---

128) 미국을 대표하는 자아초월심리학자로 철학, 종교, 심리학, 인류학, 사회학 분야의 사상가. 『아트만 프로젝트』를 통해 서양의 발달심리학과 동양 신비주의 영혼의 발달단계론과의 통합을 시도했다.

의사 엘리엇 다스처(Elliot Dascher)가 나의 책『양자적 창의성(Quantum Creativity)』(1999)을 읽고 있을 때, 내가 그에게 이야기한 적이 있다. 그 책에서 나는 창의성은 네 가지 분류가 적당하다고 했다. 외적·내적 그리고 근본적·상황적. 엘리엇은 아주 흥분했다. 왜냐하면 내 책을 읽는 동안 바로 여러 체계의 의학은 그들이 속해 있는 창의성에 따라서 분류될 수 있다는 생각이 그의 머리에 떠올랐기 때문이다. 엘리엇은 의학의 모델은 다음의 네 분류로 나뉘어야 한다고 생각했다. 상황적·외적(대증요법), 상황적·내적(아유르베다, 중국의학), 근본적·외적(영적 치유), 근본적·내적(명상, 요가). 이런 종류의 노력은 항상 유용하다.

독자 : 당신은 "누가 치유하나?"라는 질문에 대답할 수 있는가?

양자물리학자 : 할 수 있다. 대체의학의 오래된 전통은 물질주의자들의 내포된 이원론에 의해 비판받고 거부되었다. 그러나 의식 위주의 심신평행론에서는 (양자 가능성 중에서 대안적인 치유를 창의적으로 선택하는 자유가 있다) 이 문제가 해결된다.

인과적 효력의 문제는 나의 접근 방법으로 분명하게 정의된다. 물리적 신체, 활력체, 정신체 그리고 초정신체가 의식이 선택하는 양자 가능성을 보여준다. 의식은 이 가능성 중에서 물질적, 활력적, 정신적, 초정신적 측면으로 경험되는 실재를 선택한다.

독자 : 그러나 만일 의식이 선택한다면, 왜 우리는 항상 '건강'을 선택하지 않는 것인가? 도대체 왜 우리는 질병과 질환을 앓는 것인가?

양자물리학자 : 선택의 본질적인 미묘함이다. 1970년대에 프레드 알란 울프는 뉴에이지의 슬로건으로 '우리는 우리 자신의 현실을 창조한다'를 내세웠다. 그의 의미는 좋았으나 많은 오해가 있었다. 사람들은 먼저 울프의 조언을 따라 캐딜락 자동차를 구현하기를 원했다. 그들은 별로 성공하지 못하자, 얼마 동안

그들의 차를 위한 공간을 원했고, 그것으로 만족했다.

농담은 그만두자. 우리의 일상적인 자아에서 우리는 우리의 치유 능력을 모르기 때문에 무시하고 고통받는 데에 훈련(조건화)되어 있다. 선택은 제공된 가능성으로부터 언제나 일어날 수 있다. 우리가 자아 안에 있을 때는, 많은 확률 중에서 오직 훈련(조건화)된 가능성만이 큰 확률을 가지고 제공되고, 그래서 건강에 대한 창의적인 선택을 놓치기 쉽다.

독자 : 그래서 일단 아프면, 우리가 자연치유를 사용하여 자신을 치유하려면 양자도약이 필요하다는 것인가?

양자물리학자 : 그렇다. 그리고 모든 사람이 양자도약이 준비되어 있는 것은 아니라는 것을 기억해야 한다. 그들을 위해서는, 그들처럼 제한되어 있는 의학 시스템이 더 나은 처방이 된다. 또한 만일 질병이 정신 수준이 아니라 활력 수준에 있으면 창의성이 더 힘들다. 만일 질병이 오직 신체 수준에만 있다면 기적적인 것이다.

독자 : 당신은 의도의 순수성에 대해서도 언급했다. 이것에는 어떻게 접근하는 것이 가장 좋은가?

양자물리학자 : 그렇다. 의도의 순수성은 양자도약에서 아주 중요하다. 그러나 우리의 의도가 대개 갈등이 있고 혼돈되어 있기 때문에 어려운 일이다. 그러나 좋은 소식은 당신이 이것을 개발하기 위해 훈련할 수 있다는 것이다. 네 단계로 되어 있다.

1. 지금 당신의 자아로부터 치유의 의도를 만드는 것에서 시작한다. 이곳이 당신이 있는 곳이다. 즉 당신이, 당신 자신을, 당신의 특정한 질병이 있는 곳에

서부터 치유하려는 의도를 하는 것이다.

2. 두 번째 단계에서는, 당신 자신을 치유하려는 자아의 의도를 모든 사람을 치유하려는 의도로 일반화시킨다. 결국 모든 사람이 치유되면, 당신 역시 포함된다.

3. 세 번째 단계에서는, 당신의 의도가 기도자의 의도처럼 되게 하라. 만일 전체의 움직임, 보편적인 양자 자체와 부합하면 치유가 일어나게 두라.

4. 네 번째 단계는, 기도자는 침묵의 일부가 되고, 명상이 되어야 한다.

독자 : 서양문화에서는 활력체에 전혀 친숙하지 않다. 우리가 자신의 활력체와 친숙해지도록 하기 위해 어떤 것을 제안하는가?

양자물리학자 : 좋은 질문이다. 지금의 물질주의 시대에는 얼얼함과 떨림 같은 신체의 느낌에 주의를 기울이지 않는다. 그러나 이들은 활력체 움직임과 활력 에너지의 좋은 예들이다.

11장에서, 나는 우리의 손바닥에서의 활력 에너지를 돋우기 위해 간단한 방법을 제안했다. 즉 단순히 양 손바닥을 서로 비비고, 그 다음 동인도 사람들이 "나마스테!" 하고 유지하는 자세와 같이, 약간 양손을 떨어뜨려 놓는다. 이 단순한 운동에서 느끼는 얼얼함이 활력 에너지 움직임이다. 이렇게 활력이 돋우어진 양 손바닥을 당신의 얼굴에 갖다대면, 당신은 재활성화된 것을 느낄 것이다.

당신은 미국에서 돌로레스 크리거(Dolores Krieger)와 도라 쿤츠(Dora Kunz)가 개척한 '치료적 접촉(Therapeutic Touch)'에 대해 들어 본 적이 있을 것이다. 당신이 활력 에너지로 찬 손바닥을 병든 장기 위에 놓으면, 치유력이 있는 당신 활력의 양만큼 활력을 받게 된다. 이것이 치료적 접촉이 작용하는 방식이다. 나는 치료적 접촉의 방법을 배우는 것이 활력체의 신비에 입문하는 가장 좋은 길이라고 생각한다.

독자 : 정말? 그렇게 간단한가?

양자물리학자 : 그렇다. 한 가지 더 있다. 당신은 열린 마음을 가져야 한다.

1980년대에 이러한 사실들이 서양의 정신세계에 막 알려지기 시작할 때, 오리곤 대학 심리학과에서 온 전화가 생각난다. 즉 자신들에게 활력 에너지를 보여주겠다는 사람을 평가하는 데 도움을 달라는 것이었다. 나는 그 친구가 약간의 불안감은 있지만 편안하게 보인다고 생각했다. 그는 손바닥을 반복해서 비비고는 참석한 사람들(대부분 회의적인 행동심리학자들이었다)에게 손을 접촉하지 않고 그의 양 손바닥 사이에 그들의 손을 놓으라고 했다. 그리고 한 사람 한 사람에게 물었다. "무슨 느낌이 있는가?" 그러나 모든 심리학자들은 아니라고 대답했다. 마지막으로 내 차례였다. 내가 나의 손을 그의 양 손바닥 사이에 놓았을 때, 강한 얼얼함을 느꼈다. 그러나 내가 그 심리학자 동료들에게 그 말을 했을 때, 그들은 믿지 않았다. 그들은 내가 어수룩하다고 생각했다.

독자 : 느낌에 대한 반응에 있어서 남녀의 큰 차이가 있지 않나?

양자물리학자 : 있다. 남자는 특히 소위 지적일 때는 더한데, 보다 정신적이다. 남자들에게는 활력 에너지가 왕관 차크라에서 활성화되는 경향이 있고, 대부분은 빠져나가는 것이다. 그래서 그들은 좀 무관심한 편이고, 심하면 우울증에 빠진다. 그들에게 필요한 것은 열정 또는 리처드 모스가 말한 '부드러운 물질성(juicy physicality)'이다. 그리고 활력 에너지를 머리에서 하부 차크라, 특히 심장으로 불러내려오는 것이 필요하다. 본능적으로 남자들은 이것을 알고 있다. 그래서 TV에 성과 폭력이 난무하는 것이다. 그러나 불행하게도, 이것들이 심장으로 에너지를 가져다주지는 않는다.

1960년대의 이야기라고 들었는데, 한 서양인이 인도 히말라야에 아시람(ashram)을 열었다. 그는 방문자들의 질문에 대해 그들의 삶을 바꿀 만한 탁월한 대답을 해주어서 아주 유명해졌다. 한 뉴요커가 그 이야기를 들었을 때, 그녀의 친구가 "왜 그를 만나 보지 않니? 네가 아주 행복해질 텐데"라고 말했다. 그러자 "아직 갈 시간이 안 됐어"라고 대답했다. 수개월이 지나 친구는 인도의 그 구루를 만나고 와서 다시 말했다. "그는 아주 유명해지고 너무 바쁘대. 이제 너는 그를 15분만 만날 수 있고 질문도 세 개밖에는 못 해. 이제 가서 그의 지혜를 얻어 보는 게 좋겠다." 그러나 그녀는 "아직은 시간이 아니야"라고 말했다.

또 수개월이 지나, 위대한 구루로부터 축복을 받고 온 친구가 "의심할 여지없이 과로로 그의 건강이 많이 안 좋아지고 있대. 이제는 10분 만나고 오직 한 가지 질문만 할 수 있대. 이제는 가볼 때가 되지 않았니?"라고 말했다. 그러자 그녀는 "그런 것 같아"라고 대답하고 짐을 싸서 인도로 떠나 그 사람을 찾았다.

문에서 안내인이 그녀에게 최근의 규칙을 알려주었다. "선생님께서는 건강이 좋지 않습니다. 당신은 오직 세 마디만 말해야 되고, 더 이상은 안 됩니다. 약속할 수 있습니까?" "약속합니다. 내가 그에게 할 말은 세 마디면 충분합니다." 그녀가 말했다.

마침내 그녀는 베개 옆에 앉아 있는 구루 앞으로 왔다. 그녀는 절을 하지 않아 안내인을 당황하게 했다. 그러나 그녀는 오직 세 마디만 하여 약속을 지켰다. 완전한 뉴욕 억양으로 구루(그녀의 남편이기도 한)에게 "어빙, 집으로 오세요"라고 말했다.

이 이야기는, 바깥세상에서의 모든 남자다운 속임수는 그가 만일 '가정'과 신체에 바탕을 두고 있지 않으면 아무것도 아니라는 말을 모든 남자들이 들을 필요가 있다는 것을 지적하고 있다(여자 말고 또 누가 이 말을 하겠는가?).

『오즈의 마법사(The Wizard of Oz)』에서 깡통 나무꾼(Tin Woodsman)을 기억하는가? 그는 무엇보다도 심장을 가지고 싶어 한다. 누가 그에게 주겠는가? 결국 도로시이다.

독자 : 훌륭하고 재미있는 이야기다. 그러면 여성은 자신의 신체에 근거를 주

고 있음에 틀림없겠다!

양자물리학자 : 그렇다. 그러나 여성들에게도 문제가 있다. 여성들은 대체로 활력적인 존재이다. 활력 에너지는 일반적으로 하부 차크라에 모여 있다. 이 에너지들이 심장으로 올라가서 시기와 질투로 고갈된다.

스리 오로빈도는 우스갯소리로 이러한 경향을 흡혈귀 성향이라고 불렀다. 왜냐하면 이런 성향을 일단 가지면, 심장의 부정적인 상태를 치료하기 위해 항상 다른 사람으로부터 활력 에너지를 흡수하려 노력하기 때문이다. 당신은 점점 궁핍해진다. 그래서 여성들은 이 부정적인 에너지를 긍정적인 에너지로 바꾸어야 할 도전이 있다(고스와미 2003).

독자 : 그러면 당신은 우울증에 시달리는 지식인들에게 프로작(Prozac®)을 복용해야 한다고 제안하지는 않는가?

양자물리학자 : 절대 아니다. 프로작은 우울증을 억누를 뿐이다. 그것은 또한 우리가 경험하는 모든 것을 둔하게 만든다. 활력 에너지에 대해 더 공부하고, 이 에너지를 한 차크라에서 다른 차크라로 움직이는 것을 배우는 것이 장기적으로 훨씬 보상이 있을 것이다.

독자 : 당신은 오즈의 마법사 이야기를 하며 깡통 나무꾼과 지적 능력의 마음 - 몸 도사(dosha) 특성의 병행론을 이야기했다. 다른 두 캐릭터, 허수아비와 겁 많은 사자는 무엇을 나타내는가?

양자물리학자 : 허수아비는 그의 '뇌'를 찾는다. 그는 정신적 느림의 마음 - 뇌를 표현한다. 물론 자연스럽게, 겁 많은 사자는 과다 활동의 도사를 표현한다. 나는 이것이 충분히 분명하다고 생각한다. 사자는 의심의 여지없이 A형 과

다 활동 성격이다. 그러나 여기에는 흥미로운 미묘함이 있다. 사자는 무엇을 구하는가?

용기다. 무엇을 위한 용기인가? 창조를 위한 용기다. 과다 활동은 너무 많은 라자스(rajas)의 참여, 너무 많은 세력이 확대된 상황적 창의성의 성향에 대해, 그들의 삶에서의 사트바의 구나(gunas of sattva), 즉 근본적 창의성과의 균형이 필요하다. 이는 또 그들의 타마스(tamas), 즉 천천히 하는 것과도 균형이 필요한데, 천천히 하지 않으면 창의적일 수 없기 때문이다. (바라쉬(Barasch) 1993)

독자 : 같은 주제인데, 활력의 풍부한 감각을 어떻게 창조하는가?

양자물리학자 : 그러기 위해서는 반드시 심장에서 활력 에너지를 느끼고, 전반적으로 모든 상부와 하부의 차크라에서 활력 에너지를 느껴야 한다.

그래서 우선 우리의 감정을 탈정신화시켜야 한다. 걱정은 마음이 활력 에너지를 조절하는 한 방법이다. 우리는 이 걱정을 평화와 사랑으로 대체시키는 연습을 해야 한다. 예를 들면, 돈이 걱정되면(불안), 우리의 일차적인 사랑의 관계(평안)를 생각한다.

두 번째, 우리는 일방적 인과관계보다는 순환적 인과관계로 된 얽힌 계층적 관계를 가져야 한다. 이것이 정신적, 활력적 움직임의 습관적 패턴에서 떨어져 나오는 확실한 방법이다.

세 번째, 활력 에너지는 자연에 풍부하게 있다. 당신은 야외의 하늘 아래서, 아름다운 자연 가운데 서서 태극권 훈련을 할 수 있다. 손바닥을 위로 하여 당신의 팔을 펼쳐라. 자, 이제 크게 외치자. "친절과 자비를 기초로, 솔직함과 다정함을 가슴에." 금방 당신은 손바닥이 풍부한 활력 에너지로 얼얼한 것을 발견할 것이다.

독자 : 탈정신화에 대해서 더 이야기해 달라.

양자물리학자 : 마음은 자연스럽게 의미 중립인 느낌에 의미를 부여함으로써 우리 경험의 활력 영역을 지배하게 된다. 나는 이것을 정신화라고 부른다. 비결은 이 습관적 패턴을 바꾸어 마음이 대신 초정신을 향하게 하는 것인데, 여기서는 마음이 종복이 된다.

그래서 우리는 느낌을 정신화하는 방법, 우리의 느낌에 의미를 주는 특정한 형태를 관찰한다. 일단 우리의 패턴을 아주 정직하게 알게 되면, 변화에 대해 열리게 된다. 그리고 패턴의 변화는 항상 창의적인 양자도약을 택할 때 최상으로 이루어진다는 것을 명심하라.

독자 : 마음의 창의적 양자도약은 항상 우리가 의미를 처리하는 과정에서 맥락의 전환을 의미하는 것인가?

양자물리학자 : 그렇다. 우리의 맥락은 이성이 고정된 신념, 신념 체계 내에서 작용하므로 점차 고착된다. 만일 신념의 일부를 바꿔야 한다면, 전체 시스템에 의문을 가져 봐야 할 것이다. 훈련(조건화)된 자아 마음은 이런 것을 싫어하고 두려워한다.

우리가 흔히 하는 실수는 우리가 단지 무엇을 읽거나, 스승을 따르거나, 훈련(조건화)하는 것을 통해서 의미에 대한 지각을 바꿀 수 있다고 생각하는 것이다. 하지만 그것은 준비에 지나지 않는다.

당신은 선(禪, Zen) 스승으로부터 가르침을 받아 본 적이 있는가? 그는 부채를 집고 당신에게 물을 수 있다. 이것이 무엇이냐? 당신이 부채라고 대답하면, 그는 그것으로 때릴 것이라고 말한다(제안하건대, 당신이 충분히 미묘해서 그것을 이해한다면, 부채는 때리는 데 쓰일 수 있는 것이다). 그러나 문제는, 당신이 그것을 알고 때리는 데 쓰는 것이라고 말하면, 선 스승은 만족하지 않을 것이다. 그는 기껏해야 '30%' 정도라고 말할 것이다.

어떻게 된 일인가? 유명한 선 문서에 의하면, 제자가 선실에서 5일 만에 뛰어

나왔을 때의 상태를 서술하고 있다. 그는 스승에게로 가서 부채를 빼앗아 그것으로 스승을 때렸다. 그리고 부채로 그의 몸을 긁은 다음 원래의 부채로 사용했다. 이 모든 재미있는 장난 같은 일의 의미는, 제자의 행동은 초정신의 양자 자체로부터 나온 것이고, 그런 상태에서의 행동은 영리함에서 온 것이 아니라, 확실성으로부터 온다는 것을 스승에게 의심 없이 보여주었다.

건강을 단지 원한다는 것만으로는, 즉 영리함으로는 선택할 수 없다. 당신이 건강을 양자도약 후의 확실성으로 선택할 때, 그때야 당신은 에너지로 생활방식의 변화를 일으키는 방법에 통달할 수 있을 것이다. 그러나 그때도 통달하지 못할 수 있는데, 그렇게 복잡한 것이다.

독자 : 활력체의 카르마(karma)가 무엇인가?

양자물리학자 : 우리는 전생으로부터 어떤 성향을 현생에서 받고, 우리 생각으로는 그 성향들이 우리의 학습 의제(學習議題)를 만족시키는 데에 가장 적합할 것이라고 생각한다. 이 활력 카르마가 도사를 우리에게 주는 것이다. 만일 활력의 신체적 표현을 만드는 데에 너무 많은 창의적 에너지(tejas)를 사용하는 성향을 받았다면, 우리는 도사의 피타(dosha of pitta)를 발전시키게 된다. 등등….

독자 : 그러나 우리는 왜 전승받은 활력적 성향인 활력적 카르마를 태워 버리려고 하지 않는가?

양자물리학자 : 왜 안 그렇겠는가? 그 역할이 다 끝난 후에 그렇게 한다.

독자 : 그러면 왜 도사가 완전히 균형되어 있지 않은 것인가?

양자물리학자 : 그것은 큰 의미가 없다. 신체의 업무는 표현을 형성하는 것

이고, 그것을 위해서 우리에게 필요한 것은 항상성을 유지하는 신체다. 그래서 우리에게 필요한 것은 도사가 개인에 맞게 자연적 항상성을 유지하거나, 가능하면 프라크리티(prakriti)에 근접하게 유지시키는 것이다.

독자 : 어떻게 하면 그렇게 되나?

양자물리학자 : 간단한 처방이 있다. 과일과 야채가 풍부한 식물성 식이를 하고, 물을 많이 마시고, 모든 일을 천천히 하고, 수면을 포함해서 많은 휴식시간을 가져라(고스와미 2003). 거기에는 많은 지혜가 있다. 하나를 첨가한다면, 삶에서 창의적인 일을 하라(외적이건 내적이건).

독자 : 당신이 앞에서 말한 훈련들 - 신체적 운동, 요가 자세, 호흡 훈련, 활력체를 위한 태극권, 정신체를 위한 집중명상과 자각명상, 초정신체를 위한 몰입체험 그리고 지복체를 위한 창의적 수면 등의 훈련들은 어떤가?

양자물리학자 : 이 훈련들은 우리의 다섯 가지 신체가 최적의 역동적인 건강을 유지하기 위한 것이다. 궁극적으로, 건강한 삶의 가장 좋은 전략은 우리의 신체를 최적의 건강 상태로 유지하는 것이다.

이것이 내가 항상 현재 교육의 개혁이 가장 중요하다고 말하는 이유이다. 그것에 대해 많이 알지는 못한다고 해도, 지금 교육은 물질주의, 종교적 열정을 가진 과학주의를 세속주의라는 이름으로 믿고 있다. 이게 무슨 아이러니인가? 6세 된 아이가 모든 것은 원소로 이루어져 있다고 배우고 있고, 나중에 극복하기 힘든 편견을 키우고 있다. 우리가 오직 원자와만 가까이 하면, 혼돈되고 냉소적이 되는 것 외에 무엇을 선택할 수 있나? 우디 앨런(Woody Allen)이 아름답게 묘사한 실존주의자같이?

나의 희망은 현재의 패러다임 전환이 조만간 완성되어서, 우리의 교육 체계가 대안을 가르칠 수 있을 정도로 자유로워질 수 있도록 허용하는 것이다. 어린이에게 요가, 명상, 창의성 그리고 감정적, 초정신적 지능을 선택할 수 있도록 해주는 것이다.

독자 : 당신은 요즈음의 연구가 의식의 다른 여러 신체들의 역할을 해석하는 데 도움이 되었다고 지적했다. 초정신체는 모든 신체의 법칙과 움직임의 원형을 규정하고, 마음은 활력적, 신체적 의미를 부여한다. 활력체는 생물의 형태를 만드는 형태형성장을 포함하고 있고, 물리적 신체는 미소 거시적 분열을 통해서 활력체와 정신체의 소프트웨어적 표현을 만드는 하드웨어로서 행동한다. 이에 대한 과학계의 반응은 어떠한가?

양자물리학자 : 내가 알기로는 좋다. 그런데 이러한 특정한 패러다임 전환에 한 가지 어려운 점은 다학제적 접근이 필요하다는 것이다. 오늘날 대부분의 과학자들은 아주 전문화되어 있다. 의학은 너무 전문화되어서, 농담으로 오른쪽 엄지발가락 전문의가 있다고 할 정도다.

독자 : 당신은 질병이 의식의 다섯 가지 신체 각각에서, 우리 존재의 다섯 가지 수준 각각에서 기능 이상과 부조화 때문에 생긴다고 말한다. 또 당신은 부조화와 질병이 한 수준에서 다른 수준으로 퍼져 나갈 수 있다고 말한다. 또 비슷하게 한 수준의 치유가 다른 수준으로 퍼질 수 있다고 말한다.

그러므로 각 수준에서, 우리의 각 신체에서, 소위 물리적 신체 의학, 활력체 의학, 정신체 의학 등으로 다양하게 치료 체계를 개발시킬 수 있는 가능성이 있다. 그렇다면 활력체 의학과 정신체 의학은 대체의학도 아니고 보완의학도 아니다. 그 대신 그들은 질병의 근원과 퍼진 정도에 따라 다양한 적용 가능성의 영역을 정의할 뿐이다. 그렇지 않은가?

양자물리학자 : 당신은 아주 관찰력이 좋다. 예를 들면, 만일 질병의 근원이 콜레라균이라면, 빨리 찾아내서 신체적 수준에서의 치료만으로도 족하다. 비슷하게, 질병이 위궤양같이 장기에서의 활력 에너지의 과다 사용에 의한 것이라면, 오직 활력체 의학이 필요하다.

그러나 궤양이 심하고 즉각적인 치료가 필요하다면, 보완요법 차원의 물리적 신체 의학으로 즉각적인 호전을 가져오는 것이 환영할 만하다. 만일 질병의 근원이 마음에 있다면(마음 - 몸 질병), 1차적 치료는 정신적 수준에서 이루어져야 한다. 활력체 의학은 보완적인 2차적 치료가 될 것이고, 물리적 치료의 개입은 응급 상황에서만 필요하게 될 것이다.

독자 : 언제 그리고 어떻게 종합의학을 적용하는지 예를 들어 줄 수 있는가?

양자물리학자 : 가끔 활력 수준과 정신 수준에서의 개입이 전략적 이점이 있다. 한 장기가 적절히 기능하지 못해(기능 이상의 원인은 관계없이) 심한 통증의 원인이 된다고 생각해 보자. 진통제로 치료할 수 있다. 그러나 훨씬 안전한 치료는 침술이다(물리적 효과는 똑같이 엔도르핀의 분비라는 것을 생각하자).

다른 예로는 정신적 스트레스인데, 이는 신체적 수준의 질병을 유발할 가능성이 많다. 우리를 진정시켜 주는 약물을 사용하여 신체 수준에서 스트레스를 치료할 수 있으나, 위험한 결과를 초래할 수 있다. 이런 경우는 정신 수준에서의 대체 방법, 명상 같은 것이 더 좋다. 부작용도 없고 문제를 근원적으로 다룰 수 있는 치료가 있다.

나도 인정하는 바이지만, 암 같은 까다로운 상황이 있다. 우리는 아직 질병의 근원을 어떻게 결정해야 하는지 모르고 있다. 이 질병이 유전적 원인에 의하는 것인가? 환자의 가족력 같은 것을 고려하면 어느 정도 그렇다고 할 수 있다. 활력적 에너지 불균형에 의한 것인가? 이것도 직관적인 진단을 사용하므로, 어느 정도 이 질문에 대한 대답으로 그렇다고 할 수 있다. 혹은 이 질병이 정신적 스트레스나 감정의 억제 등의 결과로 나타나는 것인가? 환자들의 생활방식을 보면 제한된 범위에서 그렇다고 할 수 있다. 그러나 상식은 이미 종합의학적 치료를 말하고 있는 것이다.

암에는 응급 상황이 있다. 암은 신체 전체로 퍼져 나간다. 전이를 막기 위해서는 즉시 수술이나 방사선 치료를 통해서 물리적 중재를 해야 한다. 다음에는 화학요법(많은 부작용이 있다) 대신 활력체 의학과 심신의학의 기법을 사용할 수 있다(창의성의 프로그램 내에서. 16, 17장 참조).

비슷하게, 심장 질환도 종합의학에서는 단기간의 물리적 중재가 필요하지만, 장기적으로는 활력 수준과 정신 수준에서의 치료가 반드시 필요하다고 말한다.

일반적으로, 만일 응급 상황 같은 제한된 경우에는 물리적 수준의 중재가 꼭 있어야 한다는 것을 기억하면, 우리의 논리적 근거는 확고하다. 장기적인 치료에서는 활력적, 정신적 수준에서의 치료가 성공적인 치유를 위해서 꼭 필요한 요소이다. 물리적 수준에서의 중재는 적절성에 따라 선택적이다.

독자 : 이 책에서 당신 접근법의 가장 중요한 성취는 대체의학의 성공적인 기법이 왜, 어떻게 작용하는가에 대한 이론적·과학적인 설명을 제공한 것이다. 아유르베다, 중국의학, 침술, 차크라, 심신치유, 영적 치유, 동종요법까지, 만족할 만한 설명이 되었다. 그러나 자연요법에 대해서는 언급하지 않았다. 어째서인가?

양자물리학자 : 자연요법이란, 내가 옳게 이해했다면, 당신이 말한 모든 체계, 자연에서 유용한 모든 치료 체계를 이용하는 것이다. 그래서 나는 자연요법론자들은 여기서 개발된 종합의학에 아주 만족할 것이라고 생각한다. 왜냐하면 우리는 사용되는 다양한 모든 체계를 한 패러다임의 우산 아래로 통합하기 때문이다.

독자 : 당신의 종합의학이 최종적인 것이라고 생각하는가?

양자물리학자 : 전혀 그렇지 않다. 그러나 좋은 시작이라고 생각한다. 우리는 올바른 형이상학으로 시작하고 있는 것이다. 확실한 것은, 지금 제공한 이론은 뼈대에 지나지 않고, 앞으로 연구에 의해 많은 살이 더해져야 할 것이다.

독자 : 나는 종합의학 체계의 또 다른 중요한 성취도 좋아한다. 그것은 치유의 초정신적 수준이 필요한 요소인 긍정적 건강에 대해 고려하게 해준다. 이는 또한 초정신 지능으로 가는 입구이다. 그렇지 않은가?

양자물리학자 : 그렇다. 심지어 질병이 양자치유의 양자도약, 초정신으로 가는 입구로 사용될 수 있다. 그러나 건강한 상태에서 초정신으로 접근하는 것이 가장 좋고 더 쉽다.

독자 : 현재에 비해 이전의 건강과 치유를 어떻게 평가하나?

양자물리학자 : 이전에는 질병이 신체(유전적)의 표현을 만드는 능력의 결함, 계절적인 환경변화, 바이러스와 세균의 공격 등에 의한다고 생각했다. 일단 교정할 수 있는 올바른 접근법이 없었고, 심지어 이해하지도 못했다. 그러나 아유르베다, 중국의학, 자연요법 같은 활력체 의학이 부조화의 계절 효과에 의한 대부분의 바이러스 감염을 치료하는 좋은 방법을 제공했다. 그러나 빠른 중재적 처치가 필요한 치명적인 세균 감염 등에 대해서는 다룰 수 있는 방법이 없었다.

현대의 대중요법 치료의 성공은 좋은 위생적 측면의 공중보건, 세균감염의 치료(백신과 항생제를 통한 예방), 장기이식을 포함하는 놀라운 수술 효과 등으로부터 온다. 대중요법 치료가 우리의 구세주로서 실패한 것은 우리의 생활방식이 자연으로부터 너무 많이 분리되었기 때문이다. 너무도 분리되어 활력체에 적절한 영양을 공급하는 것이 어려워졌다. 그리고 현대생활의 스트레스가 너무 광범위해져서, 신체의 많은 또는 대부분의 질병의 원인이 다른 곳이 아니라, 활력체와 정신체에서 시작하게 되었다.

독자 : 그러면 종합의학이 적시에 출현한 것이라고 말할 수 있는가?

양자물리학자 : 사실 그렇다. 이제 시기적절한 종합의학의 발전으로, 우리는 적당한 방법과 시기에 신체적 의학과 함께 활력체 의학, 정신체 의학을 적절하게 그리고 적당한 때에 포함하여, 현대의학의 부적절한 면을 제거할 수 있다. 우리는 준비된 사람들에게 초정신 의학, 양자치유를 처방할 수도 있다.

의학의 예방적인 측면에서도 마찬가지다. 최근까지 대중요법 의학의 예방적인 측면은 공중보건 위생과 백신 접종이었다. 그러나 20세기 후반의 생활방식 변화는, 흡연과 음주의 해로운 효과와 좋은 영양, 운동 등의 좋은 효과에 대한 인식 증가의 결과로, 의학의 사회적 이론을 필요로 하게 되었다. 종합의학은 신체적 수준의 예방뿐만 아니라, 우리 의식의 활력체, 정신체, 심지어 초정신체와 지복 수준의 예방을 포함한 예방의 추가적 가능성을 제안한다.

독자 : 종합의학의 가장 영향력 있는 발견은 무엇인가?

양자물리학자 : 초정신 지능의 개념을 건강과 치유에 끌어오는 것이 가장 중요하고 급한 문제이다. 아직까지도 유전적 결함을 바로잡을 확실한 물질적 수준의 발명이 없다는 것을 기억하자. 표현 형성 기구 자체의 부적절함이 질병의 원인이다. 물질주의적 체계의 연구가 거의 완벽하게 유전자 정보를 해독하고 부호화했지만, 그 정보를 유전적 결함에 적용하기에는 아직 확실치 않다. 유전자 치료는 그리 잘 진행되고 있지 않다. 이 문제에 대해 초정신 지능을 적용하는 접근 방법이 더 성공 가능한 접근일 수 있다.

종합의학의 가장 위대한 적용은 질병의 치유 너머이다. 이제 치유로써 인간의 영성을 이해할 명확한 가능성과, 양자치유로부터 배울 수 있는 것을 우리의 영성 자체를 치유하는 데 적용할 수 있는 가능성이 있다. 이것의 사회적 영향은 지대할 것이다.

불로장생 신체, 미신 또는 과학?

우리는 긍정적 건강으로 얼마나 살 수 있을까? 우리는 질병을 완전히 제거할 수 있을까? 만성적인 작은 불편함까지도? 만일 우리가 신체에 아무 손상도 받지 않을 수 있다면, 노화의 정지도 기대할 수 있지 않을까?

모든 문화에서 지속적인 미신의 하나는 영원한 불로장생의 미신이다. 심지어 물질주의자들도 나노 기술의 전도유망한 힘을 사용하여 불로장생을 이야기한다(티플러(Tipler) 1994). 의사 디팩 초프라는(1993) 우리의 자기이해가 많아질수록 우리가 더 오래 살 수 있다는, 더 합리적인 책을 썼다. 불로장생에 대한 환상을 가지게 할 수 있는 또 다른 방법들이 있을까?

이 점에서는 노화에 대한 전문가들이 소위 헤이플릭(Hayflick) 효과라는 망령을 떠올리게 한다. 의사 레너드 헤이플릭(Leonard Hayflick 1965)[129]은 시험관에서 사람 세포 배양을 실험한 결과, 사람의 세포는 많아야 50번 정도 분열하는 것을 발견했다. 삶의 과정 중에서 신체는 세포분열에 의해 갱신해 나간다. 그러므로 대체적으로 말해서 사람은 장수해 봐야 100여 년 정도가 한계다.

그러면 심리학자 켄 펠티가 쓴 더 오래(150세까지도 있었다) 살았던 사람들의

---

129) 미국의 해부학 교수 및 노화학자. 세포분열 횟수와 수명과의 관계에 관한 연구에서 인간의 평균 한계수명을 120세로 추정했다. 이를 헤이플릭 한계라고 한다.

이야기는 어떻게 된 건가? 인도에서는 헤이플릭 효과의 한계보다 오래 산 요기들에 관한 신화는 흔한 일이다. 어떻게 그들은 더 오래 살았나?

우마 고스와미는(2003) 대학생 때 직접 그런 요기를 만난 적이 있다. 그녀는 인도 남단의 카니아쿠마리(Kanyakumary)라는 아름다운 곳을 부모와 함께 방문했다. 그때 그녀는 260세 된 마더 마이(Mother Mayi)라는 요기가 대부분의 시간을 물 밑에서 지낸다는 이야기를 들었다. 사람들이 해변에서 기다리면 된다고 하여 그는 기다렸다. 몇 시간이 지나자 동행인들은 다 떠났다. 네 시간 정도 지나 갑자기 어디선지 모르게 한 무리의 개들이 나타나더니, 곧 마더 마이가 물 밑으로부터 나왔다. 그녀는 그렇게 나이 들어 보이지 않았다. 그녀는 한마디도 하지 않았지만, 우마는 그녀와 신나고 재미있는 시간을 보냈다(마더 마이는 그녀의 몸을 떠나고 없지만, 카니아쿠마리(Kanyakumary)에는 그녀의 이름을 본뜬 사원이 있고, 많은 사람들이 아직 그녀를 기억한다).

나는 천천히 하는 생활방식으로 헤이플릭 효과를 어느 정도 넘을 수 있다고 생각한다. 그러면 세포분열도 천천히 하게 되어, 헤이플릭의 수명시간을 연장시키는 것이 가능하기 때문이다.

이 연장으로부터 불멸까지는 개념화하면 양자도약이 된다. 불멸은 가능한 것일까?

만일 당신이 이전의 내 책 『영혼의 물리학(Physics of the Soul)』을 읽었다면, 불멸의 질문에 대한 나의 대답은 조심스럽게 낙관적인 "그렇다"라는 것을 이미 알 것이다. 이유는, 일부는 증거에 근거한 것이고, 일부는 이론적인 것이다.

의심할 여지없이 증거는 충분치 않고, 기껏해야 일화 같은 것이다. 가장 지속적인 일화는 예수의 부활이다. 그의 몇 명의 제자(한 명 이상)들이 그것을 보았듯이, 정말로 예수는 육신이 부활했는가? 한 사람 이상이 보았다는 것은 일화에서 중요한 부분이다. 그래야 보았다는 것에 대해 공감대를 가지고 자신 있게 말할 수 있으며, 본 것이 현실에서의 물리적인 (총체) 것일 수 있기 때문이다.

인도에는 물론 그런 일화가 많이 있다. 하나만 말하면, 파라마한사 요가난다

(Paramahansa Yogananda)의 유명한 책 『요가난다, 영혼의 자서전(Autobiography of a Yogi)』에 나오는 바바지(Babaji)라는 현자에 대해서이다. 바바지에 대해서는 확실하게 사실성에 대한 공감대를 형성하고 있다. 많은 사람들(서양인들을 포함해서)이, 비록 다른 시간과 장소에서지만, 그를 보았다고 주장해 왔다.

육체적인 불멸을 시사해 주는 이런 일화적인 자료를 이해할 수 있는 이론을 만들 수 있을까? 이에 대해 대답하기 위해서 우리 진화의 다음 단계에 대한 신비주의 철학자인 스리 오로빈도의 개념을 탐구해 보자(오로빈도 1955, 1970, 1996).

인간의 진화는 어디로 가고 있는가?

나는 지금까지 의식 내에서의 과학의 관점에서 생물학적 진화의 의미에 대해 논의했다. 생물학적 진화는 활력체의 표현 형성의 진화이다(6장 참조). 뇌의 발달과 함께 마음이 표현될 수 있고, 진화의 추진력을 정신의 표현 형성 진화 쪽으로 바꾸었다. 우리는 지금 여기에 와 있다. 우리는 정신의 시대에 살고 있다. 우리는 마음의 표현을 점점 더 정교하게 하는 데에 성공하고 있다. 만지고, 맛보고, 냄새 맡는 등 모든 신체적 즐거움을 포기하며, 심지어는 컴퓨터를 통한 물건 사기 등에서 우리가 마음을 어떻게 사용하는지 보고 있다.

우리가 오늘날 즐기는 정신적 삶 이후에 다른 삶이 있을까? 앞으로 올 인간 진화를 분명히 보기 위해, 진화와 퇴화에 대한 오로빈도의 철학을 도식적으로 보자(18장 참조). 퇴화란 무엇인가?

의식의 퇴화란 한계를 창조해서 표현이 가능하게 하는 것이다. 처음에 우리는 의식과 과거, 현재, 미래가 모두 포함된 모든 가능성을 가지고 있었다. 그러므로 시간의 방향성도 없었고, 표현도 없었다. 퇴화의 첫 단계에서 첫 번째 한계는 일련의 규칙과 원형(archetypes) 내에서 게임을 하는 것이다. 이것이 초정신이다.

다음 우리는 의미를 가지는 가능성만을 취하는 정신적 한계를 가지게 된다. 다음에는 가능성 한계를 더 멀리 두어, 생물학적 형태를 형성하기 위한 특수한 활력 청사진만 취하는 것이다. 이것이 우리에게 활력적 세계를 가져다준다. 그리고 마지막으로, 의식의 보다 미묘한 표현인 하드웨어, 물리적 신체가 나타나게 된다. 이제 진화가 시작되고, 우리는 이미 두 단계를 완성했다. 피에르 테야르 드 샤르댕(Pierre Teilhard de Chardin)[130]이 관찰한 대로, 이 첫 두 단계는 우리에게 생물권과 인간 생활권을 주었다. 다음은 무엇인가?

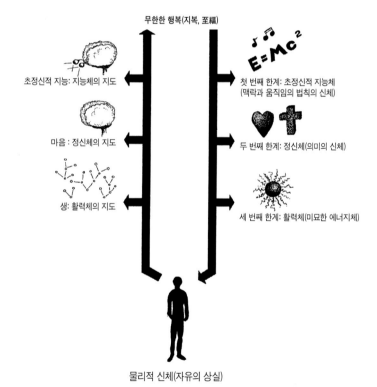

그림 18. 스리 오로빈도(Sri Aurobindo)가 보는 우리의 진화적 미래

---

130) 프랑스 예수회 신학자, 과학자. 신학과 함께 자연과학, 특히 지질학과 고생물학에 관심을 가졌다. 우주는 항상 진화 과정을 향해 움직이며, 그 움직임은 더 큰 복잡성을 향해 달리고 있다고 주장했다.

물론 우리에게는 다음의 형태를 표현하기 위한 초정신이 있다. 여기 오로빈도의 위대한 관찰과 예측이 있다. 인간 진화의 다음 단계는 초정신의 신체적 표현을 만드는 능력의 진화이다. 일단 이 능력을 가지게 되면, 진화는 초정신 표현의 보다 세련된 발전과 함께 지속될 것이다.

그러나 초정신 지도를 만드는 것은 무엇을 의미하는가?

초정신의 신체적 표현 또는 지도를 만드는 것의 의미를 이해하기 위해서는, 우선 우리 진화의 정신적 단계에서 초정신의 표현을 만드는 방법을 분석해 보자. 당신이 사랑에 대해서 창의적인 '아하(aha)' 통찰을 가지고 있다고 하자. 그것은 당신이 초정신으로 양자도약을 해서 사랑의 원형과 직접 만난다는 것이다. 그러나 당신의 몸에는 경험을 붕괴한 초정신 구성요소의 직접적인 기억을 만들 신체적 기구가 없다.

그래서 마음이 정신의 표현인 초정신의 임시 기억을 만들게 된다. 이 경험은 확실성이 있으므로, 사랑을 보는 당신의 정신적 관점은 영원히 변한다. 그러나 마음은 양자 불확정성으로 인해 영구적인 기억이나 표현을 만들 수 없다. 그래서 당신이 하는 일은 당신의 마음이 특정한 경험에 준 의미를 정신적 표현의 뇌의 기억으로 만드는 것이다. 그러나 이 같은 표현은 2차적인 것이기 때문에 항상 불완전할 것이다.

그래서 신비주의자들은 우리에게, 실행을 하면서(실행하면 보다 완전하게 된다) 우리의 경험에서 살고, 원형을 배우며 희망을 가지고 초정신 경험의 정신적 기록의 뇌 표현대로 살라고 이야기한다. 그러나 당신의 정신적 의미는 다른 사람들이 원형적 경험에 가지는 정신적 의미와는 거의 같지 않을 것이다. 그러므로 당신이 배운 것에 바탕을 둔 당신의 가르침은 다른 가르침을 주는 사람들의 것과는 다르게 되고, 더 많은 혼돈을 갖게 할 것이다. 이것이 다른 종교를 만드는 이유이다.

분명히 이런 종류의 학습은 절대 완전하지 않다. 오늘날 우리가 아는 대부분의 영적 스승들이 조만간 스캔들에 얽히는 이유이다. 결정적 순간에 그들은 그들이 발견한 대로 살지 못하게 될 수 있는 것이다.

예수나 석가 같은 사람들은 어떻게 완전하게 사랑하는 방법을 배웠을까? 그들이 완전하게 배운 적은 없다. 직접적인 신체적 표현을 만들 능력이 없이는 아무도 할 수 없는 것이다. 하지만 석가와 예수는 초정신(산스크리트어로 투리야(turiya)라고 하는 의식의 상태)에 영구적으로 접근해, 매 순간마다 초정신을 직접적으로 불러냄으로써 항상 사랑할 수 있는 것이다.

초정신 원형의 직접적·신체적 표현을 만드는 능력은 사랑, 미, 정의, 진실, 선 등의 원형을 배우는 모든 어려움을 변화시킬 것이다. 그러면 우리는 둘 더하기 둘의 계산을 배우는 것처럼, 쉽게 이러한 원형들로 살 수 있게 된다. 이것은 또한 우리가 이 원형들을 가르치는 방법을 완전히 변화시킬 것이다.

그래서 오로빈도는 진화의 이 단계를 신들(원형들)의 강림, 물리적 평면으로의 강림이라고 불렀다. 아마도 여기에는 물질 자체의 변환이 필요할 것이다.

당신은 진 시노다 볼린(Jean Shinoda Bolen)[131]이 저술한 두 권의 멋진 책『우리 속에 있는 여신들(Goddesses in Everywoman)』(또 하나의 문화)과『우리 속에 있는 남신들(Gods in Everyman)』(또 하나의 문화)을 읽었는지 모르겠다. 신과 여신은 이미 우리 안에 표현되어 있는 것 아닌가? 볼린은 정신적 노력을 통해 우리 안에서 신과 여신, 원형을 표현하는 잠재력을 이야기하고 있는 것이다. 그러나 불행히도 이 방법 또한 어두운 그림자가 있다. 사실 우리는 그림자를 깨끗이 치울 수도 없다.

칼 융(Carl Jung)의 생각은 오로빈도의 시각과 거의 같은 것이다. 오로빈도와

---

131) 미국 정신과 의사, 교수, 융 정신분석가. 영성의 발전에서 여성과 남성의 원형적 심리학에 관한 책을 저술했다. Psychic 저널의 공동 창설자이기도 하다.

마찬가지로 융도 인간 진화의 목표는 '무의식적인 의식'을 만드는 것이라고 보았다. 그러나 융(1971)이 집단 무의식이라고 칭한 것은 오로빈도가(또한 내가) 초정신이라고 칭한 것이다. 어떻게 그것을 의식으로 만들고, 어떻게 원형을 나타내는가에 대해서 융이 선호하는 방법은 '연금술'에 비유해 표현되었다. 연금술은 금속을 금으로 바꾸는 개념이다. 다시 말하면, 오로빈도와 마찬가지로 물질의 변환이다.

진화의 이러한 개념을 어떻게 불멸과 연결시키나?

다음 질문은 이 표현 형성 기구는 무엇이 될 것인가? 하는 것이다. 일부 신경생리학자들이 말하는 수퍼 뇌, 신 - 신피질(新 - 新皮質)일까?

생각해 보자. 우리는 우리 몸에서 원형의 표현과 그것을 사는 삶을 이야기하고 있는 중이다. 원형 중의 하나는 진리 자체이다. 진리가 만일 영구적이 아니거나 적어도 아주 오래 지속되지 못한다면, 뭐가 좋은 건가? 이미 엔트로피 지배적인 신체에서 원형의 표현을 만드는 것은 소용없는 일이다.

우리는 일상의 거시적 물질보다는 더 미묘하지만, 미묘체들(활력, 정신, 초정신체)보다는 덜 미묘한 물리적 물질을 생각해야만 한다. 이 '초정신적' 물질은 미소 - 거시적 분리가 있고, 그래서 그 물질의 세계에서는 얽힌 계층의 양자측정이 일어날 수 있다. 엔트로피의 법칙은 - 무질서가 질서를 대체한다 - 뒤로 제쳐놓는다. 그래서 시간의 엔트로피 화살은 거의 작동하지 않는다. 그 결과 모든 것은 영원히 새롭고, 시간은 아주 천천히 흘러간다.

이것을 보는 다른 방법은, 초정신은 이제 신체에서 지도화(地圖化)되어 있기 때문에, 그것의 정신적 · 활력적 · 신체적인 안내를 이제 이용할 수 있다는 것이다. 그래서 이런 하부 신체들의 문제가 순조롭게 교정 가능하다. 그런 세계에서는 질병이 문제되지 않는다.

일상적인 물질에 대한 이 초정신 물질의 관계는 무엇인가? 물론 일상적인 물질세계에서 초정신 물질세계는 보이지 않고, 이들 사이의 직접적인 상호작용도 허용되지 않는다. 이 두 세계는 우리의 미묘체들을 경험하는 것과 다르지 않게, 의식의 중재를 통해서만 서로 경험할 수 있다.

물론 초정신주의자들은 우리의 총체적인 물질세계를 포함해 정신, 활력, 신체 3가지 영역을 모두 통달했기 때문에. 물질주의자들보다 이미 유리한 점을 가지고 있다. 그래서 그들은 마음대로 우리 세계를 드나들 수 있으나, 우리는 오직 그들이 우리에게 일시적인 힘을 부여해 줄 때만 그들을 볼 수 있다.

이 진화는 곧 일어날 것인가?

이것은 백만 불짜리 질문이다. 나는 이 큰 변화가 임박했다는 조짐이 있다고 생각한다.

첫 번째, 정신의 시대는 얼마 전부터 붕괴의 징후를 보여 왔다. 확실히 전성기가 지나갔다. 오늘날 시는 죽었다. 2002년 노벨 문학상 수상자 비디아다르 네이폴(V. S. Naipaul)은 문학으로서의 소설은 죽었고, 소설같이 보이는 가장 많이 팔리는 쓰레기에게 자리를 내주었는데, 이 책들은 공상과학처럼 현실적이지 않다는 의미의 말을 했다. 비슷하게, 서양의 고전음악은 점차 생각도 없는 가벼운 것들에게 자리를 내주고 있다.

이는 이야기의 일부에 지나지 않는다. 당신은 오늘날의 주요 문제들이 정신운동을 통해서는 해결 불가능한 것들이라는 것을 알아챘을 것이다. 이 문제들에는,

- 환경 공해와 지구 온난화 문제
- 에너지 부족 문제
- 핵전쟁 문제
- 매체의 힘에 직면한 민주화의 유지 문제
- 진보 경제학 문제, 그리고 마지막이지만 중요한
- 건강관리 경제학 문제

등이 있다. 만일 어떤 사람이 우리는 우리의 건강을 돌보는 것이 경제적으로 불가능하기 때문에 불로장생해야 한다는 가정을 한다면, 이것은 아주 농담만은 아니다.

세 번째 형태의 증거는 아직 논란의 여지가 많다. 최근 외계로부터의 방문자가 증가하고 있다. 물론 UFO 현상을 말하는 것이다. 일부는 낮은 수준의 존재이고, 우리처럼 부정적인 것이나 좋지 못한 건강으로 고생하는 별로 흥미 없는 방문자들이다. 그러나 일부는 초정신적 문명으로부터 초정신적 힘을 갖는 빛나는 존재들이다. 우리가 그들 수준의 진화적 도약을 할 준비가 되어 있지 않다면, 그런 사람들이 왜 방문하겠는가?

1980년대 후반, 생물학자 존 케언스(John Cairns)[132]와 동료들은(1988) 유도적 돌연변이라는 중요한 발견을 했다. 세균은 기아 상태에 빠지면 자신들의 돌연변이 비율을 증가시켜, 그 환경에서 많은 식량을 구할 수 있는 종으로 변형할 수 있다(고스와미와 토드(Todd) 1997). 만일 세균이 할 수 있다면, 세균이 생존을 위해 진화할 수 있다면, 우리도 할 수 있다. 그리고 이 경우의 생존은 오직 한 가지를 의미한다. 초정신 세계에서 각성하는 것이다.

---

132) 영국의 의사, 분자생물학. 분자유전학. 암 연구. 공공의료에 많은 공헌을 했다. '돌연변이의 기원'에서 유전자 변이는 임의로 일어나는 것이 아니라 환경 등에 의해 일어나기로 예정되어 있다고 했다.

양자의사(The Quantum Doctor)

발행일	2017년 5월 9일

지은이	아미트 고스와미		
옮긴이	최 경 규		
펴낸이	손 형 국		
펴낸곳	(주)북랩		
편집인	선일영	편집	이종무, 유재숙, 권혁신, 송재병, 최예은
디자인	이현수, 이정아, 김민하, 한수희	제작	박기성, 황동현, 구성우
마케팅	김회란, 박진관		
출판등록	2004. 12. 1(제2012 - 000051호)		
주소	서울시 금천구 가산디지털 1로 168, 우림라이온스밸리 B동 B113, 114호		
홈페이지	www.book.co.kr		
전화번호	(02)2026 - 5777	팩스	(02)2026 - 5747

ISBN	979-11-5987-539-7 03510(종이책) 979-11-5987-540-3 05510(전자책)

이 도서의 국립중앙도서관 출판예정도서목록(CIP)은 서지정보유통지원시스템 홈페이지(http://seoji.nl.go.
kr)와 국가자료공동목록시스템(http://www.nl.go.kr/kolisnet)에서 이용하실 수 있습니다.
(CIP제어번호 : CIP2017010878)

(주)북랩 성공출판의 파트너

북랩 홈페이지와 패밀리 사이트에서 다양한 출판 솔루션을 만나 보세요!

홈페이지 book.co.kr

블로그 blog.naver.com/essaybook

1인출판 플랫폼 해피소드 happisode.com

원고모집 book@book.co.kr